英国牛津大学神经学博士 布里斯托大学抑郁症高级研究员

钱晓晓鼎力推荐

快乐在左 痛苦在右

重度抑郁症康复实录

楚门子升◎著

民主与建设出版社

图书在版编目（CIP）数据

快乐在左　痛苦在右 / 楚门子升著. -- 北京：民

主与建设出版社, 2015.2

ISBN 978-7-5139-0491-9

Ⅰ.①快… Ⅱ.①楚… Ⅲ.①抑郁症－康复 Ⅳ.

①R749.409

中国版本图书馆CIP数据核字(2014)第244377号

出　版　人：许久文

责任编辑：李保华

版式设计：刘丽娟

出版发行：民主与建设出版社有限责任公司

电　　话：(010)59419778　　59417745

社　　址：北京市朝阳区曙光西里甲六号院时间国际8号楼北楼306室

邮　　编：100028

印　　刷：固安县保利达印务有限公司

版　　次：2015年2月第1版　2015年2月第1次印刷

开　　本：16

印　　张：18.75

书　　号：ISBN 978-7-5139-0491-9

定　　价：38.00元

注：如有印、装质量问题，请与出版社联系。

推 荐

抑郁症有可能困扰我们每一个人，与其他单纯的生理性疾病相比，它给患者本人、家人和社会都会带来更多的挑战。从这个角度来说，认识抑郁症，就不仅仅是医生和患者的责任。

——四川大学组织学胚胎学与神经生物学教研室 彭谨

对于正在承受着折磨的抑郁症患者来说，真实的康复故事非常重要。尤其在这个人们对抑郁症普遍认识不够的国家，患者会走很多弯路，例如讳疾忌医，恐惧药物，例如医骗，例如对父母的认识……而这些弯路，楚门都走过了。在我患病期间，我几乎看遍了图书馆里所有关于抑郁症的专业书，却没有一本教我如何避免误区和走出抑郁的书。如果在我患病之初能看到这本书，我想我的病程不会走到第九年。我想对于其他病友也一样。对于抑郁症患者及家属，这本书，绝对值得一读！

——抑郁症病友 黄海欣

5800万留守儿童抑郁症成问题，自杀者重，当重视。

——免费午餐发起人、凤凰周刊记者部主任 邓飞

这是我看到的第一本关于抑郁症的书。这让我意识到，在这个世界上有许多的人正承受着抑郁症带来的痛苦，了解抑郁症，正确认识并最终战胜它，这是我读过此书的最大收获！

——重度肌无力患者、著名励志作家 张云成

如凤凰涅槃，浴火重生。从抑郁症病发到现在已经过去10年。患病6年，康复4年。今天我终于可以用一种平静的心态来讲述我的故事。

——题记

10年可以改变很多事情，也可以忘记很多事情。我却永远无法忘记10年前的4月1日，你绝望地一跃。我甚至还不知道你究竟是什么模样。尽管我曾经在电视上看到过你，却不知道那就是你。第一次听到你的消息竟然是你的死讯。

记不清究竟是那一个晚上还是第二天，从收音机里听到一个消息：香港著名影星张国荣跳楼身亡，享年46岁。"张国荣"这三个字，对于那时的我来说，只是一个陌生的名字，我并未太在意，唯有淡淡的叹息。

第二天上学时，同学把新买的报纸带到学校，像开愚人节玩笑一样说有一个明星跳楼了，要和伊拉克战争抢风头。

我这才仔细地打量报纸上的照片，帅气、忧郁、玩世不恭。我越看越觉得眼熟，猛然想起，曾经在一部看过一半的电影里，看到过这个人和另外一个演员。忧郁的眼神，看不透的沧桑。那一天，我才知道原来他就是比刘德华成名还早的香港影视歌传奇巨星——哥哥张国荣。

他成名已久，家产丰厚，不再有生计的困扰，经历过各种风浪，享受着千万影迷的崇拜。如此优秀的一位影视巨星，何以走上了这样的末途？是何等的痛苦，才让他选择了在高楼上的纵身一跳？世间又是何等的无情，即使他的生命逝去，仍被无数人当成是愚人节的玩笑。

10年后的今天，又是4月1日，我饮着酒，但这不是醉生梦死的酒，不会让我忘记过去发生的一切。时光如水，青春如酒。水越喝越冷，酒越饮越暖。饮着烈酒，浑身渐渐地热了起来，音响里一遍一遍地放着："过去多少快乐记忆，何妨与你一起去追，要将忧郁苦痛洗去，柔情蜜意我愿记取……"风继续吹，故人却早已逝去。光怪陆离的世界，充满着嘈杂的音乐，听不见弱小心灵的哭泣。留住眼里的每滴泪，为何仍断续流默默垂？

有些人和事，我们越想忘记，就越会记得他们。在张国荣去世后，接下来的几天里，纷至沓来的各种报道越来越多，各种消息一一爆出，哥哥选择这条路的原因大白了——抑郁症。

2003年的4月1日，我已经陷在抑郁症的泥潭中好几个月，经受着高考、失恋和来自父母的压力。我在独自忍受。可没想到，远在千里之外，经历过各种世事纷扰的哥哥张国荣，也抵挡不了抑郁症的侵袭。我在想，是不是在某一天，我也会选择走上这条不归路。

幸运的是，虽然在泥潭中几乎耗尽了我的青春岁月，但我终于走了出来，而且彻底地走了出来。我可以再像普通人那样快乐地生活，享受着人生的阳光，有充沛的精力去处理生活和工作中的各种事务，甚至拥有了患抑郁症之前都不曾有过的强壮身体和乐观心态。于是，今天我在这里写下这些文字。

这不是小说，没有虚构的情节与人物，也不是把听来的故事再加工成为所谓的传奇。混了这么多年天涯论坛，看过无数的帖子，发帖人在刚开始时都声称是自己的真实经历，最后都是仅仅以"我"为第一人称的小说。

那么，我们不得不发问：为什么会这样呢？真实的故事和完全虚假的故事，都不会吸引人。只有半真半假，一半的真实让人看到现实的残酷与亲切，而另一半又让人有意淫的高潮和超出常规的快感。唯有如此，才能让我们如痴如醉，深陷其中。

如红透半边天的电视剧《蜗居》，有像海萍这样的，相貌平平，干着一个月工资3000多块的工作，靠吃泡面来存钱买房的普通女人，但也一定要有宋思明这样挥金如土、才华横溢的权贵之士，更重要的是，一定还要有一颗为了感情敢于付出一切的热血少年的心，遇上美丽青春的海藻，来上一段三角恋。再如电视剧《裸婚时代》，有像童佳倩一样的纯真女子，也一定要有像孙晓娆一样的在一个普通公司打工，才貌俱佳，出手就150万的巨富之女。

只有这样，才能吸引眼球，赚取大把的银子。

但我今天，只想说一个故事，一个真实的故事。准确地说，是一段经历，一段让我刻骨铭心的经历。不为赚眼球，只求给与我有相同经历的朋友，特别是那些尚未走出抑郁症阴影的朋友，一个参考，一个成功的希望。

按照惯例：小说中的"我"，并不等同于作者。因为这不是小说，所以在此声明：以下文字中的"我"，等同于作者本人。

我曾经是一名重度抑郁症患者，外加强迫症、焦虑症、恐惧症等多种症状，一度退学，无法继续正常的生活和学习，纠结在是否要结束自己生命的矛盾与痛苦中，几欲实施自杀，日夜难眠，严重的躯体症状，精神和肉体都已经趋于崩溃。

我在经过漫长且曲折的求医之路后，花费上万元，病情却越来越重。青春一天天逝去，我的记忆力彻底丧失，思维能力趋近于零，曾经灵光的大脑变成了一块死木头，最简单的题都已经无法解开。

当时，我活着的唯一理由，只剩下对未知死亡的恐惧，以及对有朝一日病愈的那一丝残存的希望。我的这一生，是否都将在痛苦中煎熬，直到某一天，再也无法承受，选择默默地离开这个世界？

在漫长的黑暗里，我认识了很多和我一样的朋友。有的朋友，已经选择了离去。我也以为，我会和他们一样，在某一个时刻悄悄地离去。我很痛苦，但我不会哭泣。然而，如果一个人还有泪水，说明他对生活还有希望。

在那一段时间里，我是多么想看到一个真实的成功康复的抑郁症患者，站在我的面前，让我能问他一些问题，使我鼓起信心。我要看到真实的希望，活生生的希望，而不是仅仅存在于如心灵鸡汤一样的段子里的希望。

没有，一个也没有。

难道抑郁症的康复只存在于传说之中？我们永远只能是残酷现实中跟着奇迹后面膜拜的那群人吗？

当命运把我推向深不见底的激流时，有几个人悄悄地来到了我的身边，拉住了我不停挣扎的双手，将我从旋涡里救了出来。所以，今天我能坐在这里，慢慢地将我的故事讲述出来，只是希望能让还在被抑郁症折磨的朋友们了解到一个真实详尽的重度抑郁症病人康复的实际过程。

这是一个漫长的经历。从2003年开始患抑郁症到2008年彻底康复，6年，对于一个20多岁的年轻人来说，四分之一的生命耗在了这个泥潭里。抑郁症之所以难以治愈，重要的原因之一便是此病是一个社会型疾病。更明确地说，是一个跟家庭、父母息息相关的疾病。抑郁症虽被归为心理疾病，但其背后往往还有很多超出心理治疗范围的因素，而这些因素远远超出了患者和医生的能力范围。

这么多年，我接触了数以百计的病友，几乎在每一个人的不幸中，父母的原因都占到了极大的比重。对于把孝道推崇到极高甚至是近于变态的这么一个古老的东方国度，对父母，哪怕是一点点的质疑，都会受到无比强烈的谩骂与压制。曾经有布鲁诺为了真理而献身，有马丁·路德·金为了人生而平等的一个梦想，被政敌枪杀，英年早逝。如果说要解开这个压在无数孩子心中的道德枷锁必然需要一个殉道者的话，那么就让我来做第一个吧。看书的朋友，也不要谩骂，让我们平心静气地进行一次理性的讨论。

为了客观、真实、详尽地展现患病、四处治疗、病情反复、最终康复的整个过程，给还没有走出来的朋友一个可靠的参考，我在文中将描写与父母的矛盾与冲突。如果有认识我的朋友看到，请不要再就这些事情去骚扰我的家人。为了避免不必要的纠纷，在故事中隐去当事人真实的姓名及地址等资料，也请各位朋友不要去深挖。本文无意追究已经过去的事情，只为进行理性的探讨。

我从2003年到2008年，人生中最美好的6年，全都陷在这个泥潭中。

我经历了药物治疗、心理咨询等漫长的过程，中间走了太多的弯路，上过数不清的当。当我看到一个又一个的骗子打着各种幌子，骗着本就绝望的患者的钱财和时间，我真的该做点什么了，我必须要做些什么了！

当我还在犹豫的时候，2011年的最后一个月，微博上面有一位患抑郁症的小姑娘，选择了用微博直播的自杀方式来结束自己的生命。幸好，博友的及时报警，挽救了这位小姑娘。当小姑娘再一次在微博上发言时，我悬着的心终于放下了。我和小姑娘通过微博沟通，了解到她正处于康复期。

一年前，2012年3月18日，当一个ID叫"走饭"的网友，发出最后一条微博的时候，人已经到了天堂。当越来越多的抑郁症患者逝去的时候，我们不应只有廉价的祝福和叹息。

我觉得我可以，也应该站出来帮助更多的人。

楚门子升
2014年秋

目录
contents

1. 我和小丰的故事

时间回到2004年国庆节，我刚刚上大学一个月。这个国庆节正是我的生日，20岁的生日。对于中国人来说，整十算是大寿。在10岁那年的生日，迎接我的是班主任的两记耳光。20岁的生日，我回到家，却没有感到一点儿的喜悦之情，生命似乎已经失去了意义。有一个恶魔整天盘旋在我的脑海中，死亡、痛苦、折磨，生命只剩下了这些东西。

此时，我已经患上抑郁症一年半，失眠一年，服药一年。我身高174cm，体重仅有一百零几斤，憔悴瘦弱。年轻的面庞，如枯槁般毫无生气，高高耸起的颧骨，绷起蜡黄的面皮，是否意味着生命将被耗干、耗尽？

在人生的第二个整十的生日时，在这个本应是充满青春活力的年龄，我问自己：活着究竟是为了什么？仅仅是因为对死亡的恐惧吗？

2004年10月2日，我在家乡Y市无所适从。我家在Y市有一套20世纪80年代的集体房。这也是我最后几天住在这里了，因为过几天房子就要出租了。节后，我又要回到大学校园，住集体寝室，父母则会回到农村老家居住。

10月3日，天气闷热，四川的阳光总是阴蒙蒙的，没有明媚的感觉，也不知究竟是蜀地雾气太重，还是我那沉重阴霾的心情所致。这一天，我要去见一个网友，一个和我一样经受痛苦的重度抑郁症患者——小丰。和小丰的认识也是源于我们在经受着相同的折磨，或许小丰还要更严重一些。

2004年9月，我告别家乡，前往位于省城的大学就读。本就严重失眠的我，在嘈杂的宿舍里更是痛苦不已。黑白颠倒，晚睡晚起的作息时间，让我在一个月的时间里，几乎就没怎么好好地睡过觉，连呼吸都觉得是一种沉重的负担。好累啊！我能听到心脏夹着杂音的沉重而无力的起伏声，似乎生命随时都有可能终止。

我不想待在寝室，唯一能让我放松的地方，就是学校的机房，那里可以上网。

那里很少有人认识我。我整日在网上游荡，但我不玩游戏，也不看电影，都在四川省华西医科大学心理卫生中心的BBS上闲逛。只有在这里，我才能找到和我有相似经历，理解我痛苦的人。

9月的一天，我点开了一个标题为"一个父亲和一个儿子的故事"的帖子。一个网友以极其忧伤的口吻诉说 "父母离异，自己患上抑郁症无法自拔"的故事。

这是一个儿子和父亲的故事。

父亲在儿子读小学的时候，离了婚，又给儿子找了一个后妈。和后妈一起来的还有后妈的女儿。亲妈和父亲分开了，儿子也没有固定的居住地点。今天在这里，明天在那里，儿子似乎成了一个包袱，没有人愿意要，没有人愿意管。儿子面对的只有吵闹，打骂，以及被父母漠视。年轻的生命只剩下自生自灭。儿子为了躲避这一切，住进了学校的宿舍。渐渐地，儿子越来越孤僻，不愿意与任何人打交道。儿子逃课，躲在寝室里，一天又一天。学校和老师将情况反映给了家长。

父亲将儿子接回了家。儿子又回到了那个有后妈和新妹妹的家里。儿子觉得自己开始变了，自己慢慢地滑进了一个深不见底的深渊。在那里有无尽的黑暗，却抓不到一根能够走出黑暗的绳索。在一天晚上，儿子崩溃了，感到自己在一步步地滑向绝望。他给父亲跪下了，求父亲给他钱，让他到成都去做心理咨询。父亲扶起了他，同意了。

从此，每个周六早上，天没亮，他就坐班车到成都咨询，天黑后才能再回到家里。每次坐着公共汽车回来时，他却不愿回家，不愿再面对家中的一切。半年之后，儿子终于崩溃了，做出了那个曾经令他感到恐惧的决定。他分别在各个药店买了能够买到的所有的安眠药，全都服了下去。

儿子以为自己解脱了，安静地闭上了眼睛，等待着最后的结局。当他再一次睁开双眼时，却是满屋的阳光。时间已经过去了48个小时，事实就是，儿子又醒了过来。

这个故事里的儿子，就是我。

网友的名字叫小丰。小丰在文末留了QQ号，我加了他。他在线，很快就通过了我的好友申请。聊了半天，我渐渐地了解了他的情况。

故事是这样的：小丰在2000年左右渐渐地意识到自己患上了抑郁症，而父亲已经娶了新的妻子。小丰与亲生母亲也分开居住。小丰很坚强，但他再坚强，也只是一个有着破碎家庭的柔弱少年。他再努力，也阻止不了自己一步一步地滑入深不见底的深渊。

后来，小丰哭泣着，求父亲让他到成都去做心理咨询。父亲同意了。2004年，房价还没有飞涨，但是，心理咨询的价格已经涨到了30分钟50元人民币。然而，每天的咨询，除了换来了一身的疲劳，他依然看不到希望，还要再回到家里，去面对责骂和纷扰。

"我是为什么而活着？我是为什么要承受？"他犹如哈姆雷特一样问自己。在咨询了两个月之后，小丰崩溃了。他把门反锁后，服下了100多片安眠药。"终于要解脱了。"小丰想，这一切要结束了。

两天两夜之后，小丰又醒了过来。他想死，但没有死成。这个世界就是这么荒谬。小丰自杀，父母居然没有一点儿察觉。离异破碎的家庭里的孩子似乎注定要被遗忘。"活下来了，那就活着吧，在痛苦中活着。这大约是上天的意思了！"小丰默默地想。他已然无泪，仰天长叹。

之后，小丰在华西医科大学心理卫生中心的BBS上发布了这个帖子，讲述了这个故事。然后，我就看到了这个帖子。就这样，我认识了小丰。

　　有人问我："你为什么要讲述小丰的故事，而不直接说你自己的故事？"当不幸发生在别人身上的时候是一个故事，当不幸发生在自己的身上时就是一个事故。一个人要去触碰心底最深处的伤痕，去回忆那一段如噩梦般难以忘怀的岁月时，还是需要一些勇气的。所以请大家原谅，让我先讲述一个我朋友的故事。然后，我会慢慢地开始讲述自己的故事。

　　加了小丰的QQ，试着问他帖子里的事和现在的状况。小丰告诉我：他失眠已经有两年了，在自杀后坚持治疗已经有半年，现在已经有一些好转。在深入地交谈后，了解到我们俩的老家离得很近，不仅在一个县城，而且步行只需要20分钟左右。那时我还没有手机，他也没有。我要了他家的一个座机号码。我们约定，国庆节的时候，聚在一起聊一下。

　　10月3日下午，我在离小丰家几里外的一个网吧要了一台机子，刚登上QQ，就看到小丰的头像在不停地闪烁。小丰说："我在家。你啥时候过来？"我问："你家里现在有人吗？"小丰道："有，就我一个人。"我问："我去哪里找你？你穿什么衣服？"小丰说："水电局旁边的小楼，我穿金黄色的球服。"

　　2004年10月，马加爵案刚刚发生没多久。我在决定去见小丰之前，脑中闪过一个念头，我要见的这个人是不是一个杀人狂魔？旋即我又笑了，如果是，那我也就解脱了。我没有勇气结束自己的生命，苟活在痛苦与折磨之中，有人帮忙我求之不得。

　　在胡思乱想之中，在烈日炙烤下，短短20分钟的步行让本就虚弱的我大汗淋漓。在水电局旁边的小楼门口，我见到了等候已久，正在左顾右盼的小丰。小丰并不高大，还有些肥胖，戴着黑边高度近视眼镜，脸上挂着一丝微笑，却掩不住身上的疲惫和脆弱。这丝微笑，我懂，正如我亲戚朋友也时常看到我脸上挂着的笑容一样。没有人愿意随便就被别人看透心中隐藏着的忧伤。

　　和小丰一起走在楼梯上，我才对他说出我的真名，之前在网上告诉他的是我瞎编的名字。我没有想到他告诉我的是真名。或许，这也是我们性格上的一个巨大的差异。一个多疑，另一个则很容易就信任他人。

小丰家住在三楼，是一个两室一厅的房子，他和母亲一起住。家里没人，我跟着他到了卧室。房间里有些杂乱，墙角放着一台电脑。小丰招呼我坐下。他坐在床边，停顿了几秒，带着不解的语气问我："你为什么要骗我？"我知道他是在抱怨我不告诉他真名。我带着歉意说："对不起，在没见到真人前，我不放心，只好说谎。"

我和小丰慢慢地聊着。小丰并没有介意之前我撒的谎。他把目光转到一旁，不再直视我，缓缓地说起他自己的事。他认识了一个女孩，远在哈尔滨，是和我们一样的抑郁症患者。她已经出现了幻觉，经常觉得有人在跟自己说话。那女孩也是在QQ上和小丰认识的。女孩已经退学，在家里待着，自杀过，也失败了。

有人说："幸福都是一样的，不幸各有各的不同。"但有时不幸往往又是惊人的相似。

小丰的病，大部分是因父母而起，而我又何尝不是呢？虽然我的父母没有离异，但其中的痛苦与折磨，只有我知道。没有人可以让我向他诉说，我也不愿意向谁诉说。

小丰说，在失眠的两年里，他每一天睡眠不足两个小时。为了躲避父母的争吵，他搬进了学校宿舍。这一年，他上高一。在经过很长一段时间的失眠以后，他耳边总是会听到有人叫他的名字，骤然回头，却空无一人。他只在深夜无眠的时候，独自哭泣。而此时，小丰又患上了严重的鼻炎，一到冬天鼻子就塞住，只能用嘴呼吸。在生理和心理的双重压力下，这个少年被彻底地压垮了。

那一次见面，我们并没有过多地触及彼此心底的伤痛，犹如正在探路的两只蚂蚁，渴望同伴，但又害怕突兀的伤害。

后来，我和小丰成了好朋友。一年后，小丰也进入了成都的某所大学。他每周仍然坚持前往华西做心理咨询、治疗、服药。小丰的坚持感动了四川大学的一个心理学老师，他以极低的价格为小丰提供心理咨询。每周小丰骑自行车来回几十公里，风雨无阻。

后面我还会详细地讲述小丰的故事，两年后的那个夏天以及以后的故事。

② 如何判定抑郁症及症状

痛苦只是简单的两个字，就如抑郁症一样，对于大多数人来说只是一个普通的名词。只有亲身经历过的人，才会品尝到它的滋味。

我先来说说抑郁症的几个不同程度和对应症状：

2.1　轻度

轻度抑郁症，一般是发生了什么突然的变故，或是到了一个压抑的环境中，情绪持续低落，做任何事情都打不起精神来。轻度失眠在一个月左右，食欲、性欲减退。没有明显的躯体症状。

这一阶段，是抑郁症的苗头，也是最好治愈的时候，可以仅仅通过自我心理调试而自愈，或者稍加药物治疗，就会很快调节过来。

2.2　中度

中度抑郁症，持续失眠达三个月以上，每天睡眠不超过四个小时，即使睡着也睡不踏实。精力不济，记忆力下降，思维不再如以前灵光，开始出现较明显的各种生理状况。

此阶段的一个重要特征就是出现生理状况。尤其是胃肠。我和其他太多的人一样，刚开始时没有相关常识，往往认为自己的胸、胃、肠道出现了问题。我一趟又一趟地往内科跑，花了无数的钱，吃了成堆的药，受了非人的罪，不仅没有一点儿好转，病情却越来越重。

此时，抑郁症病人，不再是单一的抑郁，一般会伴有焦虑症、恐惧症、强迫症这些症状的综合征。

胸口总是憋闷，而肠道总是感觉堵胀，不定区域会感觉有幽灵般的异物感，而这种异物感又不能用常规的医学去解释和检查。去做B超、X光、核磁共振，都不会检查出任何问题。

那么，总是感到胃部胀痛是什么原因呢？

人体有两个对情绪表现最敏感的地方，一是大脑，二是肠胃。当情绪陷入长期低落时，会直接影响到肠胃神经。

曾有医学专家称，当一个嫌犯在做开腹手术时，在迷糊中听到旁边的医生说"警察"二字，肠道便立即起了两个明显的突起。事后嫌犯自述，他感觉自己当时整个身体都像被气充满了一样。

其次是心脏，长期的睡眠不足，以及心理暗示，心脏会感到十分劳累，甚至偶尔会产生心脏停止跳动的错觉。在夜深人静时，无法入睡，耳朵贴着枕头，能听到心脏里混着杂音的震动。

2.3　重度

重度抑郁症，失眠、生理疼痛、胀痛等特征持续超过一年以上，并且由于长期的不良状况，往往出现了真实的非心理性的生理疾病。在此基础上，伴有幻听、幻觉，出现恐惧症、焦虑症、强迫症等多种状态。

强迫症是什么？

比如，一个人要出门，刚走出几步，突然停住：我关门了吗？再回头，去摸摸锁、门把，确定关了才转身。刚刚转身走出几步，又停下：我真的关了吗？再回去检查，再确认。

这些对正常人来说最简单的事，对于强迫症患者往往要达到10多次，大半个小时出不了门。

重度抑郁症患者每天晚上都睡不着，但白天都想睡，每一天都在睡与非睡中煎熬。胸中胀痛，腹部疼痛，这些都是家常便饭了。最要命的是，你会发现自己的大脑坏掉了。无论你以前有多聪明，无论你之前的记忆力有多好，无论你之前的反应有多敏捷。在抑郁症进入中重度后，你的大脑开始迟钝。你会痛苦地发现，自己再也记不住任何东西，再也无法拥有清晰的思维。

你就是一个废人。

曾几何时，我一个人漫步街头，看到有些残疾人虽然缺了手和脚，但是头脑清晰，精神饱满地下象棋时，我是何等羡慕。我常常想，如果让我恢复清晰的头脑，让我摆脱抑郁症的痛苦，我宁愿失去一只手。

但是，这个世界，没有假设。痛苦，还是要继续。在继续中，青春从手指间缓缓地流走。吃药，无穷无尽地吃药。咨询，看不到希望的咨询。看着时间就这样一点一点地消逝，看着自己的额头出现皱纹，看着头上早生的白发。难道生命就要这样枯萎了吗？

③ 抑郁症治疗乱状

抑郁症的治疗分为药物治疗和心理咨询两个部分。无论是心理咨询还是药物治疗，都可谓是神棍与忽悠齐飞，伤心与绝望同在。乱状大约可分为以下几个方面：

3.1 可恶的医托

3.1.1 夫妻档医托

著名小品演员赵丽蓉女士说过：那电视早就曝光了，卖布的有布托，卖袜子的有袜子托，卖鞋的有鞋托，我，就是那"饭托"！

我们今天要讲的则是医托！布托、袜子托、鞋托、饭托，无非以骗钱为目的。相对于前面几种，医托最为可恨，不仅谋财而且害命。

2003年的圣诞节前，我第一次前往省城治疗，就差点上了医托的当。

因为我们是第一次来成都，就借住在成都的二姨家中。二姨对我很好，带着我们一家三口到四川省人民医院求医。在乘坐半个小时的公交车后，终于到了青羊宫旁边的四川省人民医院。我和二姨正在医院门口四处张望，寻找门诊处。这时一对手挽手的30多岁的青年男女，非常热情地冲上来和我二姨打招呼："大姐啊，好久不见了，在这里遇到你，真巧。你这是带朋友来看病啊？"

我二姨一下也想不起来这是谁，但看到对方这么热情地打招呼，估计是打过交道的熟人，也就顺着说："可不是吗？我这侄儿身体不好，睡不着觉，一天到晚没精神，在老家治不好，这就到省城医院来了。"

男青年说："是不是也吃不下饭，身体总是这也不舒服那也不舒服？我当年也是这样。"

我父亲听了很激动地说："是啊，我儿子就是这样，你是怎么好起来的？"男青年特热情地握着我父亲的手说："大叔，您算是问对人了。我当时也是在这边的大医院看了一年多，花了几万块，越治越差。后来经朋友介绍，找到了一个老中医，开了几味药，吃了两个月，就彻底好了。你看我现在的身体多好啊！"

我母亲马上问："这医生在哪里？也帮我们介绍一下啊，拜托了。"男青年热情地说道："阿姨客气了，举手之劳嘛。医生离这边很近，走路10分钟就到了。我正好顺路带你们过去。"

父母和二姨都特别开心，不停地说："真是遇到好人了，少花钱又少受罪。"这一切，我只是冷眼看着。头天晚上我又一夜未眠，干呕恶心。我只是麻木地看着亲人和这对青年男女对话，再麻木地跟着父母和二姨在青年男女的带领下去寻求神医。

就在这时，一个威武有力的男中音响起："你滚不滚？"我们转头望去，是一个穿着制服的中年男子指着给我们带路的青年男女破口大骂。男子看样子像是医院保卫科的人。带路的青年男女马上转头就走，快速离开了，我们怎么喊也喊不住。我的父母和二姨都特别生气地对制服男说："你干什么啊？这是我们的朋友。"

"朋友，你知道他叫什么名字，做什么的，住在哪里吗？"制服男说道。我二姨冷静下来："是啊，好像真记不起那究竟是谁了。只是他们刚才来打招呼，觉得有点面熟。"

制服男接着说："你们跟着他们，被骗了还不知道怎么回事儿。我一天能逮十个八个的这种人。这是专门在这边钓鱼的医托，假装熟人上前来和你打招呼。然后，他们再把你们骗到一个诊所里。他们骗钱也就算了，好多人因此耽误了治疗，命都丢了。"

听完这番话，我们冷静了下来，再慢慢地回忆刚才发生的事情，这的确是一个医托。好险！差一点就上了当。

3.1.2 卖拐型医托

赵本山的小品卖拐中用了一种钓鱼战术。赵本山故意让范伟听到一些惊人之言。一般的人听到这种突兀的语言，本能的好奇心就会让他停下来问个清楚。

这种医托会在街头闲逛，然后突然对着你东看西看，直到看得你背后发毛："从你的面相上看，肾水不通，肝火太旺，必有隐疾啊。要早做打算啊。"好奇的人自会上前问个究竟："你这是什么意思，说清楚？"医托就会五行阴阳的来上一大通。你越听越糊涂，还想再问个清楚。

医托见你已经入套，便满面笑容地说道："我在前面有个诊所。你过来，我帮你号号脉。"在各大城市的中医药大学周围，存在着大量的这种医托。他们的目标以老年人以及看起来比较瘦弱的中年人和年轻人为主。

3.1.3 网络医托

随着科技的发展，医托业也与时俱进了。在微博上，医托们开始组团忽悠。有的扮演咨询师，有的扮演已经康复的患者，有的扮演看不起病的患者。

医托团伙的出现，除了为骗子机构做广告，骗取人们的信任外，还有了更大的盈利点：骗捐。

首先由扮演看不起病的患者出场，然后会有康复的患者出来指出明路："我在某某处治疗康复的，也推荐您去。"这时，第三者出来发起捐款倡议，提出为患者捐款。这种捐款和正规捐款的最大区别在于，不透明。受捐者身份，募捐者身份，款项来去一律不透明。

这种方法既可以吸引真正的患者去治疗,又可以骗取一大笔钱。可谓是一箭双雕。不知道有多少抑郁症病友,本来可以得到正规的治疗,慢慢地康复,结果落到了医托手中,不仅被骗光财产,最重要的是,本就已经绝望的心灵又压上了最后的一根稻草。

3.2 心理咨询

抑郁症治疗的最佳方法是药物治疗结合心理咨询。所谓心理咨询,即由具有专业科学素质及治疗经验的咨询师运用各种咨询方法替咨询者分析心理疾病产生的原因,发掘咨询者潜力,改变咨询者认知,指导和辅导咨询者进行心理康复。

心理咨询的现状让人担忧:心理咨询在中国很热,但离科学很远。中国人擅长的东西之一便是新瓶装老酒。如电脑算命。原始的神棍和大忽悠渐渐地不再吃香,于是,与时俱进地披上了心理咨询师的外衣。

这群人不具备合格的咨询师的专业素质,不具备基本的职业道德。曾经的一个活跃的神医制造者也从幕后转向台前,赤膊上阵。每天在微博上贩卖各种"心灵鸡汤"不说,还胡编乱造了两本治疗抑郁症和各种心理疾病的书。如果有患者被这种书迷惑,面对的将是人财两空的结局。

3.3 迷途——两难的境地

有人问,既然这些不正规的地方不能去,那你能推荐几个正规的地方吗?面对这个问题,我往往只有重重叹息,接着无奈沉默。即使在正规的心理咨询所,不照样是群魔乱舞吗?

在中国,合格的心理咨询师比大熊猫还要稀少。

某个国内著名的心理咨询师公开宣称:"可以使用催眠术让患者看看自己的前世今生。"各种权威机构里的知名咨询师中大忽悠也不在少数。

3.4　危害——击败最后一次的努力

在中国，拥有心理咨询和心理疾病专科的医院，只有几个大城市，如北京、上海、广州、成都等。

因为中国人传统的观念是"在家千日好，出门时时难"，人们不到万不得已，不会到千里之外的陌生城市就医。更何况抑郁症初期时，各种躯体症状会造成误诊，患者在一般的内科拿了一包又一包的药吃，病情却越来越重。在痛苦与折磨中，患者终于鼓起最后的勇气，前来大城市寻求治疗。

可是医托和不合格的心理咨询师，将他们最后一次的努力击败。从此，他们进入万劫不复的境地，在痛苦中残存，直到某一天万念俱灰，用死亡来解脱。

3.5　患者对心理咨询的误解

在最后，也必须提及，抑郁症患者普遍存在的一些误解。

心理咨询师帮助解决的问题，只能是心理问题，或由心理问题引发的行为问题。除此以外，咨询师不帮助求助者解决任何生活中的具体问题。也就是说，比如你家人生病了，需要一大笔钱，你拿不出来，因此你焦虑失眠。心理咨询师能做的是帮你调整这种心态，而不是想办法帮你赚到一大笔钱。

在最开始的时候，我也有这种误解，甚至还想过：应该授予心理咨询师至高无上的权力，以便给咨询者提供一切需要的东西，舒适安静的住房，有效的药物，没有压力的工作环境。

这是典型的把咨询师想象成无所不能的神。在与病友的接触中，我发现这样想的人还不在少数。

心理咨询的主角是你，不是咨询师。

从我患上抑郁症到现在已经10年。我接触过数以百计的病友。治疗效果较理想，特别是那些能彻底康复，摆脱药物的朋友，如我，如前文的小丰，都是积极寻求治疗，主动配合咨询师的。咨询师只起到一个辅助的作用，帮你走出思维的误区，为你指出一条正确的路。最后走这条路的仍然是你。

在一天天的康复过程中，你需要重建自己的世界，改变对世界的看法。以往支撑自己的各种想法，一一崩塌，你将承受如凤凰涅槃般的痛苦。这种痛苦没有人可以替代你。

再有效的帮助也不会主动来到你的身边。即便你已经痛苦万分，即便你已经绝望，这个世界不会因为你的痛苦而改变。你要去努力争取。机会属于主动的人，对于抑郁症患者来说也是同样的。我用了一年多的时间终于得到了卢老师提供的心理咨询服务。小丰每周两次骑自行车来回一百多公里前往市区接受咨询。小丰的毅力感动了咨询师，他以极其低廉的价格向小丰提供了连续几年的咨询。

康复的机会是要自己争取的。

那些等着机会送上门，或者想咨询师把所有的事都替你做完的病友，如果自己什么也不做，想被神施一道光，马上就能康复的，大多得不到理想的效果。

3.6 心理咨询师的道德

3.6.1 尊重咨询者，认真聆听咨询者的诉说

在咨询时间内，咨询师的时间是属于咨询者的。要尽量避免接电话，避免打断咨询。

3.6.2 保密原则

咨询者出于对咨询师的信任，会把一些绝对的隐私告诉咨询师。咨询师有义务为咨询者保密。除非咨询者已经有明显的自杀自伤倾向和报复社会的明确计划，否则，不允许向第三方透露。

3.6.3 做好记录

对每一次咨询做好相关的书面记录，并归档保存。这是分析咨询者心理变化的重要依据。

3.6.4 不谋私利

不利用咨询者对咨询师的信任和依赖，谋取任何好处。要避免和咨询者在生活中发生过于密切的联系。

3.6.5 一切为患者着想

在超出自己能力范围时，咨询师应及时介绍更高一级的治疗机构或向患者说明情况。

3.6.6 不熬"鸡汤"，不忽悠

心理咨询不同于"心灵鸡汤"，是需要真材实料的。心灵鸡汤虽美，却有毒。

心灵鸡汤就是用一些看似感人，充满哲理的短篇故事和散文组成。但仔细分析，这些鸡汤中的人和故事，要么捏造，要么歪曲，要么不具有普遍性。如果心理咨询师在抑郁症患者的治疗中采用这些段子，虽然在短时间内会产生一些疗效，但时间一长，会造成咨询者和咨询师之间的不信任，最终使如回光返照一样的治疗效果快速消失，导致病情恶化。

关于我咨询时遇到的相关情况，我会在本书的后面部分慢慢地道来。

④ 我是怎么患了抑郁症——我的童年

4.1 父母是一座山

如果在13年前，有人对我说：你会得抑郁症，我会不屑一顾，觉得这是天方夜谭。虽然在我内心存在太多的痛苦，但是，我仍然睡得香，吃得下，活得也算快乐。天性中的幽默与快乐的本性，让我在各种各样难以想象的压抑中，仍然能找到一份足以支撑生命的快乐。

可是，在10年前，我却落入了抑郁症这个万丈深渊，几乎无法爬出来。即使如今我有幸康复，也付出了大段的青春时光。

对于在少年或青年时代就掉进抑郁症魔爪的朋友，我们的病，都离不开一个重要的因素——父母。童年的阴影，是一个永远无法抹去的伤痛。

古人云：为亲者讳。这是一个压迫了中国人几千年的春秋法则。今天，我决定打破这个潜规则，来讨论一下在为亲者讳的法则后隐藏的种种。导致抑郁症的原因，永远无法绕开的一个因素便是父母。成人后的心魔，往往是童年时种下的阴影。阴影随着年龄越变越大，渐渐地遮住了人生的太阳。

为了深入客观地展现我患上抑郁症的原因，我有必要介绍一下我的家庭环境。父亲是一名转业军人，在一个效益一般的国企里上了十多年班。当年下岗时，被迫唱起了刘欢的那首歌曲，抛弃所有的荣誉，今夜重又走进风雨。幸运的是，父亲并没有下岗太久，两个月后又重新上岗，收入比下岗前还多了一些。母亲在一个乡镇的事业单位上班。父亲是上门女婿，和母亲、外婆一起居住。

在我的家里，母亲永远是最高权力的体现，没有谁敢对她有任何指责和不服从，包括外婆。我的外婆是一名农村妇女，善良，勤劳，但是软弱，逆来顺受。她最在乎别人的说法，所做的一切都是为了迎合他人的看法，最常放在嘴边的一句话便是：你知不知道某某又怎么说了？

我的母亲是20世纪50年代生人。遇到事情，她最擅长的就是上纲上线。如果我们谁不服从，接下来她就是以死相逼，连平时说话也总带一个"死"字。在我的印象里，母亲似乎从来没有做过任何妥协，永远是以最强硬的态度面对家人，一定要成为最后的胜利者。无论代价是什么，包括自己或家人的生命。

我们全家，包括外婆，都不能对她提出任何反对意见，必须绝对地服从。

举一个例子：比如我某一天衣服没按她说的说法穿，那么她就一定会让我按她的方法穿好再说。接下来就是经典的对话，母亲说："你必须这样穿衣服。"我小心地说："你不要管我怎么穿衣服，我这么大了，这些事可以自己处理。"母亲说："不管是不是？不要我管了？老子啥都不管了，老子啥都不管了，学费不交了……"

按我母亲的逻辑，要么对她绝对地服从，要么她就完全撒手不管。要是我再顶几句嘴，接下来她就是寻死觅活，躺在床上大哭，扔东西，骂人。父亲一看到母亲这样，就会马上把我叫过来，强迫我道歉、认错。年少的我压根就不知道自己究竟错在了哪里，像看一场闹剧一样看着这一切。

从我5岁左右有清晰的记忆开始，上面的这一幕，不知道上演了多少次。

在这10多年里，我和父母的关系就这样疙疙瘩瘩的，在强迫认错、强迫服从下，不可能有朋友式的和睦家庭。对于很多朋友来说，和父母打闹，在父母面前撒娇，和父母亲密无间，家庭关系其乐融融，都是很平常的事情。

可这些快乐我却从来没有体会过。

在家里，看到母亲，我就很紧张，很害怕。家本是让人最安心的地方，但在我的眼里，却寻觅不到一点儿放松与自在。看着其他的小朋友可以毫无顾忌地跟父母撒娇，我却只能像一个旁观者一样看着。这是不属于我的快乐。

这种快乐离我那么远，就像我和父母的心一样，离得太远太远。

4.2　10岁的少年

生活就像奔流向前的河流，总是要继续向前，不管是痛苦还是折磨，亦如一条瀑布总是要从高处流向低处。除非瀑布干涸，大江断流，生命也就随之结束了。

人生中有一种东西叫作回忆。如果回忆是甜蜜的，那么我们就会像盗梦空间中的男主角一样，宁愿沉浸其中。尤其我们是在遇到现实中的不如意时，更愿意回忆曾经的温馨，缓解内心的压抑。

我很少去回忆我的童年，因为它太压抑，太痛苦。金色的童年，对于我来说，只是一个梦中的符号罢了。有谁能想到，一个年幼的孩童，时常在别的孩童尽情玩耍时，花上一个下午一动不动地站在农村那种由预制板修成的房顶边缘，身前却没有栏杆。

我不是在玩游戏，是在挣扎。我在想，我要不要死？为什么要活着？我的父母为什么和别人的父母不一样？为什么我的生活只有痛苦？在这个本来应该无忧无虑的年龄，我却在犹豫是不是要纵身一跳来结束这一切。

这一年，我只有10岁。

在6岁以前，我生活在农村，和母亲、外婆住在一起。邻居都是普通的农民，我的父母则属于少见的双职工。父亲在县城的一个国企上班。家里种着地，地是外婆的。和我一起上学的小朋友都是与我们住在一起的农民的孩子，幼儿园的记忆已经模糊了。

6岁时，我上了学前班。我们五六个小伙伴一起走路去上学，早上提着用铁饭盒装着的米饭和一些冷菜去学校，这便是中午饭。到了学校，把饭盒放在蒸饭台，冷菜则提着进了教室。中午时分，自己到蒸饭台前去拿自己的饭盒。不能在饭盒里放比较好的菜，比如肉之类的，否则饭盒会被别人拿走。

吃饭时，几个小伙伴围在一起，把带来的冷菜放在一起吃。我的菜里经常会有一些肉，比其他小伙伴的要好一些。他们的年龄也不太一样，有的比我小一岁，有的比我大两三岁。我常常把一些肉分给他们吃。于是，他们就会在有人欺负我时帮我出头。

我很想和他们一起玩，一起生活，一起嬉戏。可是，从一开始我就发现我和他们不一样。小伙伴一放学，就可以自由地玩耍，可以把衣服弄脏，可以去村头的公路上爬上过路的甘蔗车，从上面抽下几根，再舒服地享受战果。他们可以到大榕树下的堰塘里游泳嬉戏，可以到田里捉泥鳅。而我什么都不可以做。

每天放学，我都要待在家里写作业。学前班的老师和我母亲是熟人。老师本没有布置作业，我母亲总会故意找老师布置点儿。作业无非就是把今天教的字写几篇，把今天教的拼音抄一百遍之类的。6岁时我仅有的一点儿记忆，就是坐在家里的桌边，写着作业，墙后传来玩伴们开心的嬉戏之声。本是游戏打闹的年纪，我却被剥夺了玩耍的权利。

母亲的严格并不仅仅限于此。我的玩伴经常学着大人蹦几句脏话。我的母亲不允许我说脏话，我一说脏话迎接我的就是一顿打骂。但是，她满嘴脏话，一开口说话脏字就往外蹦。儿时的我常常想，为什么大人可以说脏话，而我却不可以呢？但一想到母亲的责骂，我就不敢说话了。

母亲经常教育我要诚实，不能撒谎，而母亲却是满嘴谎言，明明答应明天去帮我买条短裤，但到了明天又变卦，又改成后天，到了后天，还是变卦。

10岁时，整整一个夏天，我都没有一条好的短裤穿。母亲把同一个谎言撒了几十遍，却连续给父亲买了三条短裤。我没有一条好的短裤，只有一条已经穿了两年的满是补丁的短裤。

我躲在被窝里哭泣，赌气，不叫她母亲。我想：你为什么要这样欺骗我，不就是一条短裤吗？接下来的事，又太熟悉了。母亲再一次在父亲面前哭闹，对着我大喊："我养你是多么不容易，你却这么不孝。敢给我气受，给我脸色看！"

父亲问："为什么不叫妈妈？"我说："妈妈撒谎，明明答应给我买短裤的。我连条好的短裤都没有，全是补丁。妈妈给你买了那么多条，却一条都不给我买！"

母亲听到这句话又在旁边哭天抢地，一把鼻涕一把泪地喊叫着："我是怎么把你生下来的啊！我是怎么把你带大的啊？"我心里感到一阵淡淡的悲伤，麻木地看着她。这种场面，我见过太多了。

何必呢？不就是一条应该买的短裤吗？用得着这么大的排场吗？直接到市场上花几块钱买上一条，不就啥都好了吗？

这么卖命地表演，就为了一条短裤。可笑，可耻！

父亲又和我说了一段曾经的艰辛历程："你小时候爱生病，妈妈把你带大多么不容易啊！"我很奇怪，为什么他们说出的这些伟大的事迹都是在我没有记忆时发生的？在我有记忆后，一切就全改变了？

我麻木地听着，心里想的一直是：什么时候能给我买一条短裤。因为这个夏天太热了。父母强迫我认错，问我："以后还敢不敢了？"直到我说："再也不敢了。"他们才作罢。

这时，母亲抹着眼泪保证："这两天，我就到街上给你买一条。"而这两天又变成了无数个两天，直到一个月后，她终于为我买了一条非常不合身，穿着非常不舒服的短裤。

这一年的夏天，我就是在这种欺骗中度过的。

这一年，我仅仅10岁。

多年后，当我踏入父母所说的到处都是欺骗的社会时，我却发现就算是私企的老板，一般这种公开的承诺，都还是会兑现几分的。很少有像我父母一样的，刚刚还哭天抢地地赌咒发誓，说完之后，马上就抛到脑后。

如果我追问他们，他们只会强调我给他们做的保证，而对他们自己的失信却是只字不提。难道这是为了向我预演一个险恶的江湖？

4.3 转学

在山的那一边

作者　梁乔

山的那一边

我站在大山之巅

脚下的小城就在山间蜿蜒

放眼望不见地平线

视线翻不过四周的山

这就是我全部空间

连梦想也受到局限

曾几何时　仰天长叹

渴望将这一切改变

我要看到山的那一边

眼睛想望穿这时间的边缘

我要看到山的那一边

心儿想飞跃这梦境的极限

城市和农村，只是两个名词。不同的环境，不同的文化，生活着不同的人群。而我则是在这两种文化的交杂间产生的混合体、矛盾体。幼小的心灵装不下许多的矛盾，直到被压塌、撑破。

城乡一体化，喊了多少年。在我看来，这似乎是一个永远无法完成的改变。需要一体的不仅仅是水泥钢筋堆砌出来的房屋，还有深入骨髓的文化和习俗。

时间再次回到我6岁的那一年。这一年，把我的生命划为两半。6岁的前6个月，我在老家农村的中心学校读学前班的第一学期。下学期，我转校到父亲所在的市区里的一所小学继续读学前班。我只在每一个周末才和父亲一起回农村老家与母亲、外婆团聚。在学前班的半年，是让我在这个城市里唯一感到温暖的半年。

我学习成绩很好，在不到一个学期的时间就取得了第一名，拿到了让人羡慕的双百分。

学前班的两位老师，一位姓张，一位姓夏，都是女老师。张老师40岁，而夏老师已经50多岁了。我清楚地记得，父亲把我带到教室门口，夏老师和张老师便把我领到教室里，介绍给同学们："我们来了一位新同学，大家一起欢迎他。"和我年龄差不多的小朋友便拼命地鼓起掌来。

两位老师把我带到了一个中间的座位上。从此"新同学"就成了我的代号，小朋友们都称呼我为新同学。有一个同学穿得比较脏，但很喜欢和我玩。这个同学总是喜欢带着我到这个新的校园里到处看看，到处玩玩。

夏老师教数学。我最擅长的就是数学。在幼儿园时，我就能从1数到49。为什么数不到50呢？因为我分不清，49和19的区别，数到49后，下一个又数到20，再从21数到49，陷入了一个死循环。数了半天都数不到50。没办法，四川人，不分卷舌和平舌。

夏老师50多岁了，头发有些凌乱，身材瘦小，似乎弱不禁风。夏老师很慈祥，像奶奶一样关心我。学前班的房子是很旧的那种老瓦房，在房子中间有两根很粗、很大的木制立柱。

有一天，我的凳子上的一只钉子冒了出来。我差一点就坐在钉子上了。夏老师一见旧凳子上的钉子出来了，没有找到工具，就拿着半块砖头使劲地砸，直到把钉子深深地砸进木头里，不会再扎人了。

"坐吧，小楚，没钉子了。"她轻轻地拉着我坐在座位上。

看着夏老师瘦小的身体累得气喘吁吁，凌乱的白发被汗水黏在一起，我感到一阵温暖。

刚入学时，我在镇上的学前班没有做过广播体操，夏老师特意叫一个同学带着我做，"你们带着新同学一起做操哦。"她吩嘱道。

"小楚，放学了，你找得到回家的路吗？跟着这几个同学一起走吧。"夏老师总是关心着我生活中的每一个细节，像奶奶一样照顾着自己的孙子。

在这半年里，我很快乐，有愿意带着我做操、一起玩的同学，有像奶奶一样关心我的夏老师。

从学前班毕业后，我已将张老师渐渐地忘记，而夏老师却经常行走在我回家的路上。她说，她是去帮她的女儿看幼儿园。在我上小学的时候，她已经60岁了，瘦小的身影更加憔悴，花白的头发凌乱地散开了。我听学校的老师说，夏老师是一个不幸的老人，本来有一儿一女，结果儿子得了狂犬病，死了，只剩下女儿。

在回家的路上，每次碰到夏老师，我都会高兴地打招呼，像看到自己的奶奶一样。而夏老师也高兴地挥挥手："回家了啊，注意安全啊！"这半年，是我童年中最温暖的半年。在小学里，我还常常能碰到夏老师，只是她越发衰老了，常常在并不太冷的春秋季节紧紧地裹着一件厚厚的军大衣，在街上匆匆走过。上了初中后，我就再也没有看到夏老师了。

多年以后，我在这里回忆着我学前班的夏老师。因为她是一个好老师，一个好人，给我这个初到城市里的小孩子带来了关心和温暖。在我的童年中，夏老师给我留下了为数不多的值得回忆的温馨片段。

不知夏老师现在是否还健在。曾经被您关心、爱护过的一个孩子，在20年之后，依然感激您当初的关心和爱护，愿您健康，愿您长寿。

4.4　麻木的世界

我曾经对几个还算通情达理、关系也还好的朋友透露过我患有抑郁症的实情，希望能得到他们的一些安慰。虽然朋友几多掩饰，最后还是问："抑郁症会不会变成神经病？"那一刻，我的心悲凉如冰。我长长地叹了一口气。是我把这一切想得太美好了。

过了几天，一个并不熟识的同学竟然在路上截住我问："听说你得抑郁症了，怎么得的？会不会发疯啊？"脸上的笑容便是近百年前鲁迅先生看到的那种表情，幸灾乐祸，麻木不仁。把别人的伤痛，当成自己幸灾乐祸的素材，把别人的尊严踩在脚下，只为满足自己卑劣的好奇之心。

这一刻，我的心好痛。我慌乱地挤出一张笑脸，糊弄过去。苍天泣泪入我心，茫茫四顾无了痕，唯有此心迎空寂，年华易逝孤人悲。

如果这个世界，这个社会，能给我们一些温暖，一些理解，少一分误解，少一分排挤，那我们也不用再每天强撑出一副笑脸，疲于奔命地行走在街市楼宇。蹉跎了两年，我终于开始书写这篇文章。如果我的文字能够让一个病友找到共鸣，让一个病友感到温暖，那么，我就是成功的。如果我的故事可以让一个对抑郁症患者有偏见的人放弃心中的成见，那么我的辛苦就没有白费。

4.5 牢笼里的囚徒

假如一个人不幸被毁容，那么他一定会怀念曾经英俊的容貌。我久久地回忆夏老师给我带来的半年的温暖和快乐。半年后，我将开始痛苦的煎熬。

学前班要结束的时候，学校的一个美术老师到班上来宣传，想学画画的可以报名参加，但需要交15块钱的学费。6岁的我看到同学们纷纷报了名，也跟着举起了手。放学时，老师对父亲说起这个事情，父亲却抱着我说："乖，我们不学啊。"

我傻傻地点点头。看着报名的同学兴高采烈的样子，一种奇怪的感觉让我对这一刻的记忆如此清晰。这么多年过去了，这一瞬间，我还是记得如此清楚。这一刻，是我第一次真切地感到我和城里的孩子是不一样的。

1997年9月，我进入了学前班所在学校的一年级，自然也就告别了亲爱的夏老师。同时告别的还有快乐和温暖。

一年级还是两位女老师，语文老师姓刘，数学老师姓李，都是40岁左右。刘老师有两个侄儿在本班上，于是经常可以看到刘老师在课堂上为了两个侄儿而耗去整节课的时间。

像我这种聪明但是从农村来的孩子，有一个共同的特点，数学好，但拼音特别差，发音不准，尤其是前鼻音、后鼻音，什么n、l，还有卷舌、翘舌。s、sh、c、ch，这些东西是最让我痛苦的。s和sh，最简单的拼音字母我却傻傻地分不清楚。

刘老师经常在课堂上骂我："乡巴佬，你怎么连这么简单的拼音都不会，干脆再去学一次学前班好了。" 每当这个时候，我就更不敢说话了。上课时，我总把头埋得很低很低，怕被刘老师看见，怕被点名站起来读拼音，怕又被骂。

放学回家后，还要默写，听写这些永远都分不清的平舌音和卷舌音。父亲就在旁边监督着我。在这个10平方米的小屋里，我感觉自己像一个囚犯。听着窗外的嬉笑声，城里的同学放学做完作业就打闹，嬉戏，玩得兴高采烈。他们玩累了，还能看一会儿电视。第二天早上，到了学校，在老师还没来之前，大家叽叽喳喳地聊着昨天精彩的电视。

我傻傻地听着，插不上嘴，因为我家没有电视。在父母的眼里，看电视是邪恶的行为，看书，做作业，才是正道。对于同学的生活，我只是一个看客，犹如飘洒的雪花从空中落下，缠绵着打个卷，落在地上，缓缓地浸进泥里，只留下一摊水迹，随着太阳蒸发得一滴不剩！我带着好奇心，来到这个全新的世界，在宁静的世界里一直藏着一丝淡淡的自卑！雪花化成泥水，渐渐地消失，而心中的积雪，却只能在弱小的心灵里越堆越厚。

我不会交流，我没有朋友，我和周围的小朋友都不一样。我的母亲要求我一回到家里，就不看电视，不出门，不允许我和其他小朋友玩，永远都是做作业，做作业，看书，看书。两耳不闻窗外事，一心只读圣贤书。如书中的范进，读成傻子一样的书呆子，这恐怕就是母亲培养我的方向。

在天生就是爱玩耍的年龄，我却被剥夺了玩耍、撒娇、看电视、玩玩具的权利。在这个本应美好的童年，我只剩下了书本，我也只剩下了读书，读书！唯一和我还算熟识的小朋友便是和我父亲在一个车间上班的刘大叔的儿子刘洋。

在我的内心，敏感地感觉到我和其他的小朋友是不一样的。最明显的便是其他的小朋友家里都有电视，很多都有大彩电，最少是黑白的14英寸电视。而我们家只在老家农村有一台14英寸黑白电视，在城里是没有的。

每一天早晨，当同一个班的同学来到教室，叽叽喳喳地讨论昨晚看的电视剧情时，我更是一脸茫然，一句话也插不上。我甚至连有哪些电视台都不知道。

当这些同学说着什么刘德华，什么张学友时，我连他们是男是女都不知道。

父母不买电视，不允许我出去玩，只让我看书。我身边有一堵父母筑起的高墙，将我和这个社会活活地隔离开了，也隔开了快乐，隔开了我和父母之间的温情。我活在这个被父母筑起的牢里，默默地哭泣。在我幼小的世界里，父母强大的身影，遮住了属于我的阳光。

20世纪90年代还是上五天半班，休一天半。每个周末我便跟着父亲一起回到位于农村的老家，与母亲、外婆团聚。一般这两天，家里会做一些好吃的，但我的生活依然是没有什么变化，看书，做作业。尽管我才刚刚10岁，可加起来的看书时间已经和普通学生高考前看书的时间少不到哪里去了。

我也只有在周六的晚上可以看上几个小时的电视，乡村的家里是天线竖得比房顶还高来接收信号，只能收到四川台和一个地方台。现在我依然记得四川台有一个出过车祸的主持人叫刘磊。那时，我以为刘磊是世界上最好的主持人了，我就是那个眼界被挡住后的井底之蛙。

周末的早上，我仍然是一大早就被叫起来看书，做作业。即使我作业写完了，也得拿着一本书在桌子前翻来翻去。否则，我就会被母亲以不认真学习为理由打骂一顿。我试过反抗，试过沟通。我想和同龄的小朋友一起玩耍，我想看电视，我想有自己的玩具。母亲永远是最强硬的态度，用上纲上线的拿手招数数落着："你不认真看书，怎么考得上大学啊？不考上大学怎么找得到工作，那不是要饿死吗？"

假如我再顶上几句，母亲就会大哭大闹："我是多么辛苦地供你上学啊，你怎么这么不听话啊，你这个报应儿啊……"加上父亲的帮助，母亲永远是最后的胜利者。她太强大了，对于年幼的我来说。

4.6 磨难=成功？

在冬日的时节，我时常一个人坐在书桌前，心不在焉地看着书，听着屋后儿时玩伴打闹的声音。

因为我自从转到城里上学后，就很少和以前的玩伴一起玩耍了。家里的经济条件相比之下好得多，但我穿的衣服永远是破破烂烂的。

为什么我不能像其他人一样去玩耍？为什么我穿着和农村小伙伴一样破烂的衣服，却要做着比城里的同学还要多的作业？即使是城里的同学，也可以在作业做完后出去玩耍，可以看电视，可以玩电子游戏。我却不行！我曾对世界问过无数次为什么！

城里、农村的坏处，我都得到了，好处我一个也得不到。双重的苦难压在我幼小的身上。我的世界只有做作业、看书。只要我一不看书，父母对我就是一顿打骂。要是我再顶一句话，接下来就是母亲的哭泣大戏！我日复一日地过着这样的日子。

母亲的哭功是任何琼瑶的女主角都比不上的。她可以因为我想去玩一会儿，而哭得一把鼻涕一把泪。她一边哭，一边数落："你这个不争气的娃儿啊！我们是咋个把你送到城里去的哦？你晓不晓得花了多少钱？"母亲说话，总是带着一个"钱"字。

童年，本是玩闹的童年，我却过着苦行僧一样的生活。我的父母是以神的标准来要求我！因为他们的标准只有神才可能达得到！

人需要磨炼，但苦难太重也会压垮一个人，尤其是一个弱小的孩童。

人需要磨炼，但不是人为地进行折磨；不是将人封闭起来，不去享受生命中的快乐；不是将人生中本该是嬉戏玩乐、无忧无虑的童年，变成磨难；不是需要承受学校的负担，还有父母额外增加的负担。

本是天真无邪、快乐烂漫的童年，一天到晚担心的是：天冷了，有没有厚衣服穿，破得不行的裤子什么时候能换一条新的？这些忧虑，占据了我的童年，挤走了我的快乐，在我幼小的心灵上，留下了不可磨灭的痕迹。

4.7　父母的神规

在古代，有三从四德来约束妇女的一言一行，确实有人可以做到，比如某些被树了贞洁牌坊的圣女。

我的父母也给我制定了一大堆的规矩，却是只有神仙才做得到。有的规矩虽然没有明说，可他们实际上就是这样要求的。如果有谁在10岁的时候，不，哪怕你到了50岁的知天命，甚至就算100岁也可以，只要做到以下的几点，我就写一个"服"字给你。

第一条，在经济条件并不差的情况下，完全有能力购买几件价格一般的衣服，仍然坚持穿最破的衣服，哪怕裤腿已经短了一大截，腿都遮不住了！穿！即便和农村的经济条件差许多的小伙伴相比也是最差的了！并且不能有任何怨言。

第二条，做最多的作业，看最长时间的书！所有的课余时间都必须看书，看书！要像一尊雕像那样坐在书桌前看书。

（20多年了，我从来没见我母亲静下来看过任何一本书，他们却这样要求我。）

第三条，不能和小朋友们在一起玩耍，父母说会学坏。

第四条，面对同学的欺负，要做到打不还手，骂不还口。（这个……就算唾面自干的娄师德，也最多能容忍别人吐几口痰吧。做到这一点估计只有电视剧里的和尚。附：《新唐书·娄师德传》："其弟守代州，辞之官，教之耐事。弟曰：'有人唾面，洁之乃已。'师德曰：'未也，洁之，是违其怒，正使自干耳。'"）

第五条，不许说脏话！（但我母亲满嘴都是脏话。）

第六条，由于我在农村时，一起上学的玩伴，因为他们没有什么作业，经常帮着家里做饭，帮着家里做农活，父母一看到他们干活，就骂我没用。

"看看别人多有用，看看别人又学会煮饭了，看看别人又学会做农活了。"

但问题在于第二条：

父母不允许我做除了看书、做作业之外的任何事情，比如在农村里用柴火烧饭，帮着家里做农活。

第二条与此条相互矛盾。

第七条，不买电视。我只知道这个世界上有一个二频道和八频道！不允许谈论与学习无关的话题，就算吃饭时说一下学校的趣闻也会挨批：怪不得你成绩不好，原来心思一直花在这上面了。

第八条，数学要考第一名，语文要在前十名。

第九条，长辈说话，不能还嘴，不能质疑，只能服从。不能使用代词：你，他，连您也不行。必须使用全称：二舅公，张伯父。连《东方红》里都有：他是人民的大救星。可到了我家，"他"就变成了不敬之词。

第十条，要做一个高尚的人，要像雷锋学习。不能有任何的攀比之心，哪怕自己穿得像个乞丐。

第十一条，要像传说中的人物雷锋、张海迪、王铁人一样的高尚无私，奉公守法，但每次坐车回老家时又要学着逃票。父母经常教我怎么逃票。

要知道雷锋这种人是肯定不会逃票的，就算是忘了买票，赶上几十里路，也一定会补票的。

（做到这一点真是精神分裂了。）

第十二条，不能在母亲面前表现出任何不开心的表情，哪怕就算她打了你，骂了你，也一定要喜笑颜开。不能有一个正常人所拥有的悲伤、气愤的表情。只要母亲目力所及，就一定要开心地笑！否则你就是使脸色，就是大不敬！

如果有人做到了这几条，那么你就是神仙！

4.8 我身上的枷锁——衣服

吃穿是人的最基本的需求。吃，我不用担心。但是，穿是我最头痛的一件事情了。如果来我的班级找我，只需要扫一眼，穿的最破烂的那个一定是我。从我7岁开始到城里上学，到20岁进入大学，在这13年的时间里，我的每一件衣服都成了一个痛苦的回忆！

我的每一件衣服都是用泪水、屈辱、痛苦、折磨换来的！我家的经济条件和城里的伙伴相比算是中等，远不至于连一件衣服都买不起。

在1999年时，我父母一个月总收入在2200元左右。而我的期望是，每年在夏天和冬天各买一套最便宜的地摊货就行了，总价值不超过200元。我一年服装的总花费连他们月收入的十分之一都不到！这难道还过分吗？每当他们痛哭流涕地哭喊着："你长大自己挣钱了，就知道我们为什么这么做了。"

现在我已工作5年，真切的感受是，拿一个月工资的十分之一为孩子买一年的衣服，真的一点也不过分。长这么大了，除了我父母外，我还没有见过有谁在给子女买衣服时，会挖空心思地编造各种谎言，费尽心机，一次又一次地失信，用如此大的心计全力地去表演，最后为的不过是少买一件最普通的衣物。

这些谎言和欺骗让我和父母间的温情荡然无存，信任烟消云散。我没有得到的，远不止是衣物，而是温暖、关心和快乐。写到这里有读者会说，父母不买贵的衣服，不买名牌衣服，培养勤俭节约的生活习惯，是正确的啊。可我要的只是满足生活需要的最普通的衣物，并且金额在父母的能力范围内，这样的要求也会被他们百般刁难，挖空心思去欺骗和压制。其实只要高高兴兴地带我上街买一件便宜厚实的衣服，比大哭着一把鼻涕一把泪地狂喊"一切为了你好，我愿把命都交出来"之类的表演强一百倍。

这样的表演，一次又一次地加深了我对父母的厌恶，一次又一次地拉远了我和他们之间心的距离，将本应属于一个家庭的温情驱赶得一丝不剩，把本应是最信任的人变得只剩下彼此的怀疑和怨恨。

为什么我这么多年一直纠缠在衣服这个问题上，这大概可以用马斯洛的层次需求来解释。马斯洛把人的需求分成生理需求、安全需求、归属与爱的需求、尊重需求和自我实现需求5类。

最基本的生理需求就是吃穿。我在缺衣少穿的前提下，去谈什么精神，则是非常不靠谱的事情了。同理，当在经济条件不成任何问题的前提下，连一件最基本的衣服都一再拖欠，再空喊什么为了你我什么都愿意付出的口号，叫我如何相信？

4.9　童年的愿望

童年是充满幻想的时光，小伙伴们都有着五光十色的梦想，有的想到长城当好汉，有的想去海边游泳、捡贝壳，有的想得到一个最新版多功能的变形金刚。这些东西，对于童年的我是想都不敢想的。

这不是我的世界里该有的东西。就如孩子拥有在父母面前撒娇的权利，我甚至连在母亲面前表达生气、失望、悲伤这些真实情感的权利都没有。在母亲面前，无论有多难受，我都只能强颜欢笑！尽管这样，在我的心底，仍然有着三个小小的愿望。

第一个愿望：有自己的玩具。

每到夏天，院子里的小伙伴都会在一起打水仗。他们手中都有一把漂亮的水枪，当然是他们的父母买的。红红绿绿的塑料枪，装起满满的一枪水，扣动扳机，一股水柱射得老远。看着同伴们玩得不亦乐乎，我也想玩，然而我明白，虽然买水枪的这几块钱对我爸妈来说并没有什么负担，但他们肯定会把这几块钱说得很重要，仿佛只要缺了它，全家就要马上饿死一样。

为了不挨骂，我只有跑到父亲单位的医务室门口，拣废弃了的注射器来玩。因为拣注射器，我还被针头扎了好几次。幸亏当时没有感染什么病，现在想想都后怕。幼小的我承受着多少本不应由我来承担的危险，失去了多少本该拥有的快乐。但是，为了多省几块钱，这一切，父母是不在乎的。

我跟着小伙伴一起玩，把注射器抽满水，再急急地推出来。水很少，推不远。甚至有时会把针头推出来。小伙伴的水枪可以装很多水，水柱射得很远。最重要的是水枪很漂亮，拿着它很威武。

玩累了休息时，小伙伴都会嘲笑我，说我的父母穷，连把水枪都买不起。其实，我家的经济条件远没有差到连水枪都买不起的程度。比如刘洋的父亲和我的父亲是同一个车间的，他母亲没有工作，他还有一个姐姐。我母亲有工作，家里只有我一个独生子，我家的经济条件自然比刘洋家的好。刘洋有好几把水枪，还有运动服、篮球等一些课余时间玩耍的器材，他家人也没有因为给他买这些东西而饿死啊？

多少次，在梦中梦到，我有了一把漂亮的水枪。我可以挺起胸膛和小伙伴一起打水仗。我在扣扳机之后，将一股强劲的水流喷向"敌人"的身上，然后像英雄一样胜利归来。

残梦惊醒，泪洒枕巾。金色的童年只剩下哭泣和阴影。一次我终于鼓起勇气哀求母亲："妈妈，给我买一把水枪吧！"

可换来的是母亲的勃然大怒："要水枪干什么？弄得一身湿湿的，认真看书！买水枪不要钱啊？都可以买几斤米了！你怎么这么不懂事！"

于是，我再也不敢提这个要求了。我的童年，从来就没有拥有过一把水枪，也没有了打水仗胜利的快乐。

变形金刚是多少人童年时的记忆，但留给我的只有心碎。小时候曾经有个小伙伴，我经常跑到他家玩，为的是玩那好玩的变形金刚。我去了几次后，他父亲的脸色越来越难看，终于找了一个借口把我赶了出来。我没有向母亲提买变形金刚的事情，那时我已经很知趣了。

小小年纪，我便有自知之明，便宜的水枪都没有，还想变形金刚？我的童年是没有玩具的童年。我的童年是黑白的童年。

第二个愿望：坐一次火车。

每当听到小伙伴在谈论假期里父母又把他们带到哪里去玩了，我就很羡慕。坐着火车，咣当、咣当地响，那该是多么的有趣和开心。

我家的旁边就有一条铁路，每天都可以看到火车呼啸而来，像风一样疾驰而去。如果能坐上这样的火车，哪怕一次都是幸福的啊。在一次吃饭时，我小心翼翼地对父母说："我想坐一次火车。"母亲马上破口大骂："还坐火车，你怎么不去坐坦克啊？"然后就是父亲永远站在高出云端的道德高度："你怎么不和小伙伴比学习？你怎么一天到晚都想着这些，不知道什么叫艰苦朴素吗？"

这个愿望后来终于实现了，第一次坐火车是在10年后，我18岁那一年因患上抑郁症到成都求医。

第三个愿望：有一辆自行车。

这是我童年唯一实现了一半的愿望。

当时，大院里10多个小孩一窝蜂地在一起学自行车，然后我也想学。这一次，父亲终于答应了，给我买了一辆二手的女式自行车。尽管不是新车，但买了旧车就已经让我满足了。我左右摇晃地学着骑车，两天后，我学会了骑自行车。

一起学车的几个小伙伴在休息的时候问我："为什么不叫你父亲给你买新车啊？旧车多难看啊！"我无言以对。

没办法，谁叫我的父母和他们的父母不一样呢。我的母亲喜欢哭穷，最擅长找任何理由说自己比别人穷。就算是面对一个乞丐，母亲也会说："他不用交水电费。"

现在，实现童年的三个愿望早已不是负担，再去实现它们也没有了任何的意义。有的东西，错过了就是错过了。童真和童趣不是那么容易找回来的。

著名主持人孟非说过："其实在人生的每一个阶段，都有很多的乐趣。我们不要把人生人为地分成几个阶段。" 我的母亲最常说的一句话便是："现在不是你该耍的时候。" 母亲相信，小时候多读圣贤书，考上大学，以后的生活才可以耍。

长大后的我，天天上班，为了涨薪，为了项目，为了和同事竞争，常常把自己搞得焦头烂额。又从哪里再去找像童年蓝蓝的天空一样纯洁的心情？又怎么去补回童年打水仗、玩变形金刚时的那种无忧无虑的快乐？

现在一把水枪的钱，早已不是什么负担。我能买得起上百把的水枪，却无力找回曾经错过的快乐与童真了。有的东西，失去了，就真的永远地失去了，再也找不回来了。

童年，除了留下快乐的记忆，还会留下更加珍贵的东西：朋友。而今身在职场，总是存在着钩心斗角，貌似志同道合的朋友，实际不过是利益交换。

回头想想，能够在落魄时关心你，拉你一把的兄弟，何尝不是在学生时代一起去玩，一起闯祸，一起受罚的那些老师、父母看不上的所谓的损友！可我的父母却对一个小孩，用十万八千里高的道德标准来要求。童年，我失去了交朋友的机会，我丧失了交朋友的能力。

穿破烂衣服，骑旧自行车，成了我和小伙伴之间友谊的阻碍。不要用什么不能嫌贫爱富的高道德标准去要求小孩子。就如我们今天，遇到身边穿着破烂脏臭衣服的人，总会不自觉地离他远一点。这是人的本能，因为恶臭往往意味着疾病。

现在人们经常喝着酒，在心中却盘算着下一步棋怎么走。酒不过是实现利益的一种手段罢了。成都的天空早已灰蒙蒙。我在这座童年向往无比的城市里，已经生活了8年。这里没有童年，只有抑郁症患者的创伤和最后康复起来的艰辛历程。还好，我已经足够幸运，我终于走了出来。人生本就不是完美的，我还是需要麻醉自己的。人糊涂时真的比清醒着好受一些。

⑤ 城里求学的日子

5.1 学校的歧视

什么是江湖？有人的地方就有江湖。有江湖的地方就有歧视，就有比较，就有得意和失意。

在这个世界上，哪怕是白发苍苍的老者，有几个人能真正做到对名利无动于衷的？尤其在寒冬，看着别人穿着时髦又暖和的羽绒服，踏着轻巧的运动鞋上学，而自己总穿着短了一大截，又有一大堆补丁的单衣，还有一下雨就浸湿进水的布鞋，在这样的状态下有几个人能做到心如止水？

在中国古代，从孔孟，到所谓的朱圣人，宋明理学禁人欲而存天理，把人本身的欲望作为罪恶加以讨伐。直到几百年前，王守仁的心学诞生，人们才倡导：天理即人欲，人欲即天理；知行合一，方是真知。

可悲的是，直到今天，我们仍然把正常的欲望当成可耻的东西，想把人变成无欲望的人。过分地宣扬吃苦，把吃苦捧上天，给各种苦难披上华丽的外衣。我们却不知道，人活着是为了寻找快乐与幸福的。

这是生物的本能，又何必视为丑恶？又何必去人为地制造一个苦难的天堂，以期来创造出一个圣人？李宗盛先生的《凡人歌》唱得好："你我皆凡人，生在人世间，终日奔波苦，一刻不得闲。"学校早就不是什么净土了，学校的老师、同学都是人世间的凡人。是的，都是凡人，包括你我，没有谁是什么世外高人。

在学校的教室里，我的衣服是最破的，自行车是最烂的，连一双球鞋都没有。同学不愿意和我一起玩，骂我穿烂衣服。同学一起踢球也不许我去，因为我连一双球鞋都没有，而他们有球鞋，有球衣。

学习上有什么事情，我去找老师，老师也爱答不理。老师喜欢有钱的学生。老师偶尔家访，也是去最有钱的学生家，因为回去的时候，肯定能提走一大包的礼品。

在我生活的地方，有一个习惯，就是再龌龊的人，都要把自己标榜得高尚无私。在那个没有互联网的时代，各种经过层层审查的媒体总是把老师塑造成一群高尚无比的人。而对于受众，区别在于，有的人信了，有的人则不信。

不幸的是，我父亲恰恰是最信的人。父亲执着地相信，老师都是无私奉献、不求回报的天使，老师都是为了学生好。

父亲和母亲是两种极端。父亲太善良，以一颗善良的心对待所有人。母亲则是用最险恶的动机去猜测所有人。哪怕那些无私帮助她的人，她也一定会认为对方有什么企图。

5.2 芭比老师的噩梦

抑郁症是一种社会型疾病。每一个抑郁症患者的患病背后都不可避免地有以下几个因素：父母、学校、老师。

师者，传道、授业、解惑也。老师是一个被过分拔高的角色。其实，老师就是一种职业。我们交学费和纳税作为老师的劳动回报，老师再向学生传授一些知识和技能。如果能对学生的认知进行一些有效的引导，对于学生的困难能给予一些关心，这样的老师就是一个好老师。

作为一名老师，首先应该具备的能力是把一个个知识点讲透。比如一个合格的英语老师，在教一个单词的时候，需要做到以下几点：

1．教会学生这个单词怎么更容易记忆。

2．在考试中怎么用。

3．在口语中怎么用。

具体来说，对于物理老师，遇到一个知识点，比如能量守恒：

1．这个定理是怎么来的。

2．在考试中怎么用。

3．在生活中，怎么用这个定理去揭穿永动机之类的谎言。

师不是为句读之师。我要说：一个老师，只有在做好句读之师的基础上，把这些最基本的知识讲清楚，让学生能做题，应付得了考试，然后才有资格去谈人生，谈规划。

现在有一种误区，认为老师最重要的是教你如何做人，而作为老师的专业技能却并不重要。如一个数学老师解不出学生要解的题，就谈不上教会学生解题，更谈不上让学生应付不可避免的考试。虽然学习不仅仅是为了考试，但考试却是无法去国外留学的普通学生必须经过的关卡。

难道这样的老师只要能大谈几句人生理想，就是合格的老师了？

在我的一生中，遇到过很多老师，有像夏老师这样对一个初进城市的我关怀疼爱的，有像卢老师这样用两年的时间，将我一个素不相识的学生，从抑郁症的深渊里拉出来的，也有像大学的班主任月老师一样，关心我，和我成为朋友的。

但在我生命中，也有给我留下深深的阴影的一位老师。为了详细叙述我的病情起因，不得不说一说她在学生的心中留下了多么难以磨灭的伤痕。10多年后，和已经成家立业的同学再次谈起这位老师时，很多同学仍然不愿多提及当年受到的伤害。

小学四年级，语文老师换成了一个很瘦小的40岁的女老师。老师不到一米五，看起来弱不禁风，像一个中年版的芭比。

人不可貌相，海水不可斗量。这句话说得太对了。不仅仅是我，而是全班同学的黑色时期来了。力量并不在于身材的大小。芭比老师给我们展示了恐怖的力量。

她的到来宣示着学校暴力时代来临。打耳光，用竹条打手，罚跪，罚站马步，各种体罚方式轮着来。她打耳光，随心所欲，想打就打，几个学习差的同学，脸就一直是肿的。

你见过这样的奇观吗？在教室的课桌之间的过道里，挨个跪着一个又一个10岁左右的小学生，有男孩，也有楚楚可怜的女孩。

她最常用的体罚是抽手心。那种鸡毛掸子各位都见过吧，中间有一根斑竹，斑竹的硬度远超过一般的竹子。我们是10多个同学排成一列，排在第一个的把手伸出来，芭比老师把鸡毛掸子高高地举起，重重地落下，接下来就是一声惨叫和哭喊。如此一下，手会肿好几天。第一个受完刑就轮到第二个。如此坚硬的斑竹棍在打了10多个人之后就碎成细条了。

最有特色的是，每天放学后都会有人留下来练马步。有人施刑，有人受刑，有人痛哭，有人呵斥，仿佛是一个集中营。有一个转学过来、成绩不好的女生，经常被罚蹲马步，一蹲就是一个钟头。

其实一个学生，最重要的不是能考多少分数，而是独立的人格，对于一些有争议的事情，能够进行客观判断，不人云亦云。有自己的做事原则，不要成为在别人跳楼时起哄的麻木看客。

一天下午放学后，芭比老师又罚几位同学蹲马步，其中有一位从农村来的女同学。芭比老师仿佛跟农村的同学有仇。我也算是从农村来的。所有从农村来的同学都被芭比老师辱骂过："乡巴佬，没见过世面，一辈子躲在乡旮旯（这是四川人的土语，形容非常偏远的地方）里。"

下午放学后，这位被骂作乡巴佬的女同学因为拼音学得不好，导致语文成绩不好，被罚蹲马步一个小时。这是一个夏天，女同学穿着很土气的连衣裙半蹲着，双手握成拳，没几分钟，便大汗淋漓，汗水把没什么修饰的短发黏在一起。本就十分柔弱的女同学，腿不停地打着颤，终于忍不住，扑通一声倒在了地上。

芭比老师马上挥舞着手中的鸡毛掸子，劈头盖脸地打过去。这个柔弱的穿着朴素的女同学，急急地把白白的手臂举起来挡着自己的头脸。

"你还敢挡，还敢挡，看我不打死你。" 芭比老师矮小的身体内，竟然有如此暴力的成分。芭比老师不足一米五的瘦小的身体疯狂地扭动着，鸡毛掸子随着瘦小的手臂的不断抡起，叭叭地打在女同学的身上。

"你这个乡巴佬，不知羞耻。父母把你送到城里上学，你就这种成绩，我替你父母打死你。" 这一刻的芭比老师，像是被李逵附体了，一副要替天行道的英雄模样。这一刻，似乎她就是正义的象征。这个柔弱的女同学，手臂上，脸上，到处都是鲜红的伤痕。女同学已经彻底瘫在了地上，哭喊着："别打了，别打了，好痛啊，求求你了。"

我好想上去把那只鸡毛掸子抢下来，再大声对老师说："不要打她了！"可我毕竟不是英雄。整个教室仿佛是一个行刑的法场，只有刽子手的怒吼和被屠杀者的惨叫。而这两者，都是柔弱的女性。

"你给我住手！"一个男性的洪亮的声音从天而降！他一把夺下了芭比老师手中的刑具，"你怎么可以这样对一个孩子？"来人是一个高大的30多岁的男人。听旁边的同学说，他是班上另一位女同学莉莉的父亲，在公安局工作。

"你是谁？"芭比老师怒气冲冲地看着这个夺走她刑具的男人。男人说道："我是莉莉的家长！你不能这样打孩子，你可以教育她，但打人是犯法的。" 芭比老师恨恨地说："这个孩子学习不努力，对不起父母，就是该打！"男人说："不努力可以教育啊，你这种辱骂、体罚是对学生人格的污辱。" 芭比老师和莉莉的父亲你一句我一句地争论着。最后，莉莉的父亲扔下一句："你要是敢这样对我的女儿，我绝不会放过你。"说完便领着莉莉回家了。

第二天，我早早地来到教室开始早读。过了一会儿，芭比老师黑着脸进来了。这预示着暴风骤雨的来临，好好的一个早自习，成了批判会。芭比老师一上来就对着莉莉说："你要是不满意我的教学方式，可以转学，到其他学校去读！你父亲敢跑到教室里来，是违法的，是干扰教学正常秩序！"

"你都快把人打坏了，别人看不下去，来阻止，也叫干扰教学秩序？"

我暗暗地想。

莉莉是一个很可爱的女同学，喜欢帮助别人，特别是像我这种从农村来的，拼音学得不好的学生。我喜欢找她帮我们念念拼音啥的。莉莉被芭比老师说得不敢抬头。芭比老师说："你父亲的这种行为，错没错？"

莉莉咬着嘴唇不说话。"错没错？"芭比老师厉声问道。莉莉的身体禁不住发起抖来，一下哭了出来，说："错了。"芭比老师说："从今天起，我不会再管你。就让你自己烂下去。不要以为你父亲是警察就敢把我怎么样。我现在不管你，你早晚进监狱。到时让你父亲抓自己的女儿。"

批斗持续了整整一个早上。下课时，我们看到莉莉哭得很伤心，趴在桌子上，肩膀一耸一耸的。

那个从农村来的被罚蹲马步的女同学，从此成了芭比老师的眼中钉，肉中刺。她再也不敢说话，再也不敢和人交流，在课堂上不敢抬头，不敢看"芭比"。渐渐地，这个女同学越来越怪异了，时常自言自语，嘴唇不停地动着，却又发不出声音。她无论走路，还是放学，总也抬不起头来。

芭比老师喜欢压堂，就是接着上好几节课都不休息。我们经常整整一个上午都没有休息时间。这个女同学居然有两次在课堂上把尿撒在了裤子里。原因很简单，她不敢向"芭比"请假上厕所。

一年多以后，突然有一天，再也看不到这位女同学了。后来看到女同学的父母一脸伤痛地来学校办了手续。听其他同学说，那位女同学疯了，一听到要来上学，吓得瑟瑟发抖，整夜睡不着觉。她常常自言自语，不敢正视他人。她常大哭着说："我不要去上学，不要上学……"

正当我们唏嘘时，芭比老师在课堂上高兴地宣布了这个消息，然后发布了宣言："这种学生，来上学就是浪费父母的钱！看到没有？如果莉莉的父亲不阻止我当时对她的教育，她现在肯定是一个优秀的学生。她的退学，莉莉要负全部的责任。"芭比老师的声音在课堂上盘旋着。

我哪里知道，噩运即将降临到我的身上。引子就是我善良的父亲用错了地方的善良。在家里，父亲和母亲是两个极端。父亲是把所有人都往好处想，尤其是对老师。在父亲的眼里，老师个个都是圣人，公正、无私、全心全意为学生服务。在母亲的眼里，每一个人都是邪恶的，都是图财，都是想害她。

我和父亲住在城里。11岁的我，受父亲的影响比较多。有时，我甚至能明白，自己在欺骗自己。明明可以看出老师是为了满足那几近变态的私欲，明明是把可耻掩盖在高尚的旗帜下。这种自欺欺人的后果，往往就是跌得粉身碎骨。

5.3　权术：引蛇出洞

有些人往往把许多东西推上云霄，拔高到无以复加的地步，可是真正能够做到的人却极少。

在高尚的掩盖之下，各种丑恶的手法假爱之名在进行。

父亲总是告诉我："你看'芭比老师'，多负责啊。她对你们严厉，你们会有更大的收获。要听老师的话啊。你以后会感谢她的。你看看××，当初就是被打出来的，后来考上大学了，现在感谢老师呢。"

在父母的观念里，苦和成长是成正比的，越苦就越能成长。

芭比老师在一个周末放假前的最后一节课上笑眯眯地说："这个星期呢，就给大家少布置一点作业。大家回去写一下对我有什么意见。没关系的，随便写，写得越多越深刻越好。这样我就能吸取大家的意见，更好地改正，和大家成为朋友。"芭比老师第一次以芭比温柔的声音说话。

我一直想着父亲对我说的话："老师一定是好的，一定是无私地为学生付出的，一定是胸怀坦荡的。"在这个周末，我傻乎乎地把我肚子里的话全写了出来。比如：不应该压堂啊，不该连续上很久的课，连10分钟的课间休息时间都没有。不应该骂我们这些农村来的学生乡巴佬等一些伤自尊的话。为我们好，也不要动不动就扇人耳光、罚跪、鞭打等等。有的同学胆子小，一看到你就会发抖，这对同学的成长是非常不好的。

写完了，我美滋滋的。一是，我终于把心中的闷气写出来了。二是，从小听父亲讲历史故事，比如魏徵直谏唐太宗，成为千古名臣。在父亲的教育下，我认为，所有的老师都是这种大度能容的圣人，能虚心地接受学生的意见，并且都会给予耐心的帮助。

最后，现实狠狠地给了我一记响亮的耳光。老师并不像父亲所描述的那样温良敦厚。

周一早上，我把日记本交了上去。第一二节课是数学老师的，第三节课便是语文课。芭比老师一进来就黑着一张脸："楚门子升，你给我站起来！"我鼓起勇气偷瞄了一眼"芭比"。她正恶狠狠地盯着我。我的身体不禁打了一个寒战，随后低下头，等待暴风雨的到来。

"芭比"很快冲到我身旁，手指着我耷拉着的脑袋："你今天就回家，叫你家长给你转学。你对我有这么大的意见，怎么不自己转到其他班啊？你对老师有这么高的要求，我可不敢教啊。辛辛苦苦地教你们，你还敢有这么多意见！忘恩负义！白眼狼！"

惨了，要是请家长，肯定又是一顿打骂。我父亲的原则是：老师一定是没有错的，错的一定是我。我一下子被吓哭了，辩解道："是你让我们写对你的意见，我才写的嘛，呜呜呜……"

"哭，哭，又哭。看我怎么收拾你。" 于是平时次次压堂，连课间10分钟都舍不得的芭比老师，把这一节课全放在了对我的批判上。这40分钟，在我的生命中刻下一段深深的阴影。我站着哭了整整一节课，生怕她又让我请家长，转学。

回到家里，我一个字也不敢对父亲说。因为按父亲的逻辑，这一定是我错了。因为老师是像神一样光辉伟大且完美的人。

从此以后，我的厄运接连不断。芭比老师对我的声讨如家常便饭。我偶尔小心翼翼地试过几次，想把这些事情告诉父亲，试探性地说，芭比老师又怎么样，打哪个学生了。可刚说不了几句，就会被父亲给堵上："老师肯定是为你们好。这样做是恨铁不成钢。不要一天到晚把心思放在这些事情上，好好学习才是你的事。"

小小的年纪，我就承受了老师、父母两方的压力，在夹缝中求生存，找不到人说话，没有可以信任的人。我的童年就是这样的孤独和苦闷，并且痛苦是没有止境的。在这个年纪，我常常对着作文书发呆。在书里，篇篇文章都是描写了金色的童年，可以和家人亲密无间地去玩耍，庆祝生日，又能轻轻松松地做游戏。书里的一切离我都很远，我甚至找不到一个可以说话的人。

我好累！

"为什么我的童年是黑色的？"我常常问自己。终于有一天，我鼓起勇气，试着用小刀刺向自己的肚子。很疼，很疼，嘣的一声，刀掉在地上。我哭了，趴在地上，痛哭了。可是没有人关心我，安慰我。

同样，我没有朋友可以倾诉心里的焦虑，更不敢把这些事告诉父母。因为从他们那里得到的不会是安慰与同情，只会是无情的永恒的强力压制。我的童年就是这样度过的。皮肉上的伤很快就能好，可划在心底的伤，却可能一生都好不了。

5.4 童年及健康心理形成

一个人的人格和心理健康形成的最重要的时期便是童年。如果一个人在儿童时期没有健康的人际关系，尤其是处在一个时刻制造焦虑的环境中，让人感到孤立和无助，那么，这样的人成年后，往往内心是胆怯、自卑的。为了掩盖这种内心世界，他们有三种方式：

1. 接近人群

他们以一种展示自己的无助与不幸的方式，来求得同情与帮助。让他人帮助自己承担责任。在得到帮助与同情后，可以从焦虑和不安中暂时解脱出来。但这种帮助却是单方面的。从内心中，他会认为，他就是一个弱者，他是一个可怜的人，他应该得到帮助。

人际关系的长期稳定建立在双方互惠的基础上。这大概也可以解释，为什么在自己身边的一些需要长期帮助的人却得不到这种稳定的帮助，而一些报纸上出现的新闻中的弱者，却可以得到很多的救援。

新闻是时效性的，在短时间内，给予帮助，这是大部分人能做到的。但那种长期单方向的索取，是不可能维持下去的。

2. 反对人群

第一种是靠近人群，以此来得到帮助。而第二种方式，则恰恰与第一种相反。他们在家庭和学校里感到焦虑和不安，渐渐地发现用敌意的方式和攻击可以让自己的不安全感和不适得到补偿。

在他们的心里，认为每个人对他们都是恶意的。他们信奉强势原则，坚持先下手为强。身边的人对这种人的评价就是：不好相处，神经质，始终怀有恶意。这种人的内心实际是孤独、痛苦与彷徨的。

3. 离开人群

第三种，不同于前两种。他们不会故意示弱去讨好他人，也不会敌意地去攻击他人，而是将自己封闭在一个小空间里，避免在人际交往中产生焦虑。

渐渐地，他会发现，哪怕在自己的这个小空间里，也会产生各种各样的焦虑与不安。一个人过分地追求独立和自给自足，脱离了社会，回避了情、爱、性，以避免情感触动自己童年的不幸。

这样的心情是不稳定的，内心是孤独的。

请大家想一下猴。一群猴聚在一起，各司其职。猴王占有最多的资源，但是，他有最强壮的身体，负责保护猴群。母猴负责照顾小猴和繁殖延续，其他公猴采集食物。这就是一个大家庭。我们的祖先也是如此，从基因里就深深地含着伙伴、合作、群体这些概念。所以，人就是一个社会型的动物，不应该孤立出来。要学会如何进行有效的沟通，去应付社会中各种复杂的挑战，这才算是健全的人格。

在中国的《三字经》前篇就写道：人之初，性本善。到了现代，新版的《三字经》则改为：人之初，如玉璞。而韩非子的观点则是人性本恶。

人刚刚出生时，是不是真的如一张白纸呢？人的性格和价值倾向是否完全由后天的环境所决定的呢？现代科学做过这种调查，双胞胎有两种，同卵双生和异卵双生。同卵双生的两个人具有相同的基因，而异卵双生的基因却不一样。

　　首先，我们考查，两种双胞胎都在同一环境下生活而形成的人格，而双胞胎的年龄是相同的，这就排除了年龄对人格的影响。

　　科学家们设定了利他、共情、照顾别人、攻击性、果断性等五个指标进行考评。

　　如果，同卵双生的相似度明显高于异卵双生，则可以说明基因对人格有影响。

　　测试结果如下表：

指标	同卵	异卵
利他	0.53	0.25
共情	0.54	0.2
照顾别人	0.49	0.14
攻击性	0.4	0.04
果断性	0.52	0.2

　　科学家经过计算后，得出成人的人格特质有40%是来自基因的遗传。

　　所以，当父母对你说，看看别人家的孩子如何优秀时，你就可以理直气壮地说："抱歉，我身上拥有的是你遗传给我的基因，而不是对方的父母。"

　　人类是经过漫长的进化过程才发展到现在的。对于群体、合作这一特性也自然深深地烙在了基因里。

　　在一个空旷而黑暗的环境里，害怕孤独，对自己力量的不自信，孤独者的焦虑度远远高于没有明显孤独感的人。孤独是抑郁症的最强大的诱因之一。违背本能的教导，会将内心压制到一个扭曲的状态。

5.5　初尝友谊

　　我曾经尝试过友谊，也尝过友谊的快乐。

　　我尝试过和大家交朋友。在小学时，我曾经有过一个很要好的朋友。在短短的时间内，我也体味过友谊的味道。

成兰，是一个一头卷发的男生。他父母都是国税局的干部，家庭条件很好。这一年，老师调座位把我们调到一起。成兰和我很谈得来。每天课间休息，我们总是在一起玩。我们聊昨天在路上看到了什么，听说哪里又发现了外星人。叽叽喳喳，两个小孩子总是黏在一起，每天放学一起走到学校门口才分开。

过了几周，成兰说："这周你到我家来玩吧，我家欢迎你。" "好啊！"我高兴地答应了。可说完，我马上就后悔了，因为父亲是不会允许我出去玩的。

我苦苦地哀求父母周日早一点从乡下回城里，让我到成兰家去。父亲答应了，可到了周日，却反悔了，怎么也不肯早一点走。

我失约了，成兰很生气，说我是一个不守信用的人，不再和我交往。我小时候的一段友谊，就这样失去了。

5.6 喜剧人生之喜剧之王

我最喜欢的一部电影《喜剧之王》，青春，励志，喜剧。电影没有什么大的场面，安静地叙述着故事，却让人百看不厌。或许在许多人的心里，抑郁症患者就是天生性格忧郁，什么都看到阴暗面，在自怨自艾中生活。

可是我要问：崔永元是如何患病的？可知道憨豆先生也曾患过抑郁症？

我天性开朗，具有极强的喜剧天赋，多年来自编自导自演了多个相声小品。在我11岁那一年，用了10分钟来自编自导自演了人生的第一个原创小品，至今回头来看，仍算得上经典。

小学四年级，在一个下午的最后一节课，我们开了一堂班会。所谓的班会就是大家一起唱唱歌，跳跳舞啥的，自己表演着自己想出来的节目。

这一天，我突然涌出神奇的灵感，我要演一个小品，那种很好笑的小品。在经过10分钟的沉思后，一个构思在我的脑中诞生了。我便叫同桌的小代同学和我搭档。

讲台即是舞台。舞台中一张课桌及一只鸡毛掸子便是道具。

小代扮演儿子，我扮演父亲。小小年纪，就知道占便宜，我真聪明啊。

小代上场了，吹着愉快的口哨，用右手敲开了虚拟的家门。我这个父亲，在家里准备好了饭菜。

小代说："爸爸，我放学了。今天吃什么啊？"

我说："好吃得很啊，看桌上，这么多猪——大肠，都是你最喜欢的。"我故意把"猪"字拖得老长老长，台下一阵哄笑。

"真好吃啊！"小代装作流口水的样子，马上伸手去抓。

"啪！"一记响亮的耳光，打在了小代的脸上。

特此声明，这是真打，11岁的我还不会假打。小代的脸开始泛红了。

我教训着这个不争气的儿子："你怎么能不拿筷子就直接用手抓呢？要讲卫生啊，不讲卫生会生病的。不生病，吃了拉肚子也不好嘛！"

小代仰起泛红的脸说："爸爸，我知道了。"然后掏出两只铅笔假扮筷子，用筷子去夹桌上的"菜"。

"啪！"又是一记响亮的耳光。我用尽了全身的力气，小代这次红的是左脸。

"你怎么可以不洗手就去吃饭呢？难道不知道手上有很多细菌吗？"我生气地训斥道。

小代带着两边都泛红的脸，和半真半假痛苦的表情，做了一个洗手的动作，又拿起筷子去夹菜了。

"啪！"再一记响亮的耳光，这次是右脸，刚才已经泛红的脸上，又多了五个手指头印儿。"你的手指甲，这么长，怎么能吃饭啊？快把指甲剪掉啊！"

小代拿出一把指甲刀，用力剪着指甲，剪着剪着，发出一声长哭。

"爸爸啊，我的手指头剪出血了。看来今天只能吃毛血旺儿了。"

小代高高举起的手上，出现了上场前就用红色圆珠笔涂成的假伤口。

全场哄笑，掌声雷动，同学们一个个开心地笑歪了嘴。鄙人的人生第一次自编自导自演的作品，完美谢幕。

下场后，小代的脸庞红肿了，两边的脸红得像辣椒。小代同学，为了艺术，为了我的梦想，牺牲了自己的双脸。人民会记住你的！

5.7 萌动的少年

在空中飞翔的鸟儿总是在寻找另一对翅膀。几千年来，我们的教育总是在禁欲中进行。

在几百年前，一个姓朱的圣人提出存天理，灭人欲。再说明白点就是：饿死事小，失节事大。把人的欲望看成是邪恶的。这个家伙居然被称为朱圣人，他就是朱熹。直到今天，成都仍有他的宗祠。在中国的历史中远远不止他一个，孔曰成仁，孟曰取义。对人的生命和本能欲望的蔑视，种下了这个社会病态的根源。可就是这样的朱圣人，朱重八（明太祖朱元璋的小名）还想冒名当他的后代，以求在自己的金皇冠上贴上一颗"圣人恒久远，一颗永留传"的圣人牌钻石。

多少年后，朱重八子孙的臣子王守仁，终于在贵州龙场这个地方大彻大悟。他仰天长啸，在那一刻，透过重重的迷雾，看到了人性复苏的光明。天理即是人欲，人欲即是天理。人的本能的欲望是再正常不过的了。食欲，在人出生便有了。于是，没有人敢说这是邪恶的。但性欲或是金钱欲，却是后天才有的。有的晚，有的早，而有的人却把这种最自然不过的欲望当成是洪水猛兽一般。

小学五年级时，我11岁，朦朦胧胧地对同桌的小女孩有了一点感觉。当时，小女孩已经开始发育了，胸口鼓起两个小小的包。每次在偷偷看到时，我心里会莫名地升起一种恐惧和喜悦。恐惧是害怕被当成坏小子，喜悦是说不清道不明的。人的骨子里，总是有太多的东西，不可能说得清楚。

心里那挥之不去的恐惧，是在6岁那年摸女生屁股，让我久久不能忘怀。无知的小童，不知道城里的规矩，一不小心犯错，便成为永久的禁忌。女生是那么纯洁和美丽。纵然是再朦胧不过的情愫，也是值得回味的。

自古风流在少年，青春纵马自驰奔。秋水哪知风月去，纵是多情也是真！

我没有什么能赢得女孩子芳心的才能，不会打球，不会玩牌，不会打架，也就当不了流氓阿三。不要以为流氓好当，一个小地痞，除了时常挨几顿打，吃点大哥扔下的垃圾外，没有多大的好处。

如果你要成为天地会总舵主陈近南这种角色，那就得有敢提着自己脑袋玩的那股狠劲儿。

第一，心理素质一定要好。如果像我这种在考试前就睡不着觉的人，还是不要去混的好。混社会，要有活一天是一天的好心态，明知有人在外面到处追杀自己，照样睡得香，吃得下，如此方为大哥也。

第二，会搞关系。阴谋阳谋都会那么几手，就如宋江宋三郎，没有什么武功，却当了老大。这家伙就是会收买人心，把腹黑术发挥到了极致。

不知该庆幸还是该遗憾，以上几点我都没有。我唯一的长处便是，在一个个无法出去玩耍的日子里多读了几本书。

前面说过，我的父母不让我出去玩，我就只好在家里抱着几本旧书看。《三国演义》，我在小学时就看过好几遍，曾经在高中时，甚至可以背出好几个章节，还有其他的一些《汉书》《后汉书》《十万个为什么》等，都快翻烂了。比起那些伴随着电子游戏、佐罗、街霸一起长大的小孩，我便多了几分书生气质。再加上天生的幽默基因，在上小学四年级的班会上，我第一次自编自导自演了一个小品。

从此以后，从小学、初中、高中、大学，以及工作后，我都坚持原创小品相声。如陈佩斯所说，没有什么能比在台上听到观众开心大笑更能满足我的成就感了。语言和写作的长处算是对我的补偿吧。我做不了浪荡子弟，就做个酸腐文人吧。

现在这个社会，太现实，女人喜欢的是有车有房的男人。还好，在学校里的学生还有那么一点才子佳人的情结。我自小便有一点才子的虚名。文章写过几篇，历史、文学都懂那么一点，谈谈汉史、三国、明史，就足以让同学惊叹为学识渊博。天生的喜剧天赋，风趣幽默，面对各种困扰，总能找到其中的乐趣，这也让我讨来了几个女孩的欢心。

除掉在那个朦胧的年代里，那些如点点星光一样的比柏拉图还要纯粹的感觉，恰如夜空中划过的流星，美丽，朦胧，只有一瞬间。真正让我第一次感受到和女孩在一起的温暖，是初中时的莫离，一个充满着青春活力，大大咧咧的女孩。

那是1998年，各大电视台正在热播1997版的《天龙八部》。我深深地记得里面傻傻的虚竹，稀里糊涂地遇到了梦姑，得到一身的绝世武功和绝美的爱情。段誉公子更是在枯井里得到了王语嫣的真爱。青春年少就是喜欢幻想。我也希望有一天能有这样的奇遇。

穿着一身破烂衣服的我，在初中的课堂里，犹如一个孤独的流浪者。幸运的是，我还保持着唯一的一点欲望。欲望是好东西。有欲望，人才会前进，才会去努力。

我总是躲在书本后，看着身边一个个青春靓丽的女孩。她们真美啊！美丽的女孩们充满着活力。她们喜欢那些踢球的男孩，喜欢那些穿着李宁、阿迪达斯运动服能给她们买礼物的男生。

而我，这些都没有。

在刚刚进入初中的第一周，我被一个女孩的美丽深深地迷住了。她总是笑得那么美，长得有一点像王祖贤。她有一个当老板的父亲。她的衣服全是名牌。什么名牌？我不知道。我那时家里还没有电视，我连这个世界上有一个电视台叫湖南电视台都不知道。

上课的时候，我盯的不是黑板，而是她的身影。终于有一天，我被她发现了。她狠狠地瞪着我："看什么看？叫花子！"之后的事便很俗套。她告诉了她父亲，她父亲再去找班主任，班主任再来警告我："不要癞哈蟆想吃天鹅肉。"

在学校里，我的头埋得更深了。我曾经尝试着去打篮球，但刚玩了几分钟就被同学赶了出来。因为我不会打，连一双球鞋、一身球服都没有。我的衣服永远永远都是最差的，最破的。

我情愿一个人躲在教室里。我情愿默默地等着太阳落下。这一年，我14岁，已经过了金色的童年，到了少年时代。在已逝去的童年，我却没有感受到一点的阳光和快乐。青春时光的生活仍然是这么暗无天日。直到莫离的出现，这种枯燥的生活才开始改变，在黑暗中出现了一片亮色，渐渐地温暖起来。

莫离是降级到我们班上的，比我大几个月。15岁的女孩，已经发育得十分成熟了，穿着紧身的T恤，胸部高高地挺起。蓝色的牛仔裤，把臀部绷得圆圆的。

班主任把莫离安排在我座位的后面。莫离的成绩并不好，除了英语。而我在初二时，各科成绩都还可以，除了英语。因为座位很近，莫离经常来问我一些物理化学的题怎么做。

我在前排，她在后面，我扭过身去，莫离则把身子前倾，把作业本放在桌上。莫离的领口有些低，身体前倾的时候，时不时地露出一片雪白的肌肤。我总是心虚地斜着眼，去瞟那片雪白，一边又紧张地注视着莫离的头，担心她抬头发现我。

莫离和其他的女孩不一样，她穿着很朴素，甚至显得太过于粗放。

15岁的女孩的胸部已经很大了，同班的女同学都戴上了文胸。而莫离却经常不戴文胸，在胸口总是有突出的两点。而一旦奔跑起来，胸部剧烈地上下抖动。

莫离经常穿着碎花洋裙，宛若一个民国时期的大家闺秀，跑跑跳跳地在走廊上嬉笑，疯来疯去。没有顾忌的笑声，张扬着青春的活力。莫离很喜欢和我一起聊天。她总是叫我读英语单词给她听。我故意读得怪怪的，逗她发笑。看着她笑，我觉得很开心。

我开玩笑地说，你以后就是我的师父了，专教我英语。哪里知道，玩笑话居然成了真。此后我便叫她师父，她便叫我徒弟。

晚上下了晚自习，莫离总是喜欢和我一起走。晚自习21:30下课，从教室出来到取自行车的车棚，要斜斜地穿过操场。操场上没有灯光，很是昏暗。莫离说说笑笑，和我一起去取自行车。在路上，莫离喜欢和我打闹，一会儿打下我的头，一会儿扭我一把。

大约半个月后，我的胆子也渐渐地大了起来。在晚自习后，和莫离同行的那几分钟，我借着操场上昏暗的灯光，不经意地去摸了一下莫离的脸。莫离大叫一声，然后追上来打我。我边跑边扭过头看，莫离并没有生气，只是在笑骂着，追打我。

这是我第一次触碰女生的脸庞，指尖犹有余温。那一夜，躺在我的单人床上，我辗转反侧，久久不能入眠。

时间长了，班上就有了许多的风言风语。很多人在旁边说着风凉话："莫离居然喜欢这个穷鬼，一身破破烂烂的。" 不知从何时起，班里的人开始窃窃私语了。班里流传一个传闻，莫离是得了神经病才降级的。甚至有人直接对着莫离大喊："疯女人，疯女人。"

一向开朗的莫离，居然哭了。她趴在桌上，肩膀一耸一耸的。我守在桌前，看着莫离满是眼泪的脸庞，心也酸酸的。莫离哭着说："你看我像神经病吗？"

我连忙说："不像，不像。"我想试着拍她的肩膀，但又不敢。青涩的少年，扮演着护花使者。我安慰着她，也知道了事情的原委。莫离降级的原因是患上了神经官能症方面的疾病。从症状看应该是抑郁症。

那时的我还不了解抑郁症意味着什么。莫离悲伤的泪滴在桌面化成了一块块的水渍。青春的笑容掩不住流言蜚语。世间对抑郁症患者的异样的态度，即使开朗如莫离，也一样无法承受。

莫离，第一个让我感到温暖的女孩。我静静地陪着她。"别哭了，再哭，你就又现形，成一条青蛇了。"我终于把莫离逗笑了。

多少天后，莫离问我："楚，你是不是喜欢我？" 同一个年龄段的女孩总是比男孩成熟太多。我惊慌失色，结结巴巴地说："不是，不是，哪有的事。"话刚出口，我就后悔了。看来，我真是个孬种。

在初中的前两年，我孤独、落寞，没有心思学习，成绩很差。我就像一片游荡的水草，找不到前进的方向。在学校，被同学老师骂成乞丐，在家里时时刻刻受着煎熬。人生就应该在苦闷中继续吗？吃这样的苦真的是值得的吗？以后会有回报吗？

我所在的初中是市里最好的一所中学，高中部属于国家级重点中学。按老师的说法，只要考进了本校的高中，就相当于一只脚踏进了大学的门。我所读的年级，一共240多人，我最差的一次是第208名。只有进前100名，才有可能被本校高中录取。

到了初三，在同学和老师的眼里，我仍然处于吊车尾的行列，只能作陪衬，最后去读一个技校或师范，然后无声无息地消失。我也是这样认为的。

直到遇到了莫离，我开始快乐地笑，每天早上总是迫不及待地起床，早早地赶到学校，想看到美丽活泼的她。莫离经常问我题。为了不丢脸，我开始拼命地学习。天赋和上进的动力，让我在一个学期内，从班上后10名，跃到前10名。

渐渐地，每一次考试，我的成绩都成了同学们争相传说的奇闻："天啊，楚门子升，居然考了这么高的分！"在路上，甚至有其他班的老师主动和我打招呼。有同学跑来请教我："你有什么学习的秘诀？怎么成绩上升得这么快？教教我好吗？"哪里有秘诀，只为了看到莫离的笑脸，只因为男性基因里好强的本性。

中考，我以高出分数线30多分的绝对优势考进了本校的高中部。而莫离则差10多分落榜了，进入当地一所职业高中。

从此，我再也没有看到过她。我只是听同学说，莫离在高中时退学了。从此，她就像在人群中消失了一样。现在想来，她应该是抑郁症加重了。只是年少懦弱的我，还不知道这意味着什么，也不敢去安慰这个鼓励过我的脆弱而善良的女孩。

我真是一个懦夫！

这是灰色中少有的亮丽回忆，犹如那操场上朦胧的灯光一样，淡淡地映在我的脑海之中。这些往事，随着时光的流逝，成了陈年的老酒，搁置在记忆的仓库里。

5.8 善良的人是否能够心理健康

我今天在这里写下这些和父母的矛盾，并不是在重翻旧账。这些东西，对于今天拥有强大心理的我，已经构不成伤害。我只是为了真实、详尽地展现整个抑郁症发展的过程，给一些朋友做一个参考。

此时，在这个初春，我缓缓地写下这些文字，是想把自己得抑郁症的整个过程详细地写出来。有时，我们都是背了太多的包袱，才把自己压得喘不过气来。本是很小的一个委屈，但是不断地积压，最后就滚成了一个大大的雪球。如果在这十几年里，能够让我有一点发泄的空间。如果在这十几年里，可以让我有一点点放纵自己的感受。可以在难过时，做自己想做的事情，得到一些想得到的东西，来抵消坏的心情。那么，我便不会在成年后坠入抑郁的无底深渊！将最美好的6年时光，葬送在黑色的泥潭中。我不停地挣扎，不停地呼喊，如落水的人，拼命但又徒劳。从抑郁症中逃出来的是极少数。它，埋葬了青春，埋葬了人生。崔永元说，得抑郁症的都是天才。我要说，只有真正有责任心的人才会得抑郁症。

你什么时候见过那些不顾妻儿去赌钱、喝酒、嫖妓的人得过抑郁症？

抑郁症患者，往往有着较高的道德标准，有较强的自责心，往往做了一些并不起眼的，稍稍有违自己道德准则的事，就会寝食难安，陷入自责中。

不知你是否有过这样的感受：好人不长命，恶棍活千年。

在这个险恶的世道中，好人因为要遵守各种道德准则，往往活得很艰难，而坏人却可以随心所欲，活得十分自在。

健康生活中的三个要素：

1. 均衡营养。

2. 适当运动。

3. 心态平和。

请注意，最后一条是心态平和，而不是心地善良！

如果一个人心地善良，但是一天到晚担心这个，担心那个，那么再善良也得不到健康。

一个黑帮老大烧杀抢掠，虽然对不起老百姓，但是认为及时行乐，理所应当。一天到晚老爷气十足，正襟危坐。这样的人往往身体很好。

当然，我不是在这里提倡大家作恶，而是要告诉大家：健康在我们手中，而不是让自己善良，再让老天爷来判定我们是不是该健康！我们需要做的是拥有强大的心理抵抗能力，能在各种突发事件中，保持一颗相对平和的心。

5.9　我和青春撞了一下腰

在1999年，初二的那个夏天，我遇到了莫离。16岁的我第一次尝到了那种朦胧的感觉，每一天早上都想早点到学校，看到这个美丽的女孩。

努力地学习，一是为了能给莫离讲解她不懂的题目，二是当每次统考的成绩公布时，同学和老师吃惊地看着我飞速前进的名次，我总有当英雄的感觉。

2000年的中考，我创造了奇迹。一个在初二时，还是全年级倒数的差等生，被老师认定只能去读职高的吊车尾，居然超出重点线几十分考上了本校高中。

在那一天，我被当成了传奇，好多素不相识的同学和老师都纷纷主动向我打招呼。在得意中，我看到了莫离的泪水。莫离考得很差，去另一个城市上了职高。这也是我最后一次看到莫离。接下来，我度过了一生中最轻松的一个暑假。随着紧张的高中学习生活的开始，我对莫离的记忆渐渐模糊了。

高中生活大部分时间仍然是苦闷和无趣的，我成绩一直是中等偏下。在灰溜溜的时光中，一天一天度过，一晃就是两年。我的很多精力都耗在应付父母的算计中。不知道从什么时候开始，我总是不由自主地想去看看那个红色的女孩。红色的衣服，红色的脸蛋，火辣辣的性格，她叫苏米。

我总是躲在教室的某一个角落，偷偷地看上几秒，就马上把眼睛移开，生怕被她发现。有时，我对着窗户的玻璃就能看上整整一节课，因为玻璃里面是她的身影，这样我就不用担心被她发现了。

她不仅漂亮，成绩很好，还会弹钢琴、跳舞，多才多艺，有很多又高又帅的男生在她的周围。和她比起来，我就是一只丑小鸭，还是男版的。我总是这样自嘲地想着。

本以为日子就会这样过去，直到高中毕业，我考上一所普通的大学，而她考上北大。从此，在时间中我慢慢地忘记这段青春的印记。

可是命运终究还是改变了。

2002年的夏天，高三前的暑假，又一次例行调座位，苏米居然调到了我的右后方。我终于可以和苏米说话了。在前两年的几百个日子里，我和苏米说的话不超过10句。更让我激动的是，活泼的苏米还会主动来找我聊天。

我仿佛看到了3年前的莫离。这是人生给我的又一次创造奇迹的机会吗？

这一年，我17岁，苏米比我小半岁。

苏米的脸庞红扑扑的，好像熟透的大苹果，真想冲上去咬一口。苏米和初中时的莫离不同。苏米从小在城里长大，打扮得十分时尚、热辣。苏米喜欢找我问一些关于历史和文学方面的问题，我也喜欢给她讲。在聊完一段历史故事时，我总是会想方设法讲几个笑话逗她笑。苏米会笑得花枝乱颤，整个身体快乐地扭来扭去。

我傻傻地看着这个丰满的女孩，暗暗地在心里赞叹：她真美。苏米有时也会傻傻地问："蚊子会不会冬眠？"这时，我就会卖弄一下我比同龄人要丰富一些的知识。

两年的苦闷时光一下变得快乐了起来，我开始在意起自己的外表。在出门前，我总要用一点水把头发打湿，用梳子梳成流行的七分头，把已经旧了的皮鞋用水擦干净，尽管没有鞋油。

这时，父亲很警惕很严肃地对我说："你是不是谈恋爱了？我警告你，不许早恋。现在可是高三，你最重要的时刻。"

"好了，好了，哪有的事！"每每说完这句话，我心中就会升起一丝落寞。"谈恋爱？苏米才不会瞧上我这个穷小子呢。" 每每想到这里，我的嘴角都会不由自主地向上翘。找不到人诉说，我只好默默地开始写日记，记下今天苏米和我说了哪些话。

有一天早上，父亲严肃地问："你是不是谈恋爱了。""没有。"我厌烦地说道。

"那你晚上做梦为什么喊'苏米'。苏米好像是你们班上的一个女生吧？"父亲紧紧地盯着我。

汗大颗大颗地滴落下来，我一下子没有话说了，很心虚。我怕父亲的训斥，更怕父亲跑到学校找老师，把本来没影的事闹得满城风雨。我只是一个劲地说："没有，没有，真没有。"

父亲满脸狐疑地沉着脸："最好不要让我逮到你。"接下来的几天，我一直心神不定，生怕父亲到学校找班主任。过了几天没什么事，我才慢慢地定下心来。

苏米有一个很好的男性朋友寒。平时大家总是开他们的玩笑，说他们是天生一对。

每一次听到这句话，我都很难受。看着苏米和这个男生平时总是在一起打闹玩耍，颇有一番郎才女貌的样子。虽然我没有看到他们有什么亲密的举动，但那时不时的暧昧眼神，似乎也说明了些什么。

也不知道为什么我总是对寒有敌意，总是看他不顺眼。寒会抽烟，经常旷课去打麻将。寒的父亲是政府部门的一个领导。寒也学着父亲总是把头梳得一尘不染，讲起话来一定要重重地咳嗽一声，清一清嗓子，一副十足的领导派头。

每次看到他这样，我都会暗暗地骂上一句：金玉其外，败絮其内。其实寒和我并没有打过什么交道，然而，嫉妒是最好的仇恨催化剂。

这些我都深深地埋在心里，默默地写在日记里，而日记本被我藏在抽屉的夹层中。父亲有翻看我的笔记本的习惯，也曾把我用过的每一张草稿纸检查一遍。我偶尔看书做题累了，在草稿纸上画上一个小人，都会被父亲训斥一顿。

父亲一直都是这么严格，要求我在任何时候，都要全身心地投入到学习之中。于是，我把日记本藏在抽屉侧面和桌子木板的夹层中。"这样，你总找不到了吧！"我想。

天气是越来越热了。在下午放学后，晚自习上课前的这段时间，待在教室里的人也越来越少了。这段时间我很是快乐，终于可以和苏米说话了。

我还是第一次凑得这么近，看着苏米乌黑的头发，我甚至能感受到苏米红红的脸蛋上的热气。苏米对历史很感兴趣，总是缠着我给她讲历史故事。由于我小时候不能出去玩耍，于是把父亲从旧书摊上淘来的几本历史故事书看了无数次。我对于汉朝的历史比一般只在历史书上学过一点的同学要懂得多得多。于是，我开始给苏米讲王莽的新朝、刘秀的中兴。我给她讲刘秀是怎么对阴丽华爱慕在心，最后终于功成名就，中兴汉室，又娶得美人归。

苏米说："刘秀好有男人味啊。"我心里暗暗地想：如果有一天，我也能像刘秀一样就好了。

在上一些我不想听的课时，我会在一个薄薄的笔记本上写几首小诗，慢慢地也凑上了几十页。这个笔记本我不会带回家的，只放在学校的课桌里。这一天在上政治课时，我又偷偷地拿出来写上一些。一下课，突然苏米从后面把本子抽了出来："什么东西，给我看看。"苏米翻看着。她以一种少有的眼神看着我："子升啊，你懂的好多啊。我看你是我们班上知识最丰富的人了。真没想到，你居然看过这么多书，还会写诗。"

第一次听到被苏米叫"子升"，我不禁心头一热，马上想到了在97版《天龙八部》里面，段誉和王语嫣被慕容复一起打入枯井的那一段。段誉之前一直叫"王姑娘"，在一段深情告白之后开始改口叫"语嫣"。

这只不过是苏米一个不经意的称呼，就能让我激动得不成样子。我只是以前不能出去玩儿，就只能在家里看书，历史啊，科普啊，文学啊，都看过不少。苏米半开玩笑地叫我楚才子，和我的话越来越多。她总是惊异于我对她随便提起的一个典故，都能把这个历史故事的来龙去脉说得清清楚楚。

渐渐地，苏米不只是和我说历史故事，问一些科学典故了，而是不自觉地把她自己的事情讲给我听。比如她哪天和家人出去玩了，又遇到什么不开心的事了，甚至还包括和寒的事情。苏米和我待在一起的时间越来越多。有时她会从家里带来一些我没见过的零食和我一起吃。苏米说，是亲戚出去旅游带回来的特产。

有一天晚自习上课前，我和苏米聊了一会儿天，说了几个笑话逗苏米开心。苏米低着头说："好多人都在传我和寒的事情。我的确挺喜欢他的。当初也是我主动接近他的。只是现在我越来越讨厌他。以前我觉得他很成熟，可是现在觉得他很肤浅，总是装腔作势的，其实没有什么内涵。"

我一下愣住了，没想到苏米会跟我说这些话，只好应付道："这个可能跟家庭环境有关吧。"

苏米没有理会我说的话，一半是说给我听，一半自顾自地说："要是他像你这样博学就好了，历史、文学什么都懂。他每天都是跟我吹牛，说晚上打麻将赢了多少钱，像个市侩一样，还学会了抽烟，流里流气的。"

我呆呆地听着，一下子不知道该说什么好。苏米突然抬起头看着我，本来就红红的脸蛋更加红了。她说："楚，我现在拿你当很好的朋友，你也是吗？"

"是，是。"我手足无措地说道。从这一天开始，苏米对我的态度明显不同了。从那一天开始，苏米再也没有去找过寒。

我明白了些什么，又说不出来。我开始每天盼着上学，努力地去啃那些落下来的功课。时光是快乐的，但快乐中多了一些异常。我和苏米越来越多的时间待在一起。我感觉到我的背后总有一股冷冷的目光，是寒的，和他的名字一样冷。

在一天晚自习下课时，苏米把我的一本书还给我，对我说："回去好好看。"并且她轻轻地拍了我一下，妩媚地笑了。我像贼一样把书直接放进了书包里。晚上做完作业后，我在被窝里掏出来这本书。书里面藏着一封信，淡蓝色的信纸上是苏米清秀的笔迹。

"楚，我不知道一个女孩子是不是该这么主动。只是最近一两个月和你的接触，让我知道一个男生是可以这么博学，这么有内涵。每一次和你聊天，都会让我有一种以前没有的感觉。这种感觉是和寒在一起没有的……"

信纸写了满满两页，我在被窝里亮着手电筒看了一次又一次，整个晚上都没睡着。

这是我这一生中第一次有女孩给我写信，而且还是我暗恋了两年多的女孩。在黑夜中我举着信纸，张大嘴，无声地喊着："我有情书了！"

　　我开始梦想着，和苏米考上同一所大学，能够在美丽的大学校园里牵着她的手，正大光明地谈恋爱，然后娶她为妻，幸福地生活。可苏米的成绩很好，尤其是英语。而我中等的成绩与她相形见绌。但我相信只要我愿意去学，没有什么可以难倒我，除了英语和体育。

　　在不久后的年级统考中，班主任高高地举起名次册，大声地说着："大家看看，大家看看，楚门子升，一下就前进了200多名！从全年级300多名，前进到110名！大家要向楚门子升学习！"或许，我又要创造奇迹了，这一次应该比上一次更大。想着这一切，我的嘴角浮现出得意的笑容。

　　古龙说过：当一个人笑得很得意的时候，或许他就要倒霉了。

　　高三的那个圣诞节是一个异常美丽与寒冷的飘着白雪的圣诞节，空气中到处弥漫着香味儿。在Y市，下雪是极罕见的事。这一年的圣诞节，却飘起了漫天的雪花，将大地铺上了一层美丽的银色。

　　如火一般的女孩，为雪白涂上了一团火焰。

　　我的心却感到了一阵冰凉。

　　在一个月前，下午上课前，我来到学校时，看到寒和苏米在阳台边上的一角争论着什么。苏米很生气。或许是看到我来了，苏米大声地对着寒吼了一句："不要再烦我了。"她转身跑进了教室，趴在桌上呜呜地哭了。

　　我问苏米："发生什么事了？"苏米不肯说。

　　只是从那一天开始，苏米对我越来越冷淡，不再给我讲她自己的事情，不会再缠着我要我讲各种笑话。似乎这个童话就这样结束了。但我不甘心，我应该做一点什么。

　　17岁的少年，用了一周的时间，就逛遍了这个学校周边的所有商店，为苏米，为那个迷住了17岁的我的女孩，选了一件礼物。我想在这一天给她一个惊喜。

　　圣诞节的夜晚，是美丽的。可这一天晚上，苏米奇迹般地没有来上晚自习。她消失了，消失得无影无踪。旷课的还有寒。在大街上，到处弥漫着各种香味，还有扮成圣诞老人的商场促销员给大家派发各种小礼物。黑夜像一个巨大的罩子，把我罩在其中，我似乎有一种窒息的感觉。

第二天，苏米出现在了学校里。我问她："你昨晚去哪里了？"苏米极其冷淡地说："关你什么事？我的事跟你没有关系，你以后也不用再过问。"

我看到了一丝得意的笑，浮现在寒的脸上。

苏米的一个朋友平时和寒还挺谈得来，悄悄地对我说："昨天晚上，寒和苏米一起去河边放烟花去了。"为什么会这样？我无法理解这一切。

这一天晚上，我失眠了，准确地说，是开始了长达一年多的失眠。每一天我都难以入睡，在黑暗中睁开眼睛，等着天空亮起来。我再也没有了学习的动力，每一天都头昏脑涨。我这样痛苦地过着每一分每一秒，像个死人一样没有了知觉。

父亲看出了我最近的异样，搜查了我的抽屉，找出了我自认为藏得天衣无缝的秘密。连续一个月的失眠，已经让我出现了一些生理症状，甚至是意识的模糊。我模糊地看着父亲愤怒的表情，把日记本摔得啪啪响，又把信纸撕成了碎片。

我最害怕的事情，最终还是发生了。我已经没有力气去解释。算了吧，随他去吧。黑洞已经将我吞没。

抑郁症袭来，我的躯体症状越发明显。在经过一个月的失眠后，我出现了明显的躯体症状。

首先，总是气胀，左下腹胃部总是有一股气顶着，坐着还好一些，只要平躺下，这个气就会顶得胃非常痛，中午根本没法睡午觉。

其次，之前很好的肠胃，不管怎么吃都很少拉肚子的我，稍不注意就会拉肚子。

最后，记忆力明显下降，大脑以前很灵光，现在里面就像装着一堆豆腐渣。

这种状况持续了三个月后，又增加了一些不适的症状：

1. 走路时，总感觉脚底下有一团棉花。没有正常时脚掌可以真实感受到硬硬的水泥地的感觉。

2. 对身边的事情多了一种不真实感，各种事物的颜色改变了，比如绿油油的树叶变得灰绿灰绿的了。

3. 饭量急剧减少，以前要吃好几碗，现在一碗就够了。吃完饭坐在书本前，就会不停地干呕。

现在什么都懒得干了，精神难以集中，经常看着一道简单的题发呆。没有以前的冲劲，对任何东西都不感兴趣了。只想像一个木人一样一坐就是一整天。

5.10 父母的最后一脚

当你爬在一个深渊的边缘，无力自救时，如果有人拉你一把，你就可以逃脱。如果有人给你最后一脚，你将滑入深渊，万劫不复。

在我高三时，听到过好几个同学父母的谈话。父亲甲说："我们现在就要创造条件让他专心地学习，要什么衣服，要吃什么营养品，我们全部给他买好，绝不让他分心。"另一个同学的母亲乙说："是啊，这些东西要准备好，要衣服就直接买，千万别让他再分心了。我们要做好后勤工作啊。他们已经够辛苦了，只要好好学习就行了。"父亲甲说："不错不错，现在他们一天才睡6个小时，比我们上班辛苦多了。压力又大，每到考试就睡不着，看着都心疼。"母亲乙说："他们这代人一直生活在压力中。我们当年虽然苦，但没有多少压力，一毕业就进单位工作，一工作就是一辈子。我们要为孩子做好减压工作。"

听到这些话时，我总是把头深深地埋在书堆里，因为害怕别人看见我的悲伤。这么多年来，这么多同学中，我没看到有一个同学的父母像我的父母这样，我有时甚至怀疑自己是不是父母亲生的。

我只是一个普通的少年，我只想过普通的生活，我不是伟人。我只想享受最普通的父亲母亲的关心和疼爱。就算一些家庭贫困的同学，父母也会想办法让子女穿好一点。就算是连饭都吃不饱的杨白老，也会主动地给喜儿买上2尺红头绳。

我的家庭条件在班上算是中档水平，至少比班上三分之一还多的农村学生强很多。而我，却是所有人里穿得最差的。我的父母不是买不起，而是不给我买！

刚刚经历过苏米风波，我满脑袋想的不是怎么看书，怎么考试。我脑子里全是苏米。

在失恋、高考、父母的三重压力下，我彻底崩溃了，整夜整夜睡不着，胸闷，大脑像一块木头，没有记忆，无法思考。

我已经跌进了抑郁症的深渊。

6. 我听到了地狱的声音

6.1 Y市求医路

人生最重要的不是努力，而是找到努力的方向。如果能找到方向，再努力也不是太难。人生最痛苦的就是不知希望在何处，又无法阻止时间的流逝和痛苦的加剧。在日升日落中，看着白发丛生，感叹青春耗尽。

在Y市的高三、高四的两年，对我来说犹如噩梦。直到现在，我每年总会有两三次在清晨醒来时，对昨晚的梦唏嘘不已，仿佛回到了高三、高四那些年。人生最可怕的是：面对困境，无能为力。

2003年4月1日，哥哥张国荣跳楼自杀。此时的我，抑郁症已经比较严重了。失眠三个月，腹泻，更加严重的是，我走路再也感觉不到脚是踩在地板上了。

我感觉到身体是飘的，脚和地之间像隔了一层棉花，软乎乎的，体会不到一点地板的真实。看到周围的事物，我觉得颜色变灰了，本来绿油油的树叶成了灰绿灰绿的。每天中午睡不着，躺在床上，右边背部始终有一个气泡顶着，让我辗转反侧，煎熬难耐。

每天晚上的7:00到7:30，是一天中最难受的时间，犹如武侠小说里描写的走火入魔。身体里像有一个大大的吸管，把我的血液不断往下吸，整个人有一种强烈的下坠感。我的视力开始模糊，甚至连腰都直不起来，呼吸困难，并感到心脏很累。

我好想趴在桌子上休息一会儿，但不行。因为这个时段是班主任例行训话的时间。在这半个小时内，所有的同学必须把手里的一切事情放下，坐得笔直的，认真地听训。坐直对于我来说，非常痛苦。背部有好大的一股气顶着，非常难受，我只有弯着身子才能好受一些。

我试着和父亲谈这件事。我除了现在走路像走在棉花上一样，记忆力也快没了。我的理智告诉我：我病了，并且还很重。

我不敢跟母亲说，因为说了也没有用，只会招来她的一顿臭骂。父亲叹了口气说："那就去看看吧。"

于是，当天下午我们到了Y市最大的一个医院去挂了内科。从我踏出这一步开始，便是漫漫的求医路，我不知道终点在哪里，看不到希望，经常以病痛之身穿梭于各大医院。

内科挂号有两种，一是专家号，10元；一是普通号，5元。我一想，看个专家门诊吧，医术高一点，好得也快。

父亲带着我挂了一个专家号。进了内科诊室，一共三位医生。两位女医生，一个胖点，一个瘦点。最里面有一张单独的桌子，坐着一个老医生，前面一个牌子写着：专家。老专家把头深深地埋在桌子里，专注地看着报纸。

我拿着号，到专家面前："医生，我看病。"专家猛然一惊，抬起头，扶一扶老花镜："什么病？"我说："肚子胀，失眠，难受，走路发飘。"专家问："你要检查什么？"

我一下愣了："要检查什么不是你医生拿主意吗？"专家一惊，好像不太高兴地说："你看呢？那就查一个直肠镜吧。开点药，晚上不用吃饭了。"我和父亲去药房划价，一共260元。

"这药怎么这么贵？"我对父亲说，"这个医生，我很不放心，好像什么都不懂。"于是我又重新去挂了个号，去找那个较瘦的女医生帮我看。接下来我和她打了半年的交道。

女医生问："同学，你怎么了，哪里不舒服？"我说："失眠，肚子总是胀气，脚像踩着棉花一样。"女医生问："饭量怎么样呢？"我说："不太好，不太喜欢吃东西。"女医生问："腹泻吗？"我说："经常有，现在很容易拉肚子，只要稍吃一点零食就拉。"女医生问："你现在是读几年级？"我说："高三。"女医生笑着说："那我先给你开点药，调理一下。还有你这个病跟精神因素有关，不要太紧张了。可能是你现在压力太大导致的，小伙子放轻松一点儿。"

女医生很好，60岁了，是被医院返聘回来的，很和气，开的药也不贵。我拿了药，之后回家了。药是吃了，却不怎么见效，感觉没什么效果。

还是失眠，还是胀气。

因为怕拉肚子，我一点零食也不敢吃了。

在四五月，初夏时分，天气渐渐热了，一股焦灼的热气烘烤着我，好累，好困。困也睡不着，累也睡不着。在半睡与半醒之间，我强迫自己去看书，做题。过去本是十分简单的题目，现在看完后，却半天也理不出头绪。大脑再也不灵光了，再也没有清晰的感觉了。

过了两周，要月考了。月考是什么概念，只要读过高三的人都知道。我从高三开始，每逢月考必失眠，腹泻。考试两天，四科下来，我精疲力竭，几乎瘫倒在地。

这一次我又去找了女医生，请她开一些安神的药。女医生说："给你开一点安定吧。"我马上摇头："不要。"在此之前，我听过一些宣传，说吃安定会上瘾。

一年之后，我才意识到，我的这个决定是错误的。我说："先开点治拉肚子的药吧。"女医生给我开了一种叫思密达的药。女医生说："这种拉肚子是神经性的，不要吃抗生素，会造成你的菌群紊乱。我给你开的这种药，不会进入血液，多吃一点也没什么问题。"从此以后，这种药便长伴着我，它一直是我腹泻时的首选药。

人要么醒着，要么睡着。但最可怕的就是醒着没精神，睡也睡不着。我整个人处于一种半睡半醒之中，无法集中精力。

为了提神，我开始喝浓茶，那种很浓很浓的茉莉花茶。每天上午放学前，我都会放上一大把茶叶在杯子里，泡上开水，放在课桌下。下午一到教室，便将泡好的浓茶一大口灌下，恶心，干呕，越发地难受。我已完全在命运面前缴械，只想成为一个安心地承受折磨的奴隶。

6.2　惊变——祸不单行

本想就这样撑着，撑到6月8日就解脱了。本以为这已经是最坏的时候了，还能更坏吗？

命运的残酷，就是在你已经痛得直不起腰时，再猛地来上一击，让你彻底失去反击的能力，只能像一条狗一样趴在地上，痛苦地亲吻命运的足跟。

2003年5月21日晚上，我和同学小李到食堂去吃了一次水煮肉片。回到教室，离上晚自习还有半个小时，我坐在位置上休息。突然，右边胸口一阵剧烈的疼痛，让我几乎无法呼吸。我试着让自己镇定下来，喝了一口热水。没有用，疼痛在加剧，呼吸几乎不能再继续，我快要倒下了。我的生命就要终止。

我非常清楚地意识到，这不是普通的疼痛，一定是出了大问题。我马上呼唤同学小李，让他送我到学校医务室。医务室的医生还没有下班，他用听诊器听了我左右两侧的肺，发现右肺声音混乱，有明显的病变。我的视野里出现了黑圈，呼吸越来越困难。我让小李帮忙打电话通知了父母和班主任。

这是一个特殊的时期，不能随便进出校门。

2003年夏天，那个"非典"横行的时期，每一天早上进校门，都要测体温，到处都是消毒液的味道。每个学生离校都要经过校长的批准。在这个特殊时刻，一个肺部出了毛病的学生，想出校门，更是要经过校长批准的。过了10分钟，班主任来了。我们在等着我父母和校长过来。

我在无法忍受的痛苦中等了半个小时，仿佛已过千年。语言无法描述这种痛苦，你可以试试把头罩在一个塑料袋里10分钟的感觉。我说话已经很困难了，只能用手势表达。父母却迟迟不见人影。我觉得我撑不下去了。

我挣扎着说："老师，我坚持不下去了，快送我到医院去。"

第二人民医院离学校的后门大约有1000米的距离。小李扶着我从医务室往外走，每下一步阶梯，胸口都犹如针刺一样疼痛，我的眼前越来越黑。从医务室到学校后门，只有几百米的距离，我仿佛走了千里。走到校门口，校长正好来了，开了出门条。班主任吴老师和小李扶着我向前走。走到门口，我终于看到父亲和母亲。父亲骑着自行车载着母亲，从医院方向过来。原来他们直接跑到医院找人去了，找不到人后又回来了。

这个时候，我走路已经很困难了，几乎迈不开脚。父亲把我扶上自行车的后座，推着我走。我的意识渐渐模糊，耳边回荡着母亲的骂声："我早就叫你不要洗澡，看嘛，你偏要洗，不听话，不听话！"接着母亲又开始骂父亲："我早就叫你不要给他吃李子，你非要给！"不管任何时候，哪怕我只有半条命了，母亲做的第一件事一定是骂人。

就算你要死，也要先让她骂爽了再说。我真得很生气，想跟母亲反驳几句，可是已经说不出话来了。几分钟后，我到了医院，做了一个B超。结果出来了：右胸气胸，90%压缩，必须马上动手术。如果再晚来一个小时，人就没了。

我被担架抬着进了手术室。这是我平生第一次进手术室。给我动手术的是一个年轻的医生。我躺在手术台上，听着医生和护士在收拾手术刀、止血钳等发出的声音，很是奇异，似乎是从另一个世界传出来的，似乎只存在于幻觉之中。

护士拿了一把剪刀，把我身上的衣服剪掉。医生先在我的胸口上注射了一支麻醉剂，然后拿起一把手术刀。手术刀寒光闪烁，让我很害怕。医生看出了我的恐惧，对我说道："把头转过去，不许看。"

整个手术，我都努力把头转向一边，不敢看一眼。只感觉医生一刀一刀地割着什么，有时太痛了，我会轻轻地哼一声。医生听到会加一点麻药。直到听到一声："噗！"一股气流冲出的声音，我的痛苦一下解除了，立刻可以呼吸了。

医生又把一根塑料管子插进我的胸部。管子一直往里插，抵得我好痛。"好了，做完了。"医生说。我问："完了？你们怎么不把这根管子取掉啊？""取掉？那我们不白辛苦了吗？"医生、护士都笑了。"什么时候能取掉啊？"我着急地问。"等你的肺泡长好了，就给你取了。"医生说。

护工抬起我的脚和肩，慢慢地把我移到担架上，移动的那一瞬间，一阵撕心裂肺的痛传来。出了手术室，我看到父母在外面等着。父亲问："儿子，你怎么样了？"母亲过来拉我的手。

病房是三人间，我在最靠里的那张床上。这是我有记忆以来的第一次住院。护士忙着给我扎针输液。我慢慢地打量四围，旁边床位上躺着一个年轻小伙，他的父母很朴实，农村人的打扮。

他父亲长得很像陈道明，有一种沉静的冷酷。在休息的时候，他父亲的手指总是合在一起，而不蜷缩，说起话来一字一顿，语速缓慢，颇有巨星风采。

护士忙完就离开了。我看见从我胸口牵出来一根橡胶管，橡胶管的另一端插在一个玻璃缸里，缸里装着透明的液体。

医生说："每隔一小时，你就要使劲咳，防止肺泡粘连在一起。来，现在就咳一次。"

我听从医生的指示，使劲一咳。疼痛钻心！插在胸口的那根管子仿佛和肺撞击着，震动着刚刚缝好的伤口。剧痛使我全身流汗。

"坚持，至少要咳10下。"医生严厉地说。我用手使劲掐着自己，拼命咳着。我坚持咳了10次，痛得满头大汗。

母亲牵着我的手，哭着说："儿子，好了没有？""好了，妈妈，我休息一会儿就好了。"我虚弱地说道。

夜渐渐地深了，快10点了。"妈妈，你回去吧。今天晚上有爸陪我就行了。""不回去，我要在这里陪着你。"母亲坚持道。我吸了一口气："你回去吧，你晚上回去睡觉，白天来换爸就行了。"母亲说："不要，妈妈想陪你。"

我不想说话了，把眼睛闭上。再劝母亲回家肯定是没有用了。病房的灯光柔和地照着我。数着一点一点滴下的药滴，我渐渐地睡着了。不知睡了多久，父亲把我推醒，说两个小时了，要咳了。我又努力咳了一阵，汗水、泪水一起出来了。在咳的时候，橡胶管的那一头泛起一阵又一阵的气泡。我感到这些气泡就像我破碎的人生，在一阵闪现后，飘然逝去。

一阵醒，一阵睡，一阵痛，一阵喘着，天色渐渐地亮了起来。"妈，你回去吧。爸，你也回去吧。"母亲先回家了，父亲继续留在医院陪我。

要是母亲昨晚回去，现在父亲就可以回去休息了。我心疼地看着父亲熬夜后疲惫的样子。

想想自己17天后就要高考了，我不禁问自己，哪一天才能好起来啊？能不能好起来啊？

5月20日，离高考还有17天，决定我以后人生命运的最后时间，我却躺在病床上，起身都不行，连上厕所也只能在床边解决。

我的主治医生姓陈。陈医生早上过来查房时，嘱咐道："一定要坚持咳，防止肺泡粘连。"我急切地问："医生，多久能好啊？什么时候能把我的这根管子取了啊？"

"等你咳到不出气泡的时候，就可以取管子了。一般这种情况一周左右就好了。别怕，在你旁边的病房，还有一个比你更严重的。他也是你们学校的，是双侧血气胸，住院都快一个月了。相比之下你轻多了。"陈医生一边检查一边说。

左手上扎着输液的针，胸口插着管子，定时忍受咳的剧痛，一会儿想着什么时候能好，一会儿又想着高考怎么办，这些都让我心烦意乱。

我有时又期望不要好。气胸这个病终究是能好起来的，可是，抑郁症能好吗？如果治疗抑郁症能像做一个手术那样简单，我一定会毫不犹豫地去做。

住了几天院后，我和病房里另外两个病友也渐渐地熟悉了。中间床位住的是一个16岁的小伙子，做机械加工时受的伤。在靠门的那一个床位，是一个30多岁的三轮车夫，被一个小混混在背上扎了一刀。我在没事时，喜欢盯着16岁小伙子的父亲看。他真的很像陈道明，尤其是那副忧郁的眼神。他说话的语速非常慢，身上一直穿着有些脏的黑色西服上衣。

小伙子的母亲是一个很朴实的农村妇女，在市场卖菜，很健谈。她姓张，我叫她张阿姨。张阿姨的皮肤很黑，手上老茧很厚。张阿姨很热心，一看到我这边有什么要帮忙的，马上就会搭把手。

住院期间，大小便成了我最痛苦的事情。我把小便壶放在床上，可等了半天，就是解不出来。父亲把我扶下床，但我还要用手扶着胸口胶管连着的那个水壶。由于我还在输液，只好请旁边小伙子的父亲过来帮忙。我折腾了半天，小便才出来。我心里一阵难过，什么时候小便也变得如此艰辛。

我在艰辛中等待着，等着自己咳嗽时不再有气泡冒出来。我一直能感觉到背部的气泡，鼓鼓的，时刻折磨着我。有时候感觉不到了，我又担心气泡是不是破裂了，我会不会死掉。人在脆弱的时候，总是胡思乱想。

时间一天天地过去，我咳嗽时却一直有气泡。在第七天的下午，医生把父亲叫到办公室，说有事情要谈。一种不祥的预感涌上我的心头。

大约10分钟后，父亲回来了，缓缓地回到我身边。"爸，医生说什么了？"我问。"你也不要太担心，医生说你现在恢复的不是太理想。如果破裂的肺泡一直不能愈合，就要做一个开胸手术。这个手术就比较大了。现在先保守治疗，让你高考完了再说。"父亲缓缓地说。

听了这个消息，我反而不怎么害怕。在如今这种半死不活的状态下，我不用再担心那些烦人的试题，不用再撑着脑袋去拼命地计算，或许也不是一件坏事。这个气胸，不管怎么样，总会好的。而抑郁、焦虑，却不知什么时候才能痊愈。

第九天下午，我咳嗽时突然就没有了气泡。我连续咳嗽了三次，都没有。就这样，破裂的肺泡愈合了。我迫不及待地呼喊医生，要求他帮我把管子给取了。医生过来看了看："先不急，再观察两天，要是这两天内都没问题了，就可以取了。"第十天，依旧没有气泡。

第十一天早上，陈医生和外科主任过来查房，专门检查了我的伤口，叫我咳了好几次给他们看。我咳了几次都没有气泡。陈医生问："你憋气能憋多久？"我回答："不知道，试试吧。"

陈医生拿表掐算了一下，大约有两分钟。"够了，我待会儿给你取管子的时候，你憋住气，不要让外面脏的空气进入你的胸腔。"陈医生开始拆掉外面的纱布。他对我说："开始憋气。"说完他把管子从我身体里往外拔。那一刻，我痛得大叫，像被人深深地捅了一刀。由于太痛了，我忘记了憋气，反而大口地喘着气。陈医生大喊："小伙子，憋住气！"

我才缓过神，又憋住了气。一分钟后，陈医生宽慰地说："好了，吸气吧。"这时我才大口地喘息着。胸口的伤口因为刚拔过管子，疼痛难忍。我出了一身的汗，眼睛里金花不停地闪烁。疼痛让我感到胃部十分恶心。

刚拔管不到两分钟，母亲把一本书硬塞到我手里，她说"赶快看书。""看什么看！我这么难受！等一下我再看！"我伸手把书推了回去，语气重了一些。气都还没喘匀，胸口的阵痛还未退去，怎么看得了书？

"好啊，你居然敢对我使脸色！"母亲大骂着扬长而去，把我一个人扔在病房里，不闻不问。

我一会儿要上厕所了，这么多天，我第一次自己坐起来，突然一下天旋地转，差点晕倒。旁边小伙子的母亲马上过来扶着我。母亲走了，在我最痛苦、最需要帮助的时候，甩手而去。只因为我说话的语气急了一点。

过了一个小时，父亲给我送饭过来。父亲问："你妈呢？你妈去哪儿了？"我说："刚才我刚拔管子，不想看书，她非要我看。我说话急了，她赌气走了。"

疼痛渐渐地消散了，我自己把书拿出来看看。快好了，快出院了，高考还是要考的，只有几天了，看看吧。大约两个小时后，母亲回来了。

母亲铁青着脸，不说话。父亲问："你刚才去哪里了？"母亲马上开始号哭，一下就倒在旁边的病床上，大喊着："这个儿啊，就晓得怎么气我啊。"

旁边的病友看见了，帮忙找医生过来。医生过来，给母亲测了一下血压，没什么大问题。然后医生对我说："你这个孩子怎么这样气你妈？"

我的眼泪一下流了出来，不知说什么好。我母亲可以对任何人铁着脸，大闹大喊。我只是在生病烦躁中说话急了一点，她便撒手而去，不管我的死活。回来后，她又是哭，又是晕倒，用母亲对子女无限的道德优势对我进行压制。

几个护士和医生围过来，在一边指责着我："你怎么可以这样气你妈？还不道歉？"我流着泪说："妈，我错了。"说完，我转过脸去，不想再多看她一眼。

母亲哭着，流着鼻涕对我说："我这么关心你，你怎么可以这样对我？"

刚刚在她无情转身离去时，如果不是张阿姨扶了我一把，我早已昏倒在地上了。同一个病房的几个家属，在一边看见了全过程，都过来劝解道："你的小孩也没有做错什么啊。他当时只是痛，拔管的时候，那么大个洞，还流着血，也应该让他休息一下再看书嘛。"

母亲一听旁边的人不帮她说话，便不顾一切地哭喊着："天啊，怎么这样对我啊。"仿佛我做了多么伤天害理的事情。这个闹剧，持续了半个小时，众人才渐渐地散去。

我可以自己下床了，终于重新得到了这种自由。在我能下床的第二天，母亲就开始说："花了这么多的钱，我承受不住了，出院算了。"

我没说话，因为我的话是一点也没有用的。父亲阻止说："要不再看两天吧，医生还没有说好了呢。"母亲骂道："等到医生说可以出院，恐怕得八辈子吧。"医生嘱咐道："现在你儿子胸口的伤口刚长好一点，还没有完全长好，很容易感染。这个时期一定要注意，万一感染到胸腔就会危及生命。建议再在医院观察两天。"

父亲和医生的话对母亲也不管用。当天下午，她毅然给我办了出院手续，签下了一切后果自负的单子。我没有多说什么，拿了药，和父母一起回家了。

我胸口的伤口还没有完全好，需要每天到医院去清洗、换药。换药在医院的门诊部，一次收费5元。

母亲说："这么贵。到门口的小诊所换药算了，一次才1元呢。"

家门口小诊所的纱布都是黑的。换药的各种器械就像筷子一样放在一个有锈迹的铁盒子里，苍蝇在上面飞来飞去，卫生条件很差。这一切，母亲是清楚的。

这一天，我从小到大第一次看到父亲在母亲面前表现出强硬的态度。父亲很生气，很坚决地说："这是胸腔，万一感染了怎么办？医院是贵了几块钱，但是有保证。那个小诊所啥都没有！"

母亲马上又开始大骂了，全是"三字经"，最脏的话都骂得出来，又是浪费她的钱了，又是她挣钱辛苦了，用最恶毒的话诅咒我。

我没有在意母亲的咒骂，只是很惊讶地看着父亲，不敢相信他居然也能这么强硬。在这一生中，我真的是第一次看到他敢这么强硬地反驳母亲。父亲不顾母亲的一再反对，每天坚持带我到医院换药。

每一次，在我和父亲跨出家门的一刹那，耳边响起的都是母亲最恶毒的辱骂："钱啊，钱啊，你知不知道花了多少钱啊！"

多年以后，这一刻，我仍然清晰地记着。我非常感激父亲的这次强硬，假如不是他，或许我就会为了每天节约的4元钱而付出生命的代价。我亲眼见到过因胸腔感染而死亡的人的惨状。

离高考只有6天了，我每天还要往医院跑一次，换药，清洗伤口。身上的伤是一天一天地好起来了，可是抑郁症却越来越重。

想着高考，想着发生了这么多事，也不知是不是身体虚弱了，一天到晚想睡觉，躺下来又睡不着。理解能力是大大下降了，很简单的一道题，看许多次才能理解题义。每天的状态是：睡不着觉，感觉不到饿。哪怕一天一点东西都没有吃，也不会觉得饿，食欲早就没有了。只有在残存的理智下，强迫自己咽下一些食物。

课已经停了，学校让我们在家里自己看书。可集中精力是一件难事，我老想着睡觉，却又无法入眠。浓茶喝了没用，好吧，喝些咖啡吧。每天早上喝两包咖啡，中午再喝一包。每天吃三包思密达，防止腹泻。

6月6日，高考前最后一天，发准考证，看考场。这也是我生病住院后，第一次回到学校，出现在同学们面前。看着同学在一起照相，为即将到来的解脱而庆祝，我却因为刚做了手术，伤口还未完全愈合，而不能加入他们。在一群人的狂欢中，我看到了一直靠在一起的寒和苏米，默默地感受着一个人的孤独。

6.3 高考

2003年6月7日，这一天还是来了。6日晚上，我服用了一片安眠药，但依然睡不着。我静静地盯着窗外，等待着黎明的到来。天空渐渐地亮了起来。一起床，我马上去冲了两包咖啡和两包思密达。只有这些东西才能帮我撑下去。

父亲骑自行车送我到了考场。父亲是我心里最后的靠山，只有这样，我才会稍稍安心一点。

两天的时间很短，却在我的脑海里留下永远无法抹去的记忆。哪怕多年以后，仍然会在半夜，在梦中，重现昔日的情景。高考，两天，48个小时，四门考试，至今仍深深地刻在我的脑海里。

7日上午，语文，没有什么说的，很轻松。作文，仍然是图稳，用大的框架套，大约45分，不会高也不会低。

2003年，四川卷，数学，是近10年来最难的一次。中午，又冲了一杯咖啡，只觉得大脑一点也不灵光。我进了考场，连蒙带猜地做完了填空题和选择题，大题只做了两道半，就交卷了。我从考场出来的时候，不想说话。这次完了，没救了。我一出来，才听到同学都在说，这次的题太难太难，都没做多少。我听了之后稍稍地放下一点儿心。

晚上，我还是翻来覆去，闭着眼，躺在床上怎么也无法入睡，再次一夜无眠。三年前，中考时，我吃得好，睡得香，不曾失眠，最后还造就了一个传奇。今天却变成了这样！即使在我初中毕业后，仍然听到老师把我当成模范向学弟学妹们传讲。这是我引以为豪的事情。

8日，高考最后一天，终于要结束了。上午，英语；下午，理综。

下午5:00，高考结束。父亲在外面等着我。回到家，我再也支撑不住了，一头栽倒在床上，不想说话。我实在太累了，身心疲惫。我足足躺了一个小时，才缓过气来。

6.4 华丽的假期

多少次在梦中呼唤着你的名字，我的假期！多少次在夜晚梦想着你的倩影，我的解放！

在三年前，那个中考结束后的假期，是我人生中最快乐的日子。在刚进入高三时，曾想着，再经过一年，我依然可以创造奇迹，重新得到最久的华丽休假。但现在，抑郁症将一切都击碎了。

高考完，6月8日晚上，因为咖啡的效应，一晚上还是没睡。6月9日下午，还有一个英语面试。我不想去，反正也没有报考英语专业。可在父亲的要求下，我还是去了，回来后终于可以休息一下了。三天了，几乎没睡够一个小时。当天晚上，我终于睡了6个小时。

第二天早上5:00，醒了。没办法，5:00铁定醒，脑袋里像是有个闹铃，时间一到就把我叫醒了，吝啬得不让我多睡一分钟。

人最可贵的便是有一个清醒的大脑，可以去应对所发生的一切。可是，每天只有早晨的一个小时，我的大脑还算清醒灵活，越往后就越模糊，想东西越吃力。到了晚上7点左右，我更是痛苦不已，几乎没有意识，思想混沌。

现在放假了，唯一的好处就是可以躺在床上，不用再强迫自己坐着，不用再强迫自己看那些书。做手术到现在，伤口还没有完全愈合，依旧要每天去医院换药。每天出门换药时，是我最痛苦的时候。我好怕！甚至想到死。因为出门换药时，一定伴随着母亲的辱骂，她总是不停地重复着：钱钱钱！为什么不到门口的小诊所去换药，才1块钱呢！到医院要5块！

父亲仍然保持强硬的态度，不顾母亲的辱骂，每天坚持送我去医院换药。10天过后，伤口终于愈合了，不用再去换药了。一次无意中路过门外的小诊所，我才真正的明白了什么叫简陋和肮脏。医生随便拿一根棉签，沾点紫药水，涂在伤口上，这样就算为伤口清洗了，再用泛黄的没有消过毒的白纱布将伤口包裹。

如果真的按母亲节约钱的方法办，到这样的小诊所上药，说不定我早已病情恶化，生不如死。也是从这个时候起，我开始重新认识父亲。

谢谢他在这件事上的坚持，让我至少在生理上健康地活着，并且给了我心理康复的机会。

2003年，估分报志愿。我对着答案，估算了一次分数，大约480分。这个分数，上一本无望了，只有二本。

6.5 少年的梦想

每个人都有一个梦。在每个成长阶段，梦想都不一样。我最想拥有的就是钱，有了钱，就可以买自己想要的鞋子，可以在冬天有暖和的衣服，不再受冻。自己当老板就会有钱。自己开公司钱就会源源不断。于是，我把我少得可怜的零花钱，全都省下来去买可以帮助我挣钱的书，其中有一本叫《20世纪最伟大的CEO：杰克·韦尔奇》

少年本是轻狂时，老来莫骂年少痴。我经常沉浸在梦中，梦想着自己在商海驰骋，梦想着在商业谈判中，机智潇洒，轻取上亿订单。所以我的梦想就是一定要报考工商管理专业。

朋友劝我："这个专业，就业率低，最好不要报。"我说："就业率低我也要报。风险大，回报才大。"朋友说："这个专业太虚，还是学一点实实在在的东西好。"我说："劳心者治人，劳力者治于人。"

我身边，没有自己所信服的人，没有亲身见闻，只有撞南墙才会回头。在志愿表上，我只填了一个专业，工商管理。不成功，便成仁。命运真的很奇妙，有时会把你拉到歧路，有时又会让你无路可走。考完后的几天，公布了分数线：一本分数线488，二本430，三本400。

母亲高兴得到处说："我儿子考上大学了，考上大学了。"走在街上，走在村里，大家都向她投来异样的目光。10年前，村里才出了一个专科生，现在终于又出了一个大学生，还是本科。我心里清楚，估计的分数顶多只是过了二本线，并不代表被录取了。我想说点什么，可犹豫了，母亲认定的事情，是不会改变的。村里的人不停地道贺，说着半真半假的话："你有个好儿子，以后享清福哦。"母亲脸上堆满了笑："哪里哦，我儿子读书努力。" 她把所有好话都安在我头上，甚至把我夸成了不食人间烟火的仙人。不看电视，不上网，不玩，不出门，只知道看书，看书。

这就是母亲心中理想的我。

6.6 落榜

几天后，分数公布了，463分，我报考的成都一所高校的最低调档线是464分。这意味着我落榜了。知道这个消息后，母亲的脸一下变了，大骂着，我马上又变成了这个世界上最坏的孩子。

父亲一边安慰母亲，一边敦促我表一下决心。我不说话，冷冷地看着。母亲对着我骂了几句后，又到床上躺着哭喊去了。我冷冷地看着。老套路了，无所谓了。

可是眼下我最担心的是：如何去面对村里的人。

一连几天，我不敢出门，害怕面对。有的人渐渐地看出了端倪，竟然还主动地跑到我家里来，不怀好意地问："你是不是没考上啊？"等着看我的笑话。我再也受不了村里人连番的奚落，我逃离了山村，到了城里的家，躲进水泥筑成的隔离空间。在城里，总算好了一些，不会有那么多人串门了。

我要复读了，逃不掉了。这个假期，我希望先把病治好。我在城里待了一个星期后还是回到了农村的家。因为母亲对我说，村里有一个很神奇的老中医，治好了很多大医院都治不好的病。

于是，我开始了漫长的吃中药的生涯。家乡有一个老中医，大约70岁，据说很神。很多人吃了他的药，多年的病都治好了。

老中医姓刘，一个很常见的姓。我跟着母亲到了刘中医那里，刘中医并没有像传说中的神医那样鹤发童颜，相反有几分邋遢，花白的头发乱乱的。刘中医很健谈，看病不像其他医生那样，很快就看了，而是要跟你闲聊很久，有的话题跟病几乎没什么关系。

刘中医说了很多。比如他现在身体啥病没有，这么大岁数了，还可以不戴老花镜看书。他拿出了两本自己写的医书给我看，厚厚的，全是手写的，每一行都是五个字。他说："从当赤脚医生到现在，没事就写，写了好几十万字了。"

刘医生问了我现在的病情，然后说："我不给你开大包药，一样一样地调，先给你调脾胃。"第一天，开了一副中药，7元，吃完后没什么感觉。第二天，又去开了一副，12.5元。

当天中午，我睡着了！大约睡了40分钟！奇迹出现了！已经大半年没有睡过午觉的我，终于可以入睡了！起来后，我顿感神清气爽。多久没有过这样的感觉了。母亲、外婆都高兴地说："终于见效了，终于遇到好医生了。"

在此之前，一直折磨我，让我睡不着的后背的气泡转移了，渐渐地转移到胸部侧面了，不会再在睡觉时顶在背和床之间难受了。

第三天，我迫不及待地又去拿了药，很开心。中午，我躺在床上，想着快睡着，快睡着，却再也睡不着了。上次40分钟的午觉如回光返照一般，再也不出现了。我又去拿了几副药，苦苦的。可效果还是老样子。这时母亲又不高兴了。好多次在路上，一听见认识的人问："到哪儿去啊？"她就恨不得全世界的人都知道我生病："唉呀，去给他看病啊，我都花了100多了啊。唉哟，花好多钱哦。"

这一刻我心如刀割。

6.7　与中医的亲密接触

2003年高考完后的这个夏天，是我第一次和中医亲密接触。之前也看过中医，吃过中药，但都没有深入地交谈和了解。这一次，我开始跟着这位刘老中医慢慢地学习把脉，了解常用的中药。

比如三根手指头按在右手静脉上，三个手指头的位置分别代表着：肺、脾、命门。三根手指头按在左手静脉上，分别代表着：心、肝、肾。但我还是想问："静脉就是一根血管，为什么会跟内脏相关呢？"刘中医说："这个科学还解释不了，是扁鹊提出来的。"

人体主要是靠气血来调和的，我现在就是气血不和。我慢慢地看着病。直到有一天，刘老医生给我把脉，把出一个结果：我肾虚了！

妈呀！我还是处男啊，从哪里得的肾虚啊！

"我怎么肾虚了？"我担心地问。"你气血不足，供给肾的气血也不足，于是你就肾虚了。"老中医给我开了人参、当归、枸杞等大补之药。

老中医的神奇一去不返，吃了一个月的中药，对我的病没有起作用。我一闻到中药的味道就想吐，最终还是放弃了。

用中药治疗抑郁症后的三年，我才终于明白了中医的本质和吃一个月中药所受的欺骗。

2003年下半年，也就是复读那年的上半学期，我一直是腹泻、失眠、胸闷。看医生，服药，已经很长时间了。走在路上，总是感觉踩着一团棉花。高四，这一年，是我人生最痛苦的一年。抑郁症的症状在2003年上半年就已经很严重了。那是高三下学期，我还坚持着与抑郁症作斗争，我被病痛折磨着，并且抑郁症越来越重。

之前说过，我父母一直想用封闭的环境来培育我，妄想使我成为一个圣人。直到2000年，我考上重点高中后，家里才买了一台25英寸的长虹电视。但也只有周六晚上才能看上一会儿。

直到2000年，我才知道四大天王的名字：刘德华、张学友、郭富城和黎明。但是，这几个人，我只能从电视上认出刘德华。

张国荣的名字曾经在书报上看到过，并没有在意。我从同学有关张国荣自杀的闲聊中知道，张国荣是同性恋。同学买的报纸上面有张国荣的头像。我猛然想起，在很久以前，大约是10岁时，我曾经跑到同村的一户有钱人家里看过半部枪战片，其中一个男主角便是张国荣。

这部枪战片只看了一半，但对于那时总共才看过几部电视剧的我来说，已是十分高兴了。我从小就很封闭，长大后偷偷跟着同学上了几次网吧，还不知道怎么搜索电影。那时的网吧网速就一个字：慢。打开一个网页得等半天。

城里最好的一个网吧电脑可以同时带两个QQ，两个网页，还能在线听歌，歌曲不会时断时续，网速快，生意自然好得不得了。我还记得看过张国荣演的一部电影《东邪西毒》，同样只看了一半，影片的色调很暗。

青春是宝贵的，时间是短暂的，一个人，从18岁到30岁之间，12年的青春，看似漫长，却一晃而过。

今年，我将29岁，青春已经只剩下一个短短的尾巴。还好，青春总算在后面的一刻给我留下了半段光明。正如我之前所说，在服药之后，我整个人处在睡眠和冰冻的状态。时间只能被蹉跎，只能用残存的一点理智去疲于奔命。多少次在大学的夜晚，我拿着书，坐在图书馆前，努力地去看着眼前的文字、符号以及公式。明明在10分钟前才看过的内容，回过头来看，脑子却是一片空白。狠狠地击打几下头部，头痛入心，残生何了？

曾经灵光无比的大脑，如今变得迟钝不堪。再也做不到过目不忘，再也做不到头脑清晰。抑郁症对于人的损害，远胜于很多肢体上的残疾。一个人如果少了一只手，但有清晰的大脑，仍然可以快乐地生活。

6.8 退学

抑郁症最严重的时候，是在2003年年底，距离2003年元旦已经快一年了。从2003年9月开始，复读已几个月，复读的压力越发巨大，我一直断断续续地服药。每晚只能在深夜1:00后才能入眠，凌晨5:00铁定醒，中午更是睡不着。

每天的睡眠时间不足4个小时。难受的时候，我不去上课。我一个人慢慢地走，走到离家很近的一座山头的草地上，四顾无人，一头倒下，独自哭泣，一躺便是从早上到晚上，不吃不喝。多少次经过悬崖，我都想纵身一跳，以得解脱。最后生存的本能还是阻止了我。

到了2003年12月，抑郁症更严重了，每天至少有两次的严重腹泻。我常常对着一个个很简单的化学符号发愣，比如NaCl这种最简单的化学式，居然要看上一两分钟才能明白过来。走路也成了困难的事，脚底像有一团棉花，越来越厚，走上几步就气喘吁吁。我坚持不下去了，我觉得自己的精力和生命已被耗尽。我已无力再战。

一天，我从学校回到家后，痛苦地倒在床上。我决定退学，不想再拖着这具痛苦得已经没有灵魂的躯壳，疲于奔命。

父亲问我："你决定了吗？"我痛苦地点点头。

"好吧，先把你的病治好吧，身体好了，干什么都行。好好治病吧！"父亲叹口气说道。"你就这样不去了吗？就真的不去上学了吗？"母亲哭喊着摇着我问。

"我不去了，我不行了。别逼我！"我虚弱地说道。"算了吧，只要他身体好，就算是拉三轮，也能快乐地活下去。"父亲在旁边说道。

"我不要，我不要，我就要我的儿子是大学生，我就要我的儿子是大学生！"母亲发狂似的哭喊着，不停地摇晃着我的身体。我重重地叹了一口气，眼睛紧紧地盯着天花板。我已经是一个废人了，说不定哪一天，在某一秒没有克制住，就从悬崖上纵身一跳，彻底解脱了。大学生这种虚名，对我来说，又有什么意义呢？

我说："我想去山上逛逛，在家里闷得慌。"父亲说："我陪你去吧。"这一次，我和父亲沿着家门前的铁路，慢慢地走着，爬上我平时常常去的那座山。

山顶上风很大，却不甚寒冷，难得出了一天的大太阳，温暖的阳光将整座山包裹起来。

父亲先开口了："儿子，你要理解妈妈，别太计较了。你不想上学，就先休息一段时间吧。你需要什么帮助，就跟我们说，我们尽量满足你。要不我们到成都的大医院去治治？"

"好吧。"我点点头。

在2003年的最后一个月，我终于第一次坐上了火车，第一次踏入这座城市，但是，早已没有了期待。我以病痛之身辗转于陌生的城市。我去了青羊宫旁的四川省人民医院。神经科的一个老专家很负责，仔细地询问了我的病情，也检查了我的握力是否正常等项。

老专家问我要不要开百忧解："这个药很好，就是贵了点。"刹那间，我的脑海中想起母亲向旁人诉说花了多少医药费的声音。

"不要，不要，开些便宜的药就行了！"我马上说道。老专家给我开了大约300块的药。

第二天上午，我到春熙路上逛了半天，买了一双鞋和一件外套。这件外套到现在已经9年了，仍然在我的衣柜里挂着，袖子已经烂了，偶尔拿出来在家里穿上半天。

我拿了药回到家乡，仍然没有去上课。药也没有起什么作用，我的腹泻越来越严重。这种状况一直持续到春节。

2004年的春节，我是在镇上的一家小诊所度过的，两只手被扎成了马蜂窝。失眠，腹泻使我彻底垮了，我只剩下残朽的病体，只剩下无用的大脑。

大年三十的晚上，家家户户都沉浸在过年的快乐中，而我已经连续输了好多天的液。可是各种抗生素对神经性腹泻并无作用。在这个对于一般家庭来说最重要和幸福的夜晚，我跪在地上发狂般大吼："我要死了！我要死了！我要死了！"

我的青春难道就这样凋谢了吗？

⑦ 一只迷路的蚂蚁

7.1 心理健康的标准

在大谈如何治疗抑郁症，如何保持一个健康的心态之前，更加重要的是，我们要明白什么才是健康的心态！

以下是我们所追求的心理健康的标准：

1. 有独立的人格、独立的思考和判断问题的常识和方法。

2. 能处理生活中的各种矛盾和利害冲突。

3. 对于各种明显不合理的伤害和违背社会、人伦公理的行为，如果发生在自己身上，要敢于抗争；如果发生在别人身上，应敢于给予合理的帮助。

4. 在第三条所遇到的事情上，如果问题在一定时间或是长时间内无法解决，可以控制自己的情绪。在问题无法解决时，能让自己抽身而出。

5. 拥有一个以上的业余爱好，可以转移自己的不良情绪。

6. 懂得通过适当的途径宣泄。

7.2　第一次心理咨询

我决定退学后，在家里待了一个月，却越发地难受了。母亲每天都在我面前哭泣，反复地说："我要我的儿子是大学生。"我更加不敢出门，怕面对外面的人异样的目光。我常常在床上一躺就是一整天，不吃不喝。

我本以为退学后会好受一些，却这般的难受。我突然好想摆脱眼前的这一切，摆脱父母，摆脱现在的环境，去一个没有人认识我的地方。或许在一个新的环境中我还能有一线的生机。

我终于决定，继续回学校参加几个月后的高考。然后，我通过高考到另一个城市上大学，摆脱现在的环境。

在这几个月里，我几乎没有认真地上过一天课。我每天都抱着一本关于治疗抑郁症的书在课堂上反反复复地看，这样会稍微好受一些。

几个月后，人生的第二次高考，比第一次还要痛苦许多。我被位于成都的一所大学录取了。

2004年，大一的第一个学期，已是深秋，伴随着丝丝入骨的凉意，清晨的自来水已经冰冷入骨。早晨5:30，室友仍在鼾声大作，我从宿舍床上爬起来，疲惫无奈，冰凉透心。窗外是无尽的夜色。

这一天，我要从学校赶到位于浆洗街旁小学路的成都市华西医科大学心理卫生中心去咨询。为了挂上号，我得比鸡起得还要早。华西早上8:30开始挂号，由于学校在市外，要转一次公交车，等我到华西时，已经早上8:00了。学校的一位老师给我推荐了×教授。幸好来得早，挂上了号，是第三个。心理咨询费50元，时间半个小时。

日期：2004年秋天
心理咨询师：×教授
地址：华西心理卫生中心
早上10:00，轮到了我。我来到二楼的心理咨询室。进了门，就是一个很简单的房间。×教授大约40来岁。在我们之间隔着一张桌子，×教授把一个诺基亚的蓝屏手机放在桌子的右手边，不时地瞄上一眼。

一进门，×教授招呼我坐下，然后告诉我："咨询时间是10:00~10:30，现在可以开始了。"

我问："可以延长一点儿吗？半个小时太短了。"×教授面无表情地说："不能，后面还有人等着呢。"我问："讲不完怎么办？"×教授继续面无表情地说："那就讲得简单点儿。"

然后，我就开始讲我的故事。我在提到母亲不给我买最基本的衣服时，×教授问："那他们自己买好的衣服了吗？"我答："没有。"×教授说："那不就行了。"

×教授问："你觉得你有什么优点呢？"我说："我觉得我比一般人聪明一点儿。"×教授问："什么时候开始有这种感觉的？"我说："上小学时吧。"

大约半个小时的时间，她在这个过程中接了3个电话，每一个大约3分钟，总的接电话时间有10分钟。实际谈话时间只有20分钟。在这20分钟里，×教授的目光没有离开过手机超过1分钟。

"好了，时间到了。"×教授看着手机说道。我感到被人应付着。我把藏在自己心底最深的话说了出来，得到的不是安慰，而是冰冷的漠视。

我虚弱地走出咨询室，心里好难受，感觉像吃了一只苍蝇。心结不仅没有解开，好像又挨上了一刀。我心痛，心痛我的那50元钱。我心痛，心痛我奔波的半天时间。

走在浆洗街上，我茫然四顾，匆匆的人群，车来车往，熙熙攘攘。每个人在意着自己的世界，没有人去关心我的世界里究竟是不是在下雨下雪。没有人会关心我是否会在下一秒选择接受生命的凋零。

痛苦依然，时光依旧，繁华的大街上，我带着心碎与疲惫，呆呆地走着，青春怎么样才能找到回去的路？

活着的唯一理由就是对死亡的恐惧。这样活着还有什么意义？抑郁的人生，没有了欲望，包括食欲。一天不进食，我也不会饿，中午的时间对我来说太难过，想睡睡不着，神情恍惚，干呕，呼吸急促。我在医院周围徘徊着，不知所措。

下午，我又去挂了一个教授的号，开了几样药，都是抗抑郁的。博乐欣、阿米替林等，够吃两个星期了。去划价，175元。尽管有心理准备，但还是被这个价格吓了一大跳。父亲帮我争取来的看病钱，一下就花去了一半。

拿了药，我拖着疲惫的身体，整个人像被掏空了一样，头痛，恶心，机械地坐上了503路公交车。我想赶快回去，想赶快找到出路，这样的日子何时是个头？我胡思乱想着，眼皮越来越重。在车上，我居然睡着了，睡得好香。在公交车上没有认识的人，我竟没有了压力。

"醒醒，醒醒，小伙子，到站了。"坐到了终点站我才被司机叫醒。我居然睡着了？多久没有过的事情。睡觉的感觉，难得的舒服。我长长地呼出一口气，享受着这少有的奇迹。

7.3　永远都睡不醒

医生在为我开药时说，这个药会有助于你晚上睡眠，但会导致便秘。如果觉得有点便秘是正常的副作用，不用过分担心。一次一片，睡前服用。

晚上11:00，我用一杯温开水服下药。由于寝室是晚上11:30关灯，我服药后就躺在床上了。服药后的1个小时，没有什么反应。到了12:00后，我才有了一点睡意，也不知道什么时候睡着的。

第二天早上，我只觉得天旋地转，痛苦地睁开眼，是同寝室的同学在猛摇我："起床了！上课了！摇这么久都摇不醒。"我的眼皮仿佛有上千斤重，脑袋木木的，嘴巴很干。我艰难地爬了起来，迷迷糊糊地走到教室，忍不住倦意，不到3分钟，又趴在课桌上睡了一上午。

中午，吃了点东西，却没有吃饱喝足睡过后的那种轻松满足感。不适缠着我，我急急地回到寝室，肚子很是不舒服，像有很多顽皮的气体在到处乱窜。我刚一个箭步跑到厕所，黄色糊状的粪便就喷涌而出，喷得便池到处都是。

本来医生说吃了会便秘的药，却导致我严重腹泻，肚子疼痛难忍。我在厕所蹲了半个小时，肛门很痛。我虚脱地倒在了床上。不到3分钟，我又睡着了。两个小时后，又被同学摇醒到教室上课。我还是没有战胜药性，趴在桌上睡了一下午。

晚上，我晚饭都没吃，就回到寝室接着睡。当我醒来时，觉得灯火通明，刺得我睁不开眼，有一种恶心的感觉充满全身。室友对我喊道："你终于醒了，你真是睡神，现在都晚上11:00了！"

按规定的药量服用1粒，我睡了24小时，还导致严重腹泻。因为白天睡得太多，当晚，我又失眠了。

抑郁症的一个最重要的特征就是肠道功能紊乱，表现为两种：便秘和腹泻。

在文章最开始提到的小丰，就是便秘，一周才拉一次，堵得难受。而我则是后者，腹泻。

从2003年上半年到2006年，我腹泻了三年。最直接的后果就是，浑身无力，体力不支，体重下降。

在2005年国庆时，174cm 的我，只有107斤。我生活在惊恐中，什么都不敢吃，天天到食堂吃最清淡的菜，在寝室喝糖水。2003年时，我123斤。2004年时，我117斤。2005年时，我107斤。

看着自己不断下降的体重，我总是担心会慢慢地消瘦而死。腹泻一个极大的原因就是心理暗示。吃激凌淋会导致腹泻吗？答案是：在冰激凌质量合格的前提下，不可能导致腹泻。理由如下：

1. 冰激凌首先进入胃部，再进入肠道，当冰激凌进入肠道时早就和体温差不多了。

2. 胃部即使受凉而导致消化不良，胃也仅仅是作为一个初步的消化器官，用胆汁乳化脂肪。

3. 主要的消化器官是肠道，而进入肠道后温度早已是体温，所以肠道受凉的说法不成立。

只有一种例外，患有乳糖不耐症。乳糖不耐症是指，人体不能分解并代谢乳糖。这种糖类，常见于牛奶及其他奶制品中。由于肠道内缺乏所需的乳糖酶，或者是由于乳糖酶的活性已减弱而造成的，简单来说就是吃了牛奶会拉肚子。这种病症在亚洲及非洲很常见。

2012年春天，我穿着春装，体重142斤。

现在的我不是在担心体重减轻，而是在担心啤酒肚什么时候减下去。尽管现在也经常拉点稀便，但我已经不放在心上了。该吃就吃，该喝就喝，损失一点能量算不了什么。人很多时候都是被自己打败的。

这里向大家普及一下常识，每天肠胃最活跃的时候就是三餐后的半小时。便秘的朋友，这个时段可要抓紧了，这时候到厕所努力排便可是会事半功倍的哟。

7.4 阳痿的处男

在服药后，我意识到这个药的催眠作用实在太厉害了。药副作用很大，本来以为会出现便秘，却出现了剧烈的腹泻。

第二天晚上，我减少了药量，服用了半片，并且是在晚9:00服药。我计算了一下，服用一片，睡觉24小时，半片大约12小时，从晚上9:00开始直到第二天早上9:00结束。

我服药后躺在床上随意地翻着从图书馆借阅的小说，本以为很快就会睡着。

寝室一共住着6个人，晚上11:30才断电。上过大学的朋友都知道大学寝室就是一个打游戏的地方。寝室里的人喜欢玩CS，把音响声音开得非常大！每一次重狙能让人为之一颤！

我喜欢安静的环境，喜欢看书，看电影，讨厌CS这种嘈杂的游戏。即使到现在我也不愿意玩CS。

晚上9:00服药后，我忐忑地躺在床上，等着药力发作，希望能好好地睡个觉。但每一次CS的重狙都无法让我平静下来，让药力看不到效果。晚上依然是等到11:30熄灯之后才缓缓入睡。第二天早上9:00起床，身体软绵绵的，似乎觉得药力没过，但还是坚持起来了。

去教室的路上，我买了两个煎蛋饼和一袋热牛奶当早餐。我来到教室后顿感药起效果，于是把书一放就睡觉了。在我得抑郁症前，上课睡觉是趴着的，但得病之后，就再也不趴着睡了。因为身体向前趴着时，后背会有一大团气顶得难受，只能背靠着椅背，双手抱在胸前，两腿自然前伸才能睡着。

我保持这样的姿势一直睡到中午11:00才觉得药劲过了，但脑袋还是沉沉的，像一团被压得没有一丝间隙的沙粒，根本不像现在康复的我，脑袋轻松活跃。当时，我整个人是飘浮的，翻开书聚不了神，眼睛前方漂浮着一块块金黄色的亮斑。

第三天，我又减少了药量，四分之一片。仍然晚9:00服药，到晚上11:30关灯后睡着。第二天早上8:30起床，到教室后，睡了1个小时。连续三天，头脑仍然是死死的，提不起精神。

20岁，本是人生最美好的年代，是身体最为强壮、大脑最为灵活的时候，我却像一个垂死之人，连聪明的大脑也废了。我无法思考，没有记忆力，无法冷静，大脑一团混沌。

这时的我俨然是一个废物。

然而命运再次给我开了个沉痛的玩笑。我痛苦地发现：我居然阳痿了。

我偷偷地把药品的说明书拿出来看，果然在副作用一栏里写着：多眠，便秘，性功能下降等。抗抑郁，抗得我成太监了。就算美女在我面前，我也是有心无力了。

晚上，我躺在床上久久不能入眠。考虑了很久，我终于做出了一个决定：不再吃这种药。这种药就算药劲过了，大脑也是木讷的，整个人像是被冰封起来的！

为什么吃药要这么痛苦呢？我不停地在心底反问自己。

7.5　寻求帮助

一天，我和一个老师在食堂吃饭，觉得这个老师还值得信任，便旁敲侧击地向他打听学校心理咨询室的情况。听到我提到心理咨询几个字时，老师像看怪物一样看着我："怎么，你要心理咨询，你得了什么心理疾病吗？"

我只好强作镇定地说："不是你想的那样，是我们要写一篇心理咨询的作业。"

"哦，原来如此。"这位老师告诉我，"一般人也不需要心理咨询。你如果有事要找这方面的老师，可以在上选修课的时候去。"

在教我们形势与政策的老师中，有一位姓梁的副校长。这位梁校长在课堂上说过，他曾经遇到过很多个患抑郁症最后不得不退学的同学。如果学生遇到什么事情需要他帮助的，可以给他发邮件，于是我留了他的电话和邮箱。看得出来梁校长对抑郁症这个病的理解和同情。

下课后，我匿名向他的邮箱里发了两封邮件，简略地说了一下我想找学校老师作心理咨询的事。梁校长很快就回了邮件，安慰我不要紧张，这种病他遇到过很多，让我放松心态。在看到梁校长的回信后，我的心安定了下来，给梁校长打了一个电话。我说："我是大一新生，想找学校的心理老师咨询，怎么找？"

梁校长告诉了我学校心理咨询中心的电话，并推荐了卢老师。卢老师是心理学硕士，也是最权威的心理咨询师。

我需要帮助，我要主动寻求各方面的帮助，大胆地寻求帮助。这是我这几年来最大的心得之一。

周星驰拍的《大话西游》里的唐僧说过："你想要，你就说嘛，你不说我怎么知道呢？"

很多时候，往往只有自己主动去寻求帮助，别人才会在你提出请求时，尽力地帮助你。

这时的我像在掉进无底深渊的瞬间抓住了一根稻草。既然抓住了便要抓牢，我暗暗地对自己说。

我赶紧在系学生会的布告栏上找到了学生会主席的电话。学生会主席姓张，我没有犹豫，打了电话过去："喂，是张师兄吗？你好，我是新进校的大一师弟，需要你的帮助。"

张师兄很热情地告诉了我他所在的寝室，叫我到他的寝室去。10分钟后，我到了张师兄的寝室。寝室门半掩着，我敲了敲门："有人吗？""是小楚吗？进来吧，等我一下，我在洗头。"张师兄说。

张师兄身材矮胖，人很和善。几分钟后，张师兄洗完了头，一边用毛巾擦着头发，一边坐下来问我的情况。然后他打电话给学生会的一个朋友，让他帮我联系心理咨询室的老师。

他得到答复是：最快要下周二才能咨询，到位于师生活动中心二楼的心理咨询室里找卢老师。此时的我，恨不得立即找到咨询老师，可以早点结束现在这种生不如死的状态。今天才周三，如果我昨天就找到张师兄联系，说不定现在就已经在咨询了。仅仅晚了一天，我就要再受一周的折磨。命运弄人，好运从来不属于我。

张师兄看出我的担忧。为了让我放心，他当着我的面又给他的另一个朋友打了电话："喂，以前给我们上过课的卢老师，在心理咨询方面是不是很牛啊？"对方的回答十分肯定。

"看，我的那个同学也说了，卢老师很牛的，放心吧。"张师兄安慰我，使我的担忧少了几分。

我要和他分别时，他说："下周二你要去时，给我打电话，我陪你一起去。"

7.6 等待

等待是痛苦的，也是漫长的。急切的等待是因为存在希望，等待中的恐惧是因为害怕希望破灭。这一个星期，不，准确来说是六天，我都是在心神不宁中度过的。每过一天，每过一个小时，我都在计算还剩下多少时间才可以咨询。

由于心情焦急，这六天，失眠与腹泻也陪着我。终于挨到了星期二，咨询时间是下午4:00，我下午3:30时给张师兄打了电话。张师兄说话算话，陪我去了心理咨询室。

心理咨询室在一座三层小楼的第二层，一个橘红色的小门后面又重新隔了一个小房间，作为咨询室。外面有两排沙发，给需要咨询的朋友休息。

咨询室门外，有学生会的干事轮流值班。我咨询的那一天是一个女孩子值班，短发，微微有点胖，性格很开朗。女孩看见我们进门，招呼我们坐下，问道："你们是来咨询的吧?"

"是的。"我在脸上挤出一丝微笑。女孩说："哦，好，那等一下，这位同学咨询完后，就轮到你了。"我问："是哪位老师啊?"女孩说："吴老师。"

我一惊："怎么不是卢老师啊?"女孩说："卢老师这几天不咨询，她出差了。现在只有吴老师在。都是一样的。"

我的心里略微有一丝失望。我转念一想，既然来了，就咨询一下吧，毕竟是不要钱的，以后还可以接着咨询。

每去华西咨询一次，得花费我半天时间，来回加上路费、挂号费、咨询费得60多块。最后开的药还没有太大的疗效。

在接下来的几分钟，我跟这位女孩子闲聊了一下。在我的心中，觉得在这个世界上没有比我更惨的了。我总是想找一个比我更惨的人，却总也找不到。我问了女孩子的姓名，很好记，陈坤，跟大名鼎鼎的男演员同名同姓。

陈坤说："我10岁时，跪在法庭上，求父母不要离婚。你有我惨吗?"我说："你看看，我现在连健康都没有了。"我们就这样你一句我一句地斗着嘴。

10分钟后，咨询室的门开了。一个女生拎着包从咨询室里走了出来。在她走出来时，我特意看了一眼这个女生。后来，我和她都成了咨询室里的常客。我们经常遇见，但都只相视一笑，不会互相触碰心中的痛。

女生的身后是一位身材瘦小的女老师。"这就是吴老师，这位是要咨询的楚同学。"女孩说。

"那就进来吧。"吴老师招呼我进了咨询室。咨询室里有一张橘红色的桌子，两把椅子。吴老师坐在靠墙的那一端，我坐在靠着门的这一端。坐定之后，我仔细地打量着坐在我面前的吴老师。她瘦瘦的，穿着黑色的西服外套，头发比较凌乱，和想象中的专业心理咨询师形象差别很大。形象的落差，一下让我有一种失望的感觉。

本来就因为没有约上卢老师有些担心，再加上这种落差，我的心情一下就跌落到了谷底。

吴老师问："同学，你叫什么名字，是哪个系的？"我如实回答了。然后我说："老师，抱歉，能否问一个不太礼貌的问题？"吴老师微笑着点头说："问吧。"我说："请问您是专业的心理咨询师吗？因为我之前也找过很多所谓专业的心理咨询师咨询过，最后不仅病没好，还加重了。我很在乎这个。"吴老师说："我是教育心理学专业毕业的，也是专业搞心理学的。"

吃了吴老师给我的定心丸后，我开始慢慢地讲述我的病因，讲我的母亲和我的家庭。在我讲述的过程中，吴老师会不时地打断一下，询问我一些细节或问一些问题。在谈话过程中，吴老师又写了一个电话号码给我，叫我到华西心理卫生中心去拿药。一听到拿药我就恐惧了，害怕回到之前被睡眠冰冻的感觉，害怕大脑晕晕沉沉的感觉。我对吴老师说："我不要吃药，上次吃了药好痛苦。"吴老师说："好，那就先咨询两周。"大约半个小时后，咨询结束了。

出于礼节，我向吴老师表示感谢，并且约定下周会继续来咨询。我走出咨询室，外面的陈坤和张师兄正在聊天。在回寝室的路上，张师兄问了我咨询的情况，我简单地说了几句。

其实，我的内心是很失望的。即使有不满，我也不便和张师兄说。吴老师并没有什么专业的水平，她的咨询和一般人的聊天没有什么区别。

人总是抱着太多的幻想。离开咨询中心，张师兄带我到操场上走了两圈。他不停地安慰我："别着急，慢慢来。"

我告别张师兄，回了寝室。后来，我和张师兄的接触就少了。第二年，张师兄就毕业了，之后仅在QQ上聊过几次，就没有再看到过他。这么多年了，我一直都对张师兄心存感激。他对我这样一个并不熟识的师弟，竟肯花这么多时间来帮助我，关心我。谢谢你，张师兄。如果有一天，我能再碰上你，一定请你喝酒。

7.7 吴老师的咨询

当你还在痛苦中时，时间永远是无比的漫长，但当你走出痛苦时，再回首这段时光，就会忍不住嗟吁青春的易逝。

第二次咨询定在下周二的同一个时间。由于第一次对吴老师的印象不是太好，我的心情一直很低落。在寝室里，由于我从小被父母圈养着，不许我交朋友，我不知道怎么与人相处。我失眠，害怕吵闹，而同寝室的室友喜欢放声音很大的音乐，喜欢听激烈的枪声。我觉得好痛苦。我总是跑到图书馆坐上一个晚上，看杂志和一些社科类的书。

咨询的第二周下午4:00，我来到咨询室。这次值班的同学不是陈坤，而是另一个女孩。虽然我心里很痛苦，但还是不愿意在女孩面前丢脸，装作很大方的样子，跟这个女孩搭话。

过了一会儿，咨询室的门开了，吴老师招呼我进去。"小楚，这一周情况怎么样？好些了没有？"我说："没怎么好，还是失眠，心烦。"

吴老师问："那你平时除了上课做些什么呢？"

我答："在图书馆看书，再不就是上网。"

吴老师问："平时锻炼身体吗？"

我答："不，我一直失眠，头痛，还拉肚子，浑身没力气，从小到大我一直不喜欢运动。"

吴老师问："你有什么擅长的运动吗？"

我答："没有。"

从记事开始，父母就不允许我出去玩耍，只准我坐在书桌前看书。在我6岁时，父母曾让我去打过一次乒乓球。哪里知道，这也是我在上大学之前打的唯一的一场乒乓球。那是我转学到城里的第二个月，我跑到父亲单位大院里的乒乓球台和一帮和我差不多大的小孩子玩。好不容易在母亲不在的时候，父亲特许我出来玩一会儿。我和一群小不点儿玩得很开心。

可是开心的时候却出了一件大事。两个男孩子在我的左边，一个女孩子在我的右边。最左边的男孩子很调皮，摸了一下左边第二个小孩的屁股，第二个小孩就顺手摸了一下我的屁股，然后，我很自然地去摸了一下我右边女孩的屁股。

再然后，女孩就哭了……再然后，女孩就去告诉她母亲了……再然后，旁边的男孩们全都指着我叫流氓。最后，我哭着跑回家了。

父亲关上门，对我说："在这里和农村不一样，女孩的屁股是不能摸的。"

可是，这一切都已经发生了，以致后来这一群男孩总是拿这事嘲笑我。嘲笑我还有一个原因：我的衣服总是最破的。我母亲几乎很少到市里来，同一个大院里的人看到我穿得那么差总认为我没有母亲，是没有人要的孩子。小孩渐渐地不愿意跟我在一起玩。

我的童年是孤独的，不过也有几个在一起玩的朋友。比如，刘洋，和我父亲在同一个车间上班的刘大叔的儿子，比我大一岁，也高一年级。我们经常在一起玩。刘大叔给刘洋买了一个篮球，刘洋经常在楼下的篮球架那里玩。

我对父亲说："我也要一个篮球。"父亲立刻眼睛一瞪："一个篮球要好几十块呢。哪来那么多钱？"

可是，为什么刘大叔可以给孩子买呢？并且刘大叔有两个孩子，老婆还没有工作。

第二次咨询，我讲述了我和父母之前的事情，就如前文所述的。不久，我哭了，我好久没有哭过了。在刚进大学的时候，我腹泻，浑身无力，失眠，和同寝室的同学合不来。我只好给父母打电话，希望得到一点儿安慰。

如果父亲接电话，还会安慰我几句，叫我坚强一点儿，好好与同学相处，慢慢地适应。尽管帮不了我多少，但父亲的安慰，至少会让我好受一些。

可后来在一次通话中，父亲正在和我说着话，母亲却一把把电话抢过去，破口大骂："你不要再动不动就打电话回来，行不行？听到你说这些我心烦。你怎么总是拉肚子腹泻，你不要拉好不好？"言下之意就是：你痛苦难受自己担着，别让我知道，别影响我心情就成。她的意思是拉肚子腹泻似乎是我故意的。

那一瞬间，我没有了眼泪。这样的事情，我经历了太多次，已经习惯了。

而今天，在咨询室这个封闭的环境里，我终于哭了。吴老师不停地安慰我，叫我用体育锻炼来缓解焦虑。吴老师在一张纸上写道：每天锻炼一小时，摆脱焦虑情绪。

吴老师对我说的话，我始终觉得和一般的人安慰时说得差不太多，看不到心理学专业的水平。出于礼貌和感激，我埋下了这心底的疑问。

我问吴老师："我在书上看到有所谓的病灶，病灶是在哪里呢？"

吴老师说："在大脑里，这是一种强迫思维引起的。反复强化，在大脑里，就会有一部分细胞，固化成这样的功能。"

我说："怎么才能去除呢？"

吴老师道："不断淡化，转移视线。做很多你想做的事情，用大量的事情让自己的大脑不要去想，不要进入强迫思维状态。"

这次咨询在我的印象中大多已经模糊了。不过有一个好的方面，从这个时候开始，我养成了一个好习惯，一直受益至今。

走出橘红色的咨询室，我到图书馆借了一本书：《跑步》。外国人写的，薄薄的一本，有些年头了。书中写道：你想健康吗？你想美丽吗？你想长寿吗？那么请你跑步吧。

当天晚上，我开始了第一次长跑——绕着学校二食堂旁边的操场进行。长期的抑郁症折磨，让我的身体太虚弱了，跑了400m就气喘吁吁。没有球鞋，没有跑步的短裤，我怕冷，穿着春秋裤和一件毛衣跑。在满是星星的夜空下，操场上有很多出来跑步的人。我跟着人群，断断续续地跑了两圈，满身虚汗。我很累，洗了个澡。虽然我很疲惫，但疲惫却不能转化为香甜的睡眠。

第二天早上，6:30，我醒了，就再也睡不着了。既然睡不着，就去跑步吧。我挣扎着脱了外套，穿着毛衣，又围着操场跑了3圈。跑完后，我恶心，干呕，难受，吃了点早饭，跟着人流来到教室。我整个人空空的，有一种虚脱的感觉。看来，我运动过量了。久病还是缓药医啊。

也就是从这个时候起，我养成了晚上跑步的习惯。早上跑步，一天都疲惫不堪。晚上跑步，累了，马上就能睡觉，不影响工作学习。这一坚持就成了一种习惯。渐渐地，晚上跑步能跑两圈了。《跑步》这本书上说，不要总是围着操场跑，变化的场景能提高人的兴趣。

我开始围着学校所在的小镇跑上一整圈，从学校后门出，经过繁华的商圈，经过东风渠大桥，再经过三环外的成洛大道，从学校前门入，全程4000m，需要跑上1个小时。运动量的增加，并没有带来睡眠质量的改善，却带来了食量的明显增加。我以前一天不吃都不觉得饿，现在饭量大增，能吃四两米饭。

7.8　跑步

在抑郁症患者里，相当一部分人，都不怎么爱运动。他们把自己封闭在一个小小的范围内。

运动其实是缓解焦虑、抑郁情绪的一种很好的手段。科学研究证明，运动可促使大脑分泌多巴胺、内腓肽等物质，提升五羟色胺的含量，缓解抑郁情绪。

吃药副作用太多，正作用也一直不明显。更重要的是，越吃药病越重，病越重吃药越多。刚开始跑步时，觉得身体没劲，但要坚持。当自己累得快跑不动时，咬咬牙，使劲跑，撑过这一段，马上就好了，越跑越能感到自己体内残存的青春活力。

刚开始围着单调的操场跑，转而围着校园内的道路跑，再后来，围着整个小镇跑一圈，足足4000m。我逐渐增加了自己的运动量。

每次跑下来，我大汗淋漓，牛气直喘。虽然精疲力竭，但心脏怦怦地有力地跳动着。也只有在这个时候，我才会相信，我还年轻，我还强壮，我还可以活下去，活好多年。我也有可能逃脱今天的困境，重新拥有简单的幸福。

由于从小缺乏锻炼，身体协调性差，对于那些灵活和协调性高的运动，我都不擅长。在大学我学了一个学期的乒乓球，也只会一些最基本的发球接球。羽毛球稍好一些，可以跟同学打。

大学里我最喜欢的运动还是跑步，越跑越有劲。可以把浑身没力的身体，跑到满身有力，再跑到大汗淋漓，最后是精疲力竭。跑完步，回去冲个澡，舒舒服服地躺在床上，看一看从图书馆借来的书。唯有此时，心里才能有一丝的安宁。

7.9　腹泻停止了

在高三、高四、大一的三年里，腹泻是让我最痛苦的事情之一，无论吃什么都拉。这种症状是从高三下学期开始的。那时一般是软便，不严重，也就没有引起我的重视。

2004年11月，从一次拉肚子开始，我先跑到一个小诊所去治，治不了，再到市人民医院治，也治不了。于是，就再也治不了了。每天中午吃完饭，铁定拉肚子。

2002年，夏天，126斤。

2003年，高考前，117斤。

2004年10月国庆，军训归来，112斤。

2005年10月国庆，107斤。

现在我把当时的照片拿出来看，都不敢相信那就是自己，面黄肌瘦，皮包骨头。多少次，我蹲在便池上，低头看到自己拉出来的那些稀稀的黄色的水，伴随着腹部难以忍受的一次又一次的冲击，我就会忍不住地想，是不是还要继续消瘦下去？直至最后消瘦而死？拉完肚子，全身虚脱，眼睛里漂浮着好多闪烁的光点，有时呼吸都有些困难。

抑郁症绝不像韩剧中演的那样，只有一点情绪，看一部电影或一句格言就马上好了。抑郁症就像是一个慢慢吐丝的蚕，一丝一丝地将你裹死。

在吴老师那里咨询两周后，我终于发现：我不腹泻了。每天中午，我可以拉出条形便。

苍天啊！大地啊！我三年的腹泻终于停止了！这种兴奋是难以言表的。

我终于可以在食堂买牛肉吃，买粉蒸排骨了。我再也不用担心拉肚子，甚至我还鼓起勇气去买了一瓶鲜橙多。第二天，依然是条形便。看到成条形的黄色大便出来时，比看到金条还要高兴。多少年了，我每天都忍受腹泻之苦，现在终于好了。

第二周，风是那么甜，太阳是那么可爱，天上的小鸟都像神兽一样，为我唱着歌。我依然按着老时间到心理咨询室找吴老师治疗。我高兴地告诉吴老师我停止腹泻了。吴老师也非常高兴，表示没想到见效这么快。

这一次咨询就在愉快的气氛下进行着。快乐的时间总是短暂的。痛苦的经历才是漫长的。

我每天享受着健康的饮食，不用再担心拉肚子。就在停止腹泻后的第16天，恶魔再次来临，我又腹泻了。腹部疼痛难忍，拉出黄水一样的稀便。整个人感觉像被抽空了一样。但我还是安慰自己，不怕，就算以前正常的时候，偶尔也会拉肚子嘛。今天注意一点就好。然后我还吃了两片复方黄连素片。

可是，哪里知道，16天的回光返照，再也回不来了。接下来，仍然是天天腹泻，每一天都精神不振，每一天都更加消瘦。

7.10 抑郁症药物

现在来说一下，我从2003年下半年开始服药治疗后，服用过或是见病友服用过各种药物。

在2003年，高三下学期，已经开始重度持续地失眠了，但我那时不敢服用安定片。因为我听各种宣传，长期服用安定片会上瘾。现在回想起来，这其实是一个非常蠢的决定。

安定，我后来连续服用了一年，仍然没有上瘾。如果当时能早一点用安定片帮助一下睡眠，调节情绪，或许能避免后来的悲剧。

黄连素片，严格的说，这不是抑郁症药物，只是常规的中成药。治疗腹泻特别管用。于是在抑郁症初期，我一直在服用黄连素片。

最开始是管用的，可后来的效果越来越差。到了2003年10月，随便吃点饼干，都会导致严重的腹泻，直至拉得天翻地覆，两眼发花，两腿发软。11月的一次莫名的腹泻，我又按经验吃黄连素。这一次，却再也不见效了。

我来到家旁边的一个诊所，拿药，打针，吃了两天药，仍不见效。再复查，医生再改药，又打针，仍不见效。到市人民医院检查，抽血，查大便，没发现啥问题。输液，吃药，折腾两天，花去好几百，仍不见效。我已经渐渐地觉得，这一次可能是治不好了。在接下来的一年里，我每一天都是在腹泻中度过的。

不推荐使用黄连素片的原因有三个：

1. 黄连素片中有效成分是盐酸小檗碱，它具有强烈的杀死菌群的作用，长期使用会让肠道菌群紊乱。

2. 长期服用黄连素片会致肠道细菌产生抗药性，同时具有较大的毒副作用。含小檗碱（黄连素），孕妇服用可导致新生儿溶血症，儿童服用可引起急性溶血、严重黄疸。

3. 抑郁症腹泻是神经性的。不适用此药。

结论：不赞同服用黄连素。

我在睡觉时，总会感觉背上有一个气泡胀着，平躺时，背部和床之间会被顶得难受之极，尤其在燥热的酷暑让人烦躁不已。人越烦躁就越睡不着，越睡不着觉，大脑就更加木讷，学习和生活就更加不顺。反过来也加重了抑郁症。

听说中成药通气不错，于是我服用了一段时间，具体过程就不用说了。

结论：没用，味道特苦，连饭都不想吃。一点效果都没有。

蒙脱石粉，同样也是常规药物。这也是唯一一个我现在偶尔会服用的药物。

蒙脱石粉，是一个很洋气的名字。其实，它的原材料很土，很常见。在解放前和三年困难时期，很多人都在吃这个，最后因此丧命。这种原料是白色的，能吃饱肚子。很多老年人都太熟悉了。它就是观音泥！吃多了，存在肚子里，拉不出去，人活活被胀死。这个东西，少吃一点却是良药。

蒙脱石粉可以减缓肠道蠕动的速度，使食物吸收得更充分。相对于其他的泻停封之类抗生素药物，它最大的优点便是药物成分不进入血液，不会对菌群造成损伤，只是稍微有点贵。一小包2元，一天三包，一天就是6元的药费。觉得承受不了，也可以去买观音泥，直接磨成粉，和水服用效果一样。

最初蒙脱石粉对我的腹泻十分有效，到最后精神压力特别大的时候，一次服用四包，才能勉强止泻。

心病还须心药医。我再强调一次，心药不仅仅是咨询，还需要服用相关的精神类尤其是抗抑郁的药物。千万不要相信只要解开心结；抑郁症就会痊愈的说法。因为并不是所有事物的发展和变更都是可逆的。

就好像你把弹簧压下去，再把手拿开，弹簧就会自动复原。但如果用力太大，把弹簧压过头了，你再松开，弹簧还会复原成原来那样吗？

抑郁症病人，就是因长期的超负荷压力，压垮了自我修复系统，即使压力源消失，也不可能复原如初。在此情况下，一定需要外来力量进行帮助。

阿米替林，超级强的安眠药，吃一粒能睡两天两夜，副作用特别大，整个人像被冷冻了一样。大脑思维能力几乎降为零。伴有强烈的阳萎。新婚男慎用。

舒必利，我吃了一年。当时市脑科医院的医生说这个便宜，效果又好，特别划算，让我吃。我被医生感动得不得了，心想：终于碰上一个好医生，为患者着想。

一年后，我到华西心理卫生中心治疗。华西的医生问我以前吃过什么药。当我说吃过舒必利时，华西的医生很惊奇地问："为什么要吃舒必利呢？"我答："医生说这个便宜，效果也不错，是为我好。"华西的医生很肯定地说："他是错的，舒必利是治精神分裂症的，不是治疗抑郁症的。"原来我被用错药了。悲剧就是这样一次次的重复着并积累成的。

塞乐特，吃了大半年，大约5元一粒，没有什么效果，这是在华西心理卫生中心治疗时开的药。

希德，分子式$C_{21}H_{26}N_5O_2 \cdot C_6H_8O_7$。希德的主要成分是枸橼酸坦度螺酮。有抗焦虑、抗抑郁、肌松弛作用。超级贵的药，一盒170块，能吃两周。一般的药店还没有，必须到华西门诊部的大药房去拿。

百忧解，最大的一个特点，就是贵，12元一粒，一天一粒。照医生朋友的介绍，这是治疗抑郁症最有效的药物。我没有吃过。因为太贵了，母亲是不愿意给我那么多钱的。我只能吃便宜一些的博乐欣了。

第一，这些药在我身上，可以肯定地说都没有特别神奇的效果。如果想几颗药服下，立竿见影，这是绝对不可能的，但是不能得出结论说，抑郁症不需要药物的干预。中重度抑郁症纯粹靠咨询和自我心理调节，想要摆脱，实现康复，不太现实。因为大脑中已有物理病变，传输递质减少，必须使用药物来增加传输递质的浓度。

我在用药的过程中，走了很多的弯路，受了很多不必要的苦，也让自己的身体受到了极大的伤害。反过来身体的损伤更加剧了抑郁症的程度。

第二，抑郁症往往不会是一个单纯的心理问题，它夹杂着各种的生理问题。比如很多抑郁症患者在长期的低迷压抑后，身体也会出各种各样的毛病。

在长期抑郁下，身体的各项机能开始退化，免疫能力降低。反复感冒，体力明显下降。很可能出现生理的病症。

心理和生理上相互交织的不良状况，更是让抑郁症病人的康复之路充满了艰辛。

7.11 回光返照

16天的回光返照，一去不返。我前后又去了吴老师那里三四次，再也没有了效果。失望，绝望之后，我终于放弃。咨询不仅没有解开我的疑问，还加深了我的挫败感以及更加沉痛的绝望感。好不容易树立起来的信心，又丧失了。

这次咨询的失败，早在一开始就埋下了根。从一开始我就对吴老师不是很信任。第一印象不好，第一个问题便质疑其身份。

其次，我发现在咨询过程中，吴老师说的话，跟隔壁大妈说的实在是没有什么区别。渐渐地，我发现她不具备最基本的科学素质和职业素养。甚至不了解抑郁症究竟意味着什么。

比如，吴老师曾举例：有一个患了抑郁症的女孩，一个人去旅行，看到一群残疾人在开心地玩游戏，突然想到：我身体健康，为什么不能开心地生活呢。然后，这个女生的抑郁症就好了。

从这个故事可以看出，吴老师把一般的不良情绪和抑郁症混淆了。如果是顿悟就能好的就一定不是抑郁症。抑郁症是大脑中已有物理病变，神经传导递质减少所致，绝不可能瞬间痊愈。这种则属于典型的心灵鸡汤的段子。

比如，按规定这种长期的连续咨询，是要做记录的。可是我发现吴老师从不记录，上次说的事，这次就忘了。在度过最初几次咨询的蜜月期后，我又跌落到了谷底。我仿佛彻底绝望了。

不合格的心理咨询，可能在短期内会有一点鸦片的效果，但在较长的时间内，会给患者造成更大的伤害，给治愈带来更多的阻碍。甚至，对于某些患者来说，相信咨询师的能力，愿意接受并配合治疗的机会只有这么一次。

一旦遇到不合格的心理咨询师，让他失望，可能觉得永远也无法康复了。由于感到深深的绝望和失落，我干脆不去咨询了。

我每天服用斯密达和黄连素。尽管这时已经没有什么效果了，但我还是愿意自欺欺人。因为每天吃完饭都马上拉肚子，我不敢跟同学一起出去吃饭。外面没有厕所，大家也不会等我。

我用最后一丝的理智来承受着这一切。

人，总是对没有发生的事情抱着希望。咨询的失败，使我最后悔的，便是没有预约上卢老师的咨询。卢老师在四川省心理咨询师里算是资历很老的，也是我们学校唯一的一个受过正规教育的咨询师。

于是我又在卢老师的咨询时间里来到咨询办公室。我想再做一次努力，请求卢老师给我提供咨询。

可卢老师的回答是："既然你已经在吴老师处咨询过几周就应该继续咨询下去。你的情况，我们每周例会上都会进行交流。对于你的情况，吴老师并没有提到她现在无法解决。"

我几乎要哭了，恳求道："求求你，卢老师，给我咨询吧。"有的话我也不方便说出来。比如吴老师在咨询过程中的一些明显的错误。我还是顾忌了很多。再三恳求后，卢老师还是拒绝了。

我心情极度低落地离开咨询室。回到寝室，我依然在失眠中度过了一天又一天。我讨厌CS，讨厌那惊天动地的爆炸声。每一次声响都让我全身出汗，肌肉紧绷，神经紧张。在寝室，午觉几乎没有一次睡着过，中午总是有人玩游戏，还有其他干扰的声音。

不过这些影响也算不上什么，因为午觉早已离我很远了，从高三那个圣诞节到读大一这段时间，我都没有睡着过。

没得病之前，我中午吃完饭，倒头就睡。得病后，每天中午躺在床上，先是左腹部肋骨下，总有一块气体胀着难受。接着，一躺在床上，就感觉右背里面有一个气泡顶着，很不舒服，睡也睡不着。晚上睡不好，中午睡不着，当然精神不足。伴随着干呕、恶心，加上大脑发木，还不得不去承受学业的负担。我很难受，真的很难受。

10多年的心理折磨，已经让我产生了条件反射。每次看到父母，我都觉得好累。而如今，又得不到我想要的咨询，康复已经无望，明天的阳光怎么才能照进我的世界？

7.12 我最恨的一句话

当一个生命，来到这个世界上，他就有权利拥有自己想要的生活。一个人的生命不应该为了满足他人的控制欲而牺牲。

如果你不能给孩子自由的意志，让他仅仅成为满足你控制欲的牺牲品；如果你用父母至上的道德优势将孩子压制着，控制着，让他无法拥有童年的天真快乐，让他没有少年的激扬青春，甚至在他成年后，也让他不能拥有自己的人生。

那么，你为什么要让他来到这个世界上？

每一次听到母亲骂道："你是我的，你全都是我的，我生的你，我养的你，哪怕我把你弄死也是合法的。"我会难过，会悲伤。不过我早已习惯，无需用眼泪去祭奠我失去的童年，葬送的少年。

我最恨的一句话不是什么恶毒的咒语，也不是什么下流的辱骂，更不是上面这句母亲的所有权宣告，而是父母的那一句："我是为你好。"

有了这一句话，父母的一切行为都变得高尚无比。他们造成的一切不良后果，我都没有资格去指责。因为他们是"为我好"。

且不论这句话的真实性有多少，假定他们心中真的是单纯地为我好。因为他们善意的动机就可以丝毫不顾忌我的感受吗？就可以强迫我去做他们想要我做的一切事情吗？

为我好是什么？这是一个动机，一个事情的出发点。一个善的动机，难道就一定会得到一个好的结果吗？难道不知道这个世界上有一句话叫"好心办错事"吗？

一个成年人，去做事情时，需要考虑一下，当做这一件事时，实际能够达到的效果是什么。每当父母善意的动机对我造成了伤害，母亲都会涕泪俱下："我是为你好啊。"于是，我再也不敢指责半句，就算造成无可挽回的痛苦时，也不敢对她说半句的不对。

可是，泪流过后，一切依旧，下一次他们仍然用同样的方式伤害我。结局永远都是那句："我是为你好啊。"这句话成了他们做任何事都可以不顾任何实际后果的最好理由。

为我好？真如父母所说的，所有的事情都是为我好吗？未必吧！很多时候，他们只是打着这个高尚的幌子，为了满足那畸形的心理需要。

跟着父母去亲戚朋友家，这是大家都经历过的事情。在其他孩子的眼中，这是件好事，有好吃的、好玩的，还可以见到其他的好朋友。然而，这却是我最害怕的事情之一。

当一个亲戚结婚或过大寿宴请时，在几个小孩中一眼就能判定出哪一个是我。其他的小孩可以在主人的邀请下吃好的、玩好的，有一个小孩，一定是被强迫乖乖地坐着，被旁边的父母不停地训斥着。这个可怜的小孩便是我。

这是我的父母常用的一招。通过在其他人面前不断地训斥我，来显示他们会管教子女，显示他们有教养。

在他们眼里，我是完全属于他们的，包括生命。他们可以任意处置我的一切，让我挨上几句骂，这在他们看来是天经地义的。当然了，他们是绝对不会承认自己有私欲的。他们也永远是同样的借口："我是为你好啊！"

这句话，是中国父母完全不顾子女的个人意愿，为所欲为的理由，也是免于任何指责的万能挡箭牌。不仅仅是父母和子女，即使是朋友和同事，甚至扩大到整个人际交往，都需要遵守以下几个基本原则：

1. 己所不欲，勿施于人。

2. 己所欲之，勿强加于人。

3. 主观愿望必须符合客观规律。

切记，不要用"爱"的名义去伤害别人。爱之深，伤之切。

在爱的掩盖下，很少有人敢于承认自己的错误，承认事情的不合理，子女也更加不能去指责父母的错。

这是一种对道德的绑架，更是一把亲情的利剑。

对于陌生人的伤害，孩子会轻易地拒绝。

对于以爱的名义造成的伤害，孩子却有口难言。社会舆论的导向，决定了如果有哪一个子女敢于站出来指责父母的行为，都会受到一边倒的怒骂。在这样的压抑中，我一次又一次地自欺欺人：他们是爱我的，他们是不会伤害我的。

直到亲子关系出现无法弥补的裂痕，直到成年后子女仍然无法释怀伤痛，直到一个个本应快乐的精灵坠入抑郁的深渊，直到一个又一个的"走饭"的产生。

我们又是否仍然不知道反思？

我们要阻止这样的伤害，给爱的利剑加上一道枷锁。

⑧ 最后的救赎

8.1　上卢老师的课

看着自己一步一步地在痛苦的深渊中越滑越深，就更加埋怨自己，在第一次预约咨询时，为什么不搞清楚，预约卢老师。如果预约到了卢老师，或许，我现在已经好了。人总是这样，对没有发生的事情抱太多的希望和最好的推断。早在多少年前，钱钟书先生便这样说过。

为什么不早一天去，为什么没有遇上卢老师？我自责的念头挥之不去，占据着整个大脑。我努力地让自己开心起来，强迫自己到图书馆去借《围城》，借丰子恺的漫画，借一些笑话书，以此来缓解郁闷的心情。可是这些曾经让我很开心的书，在这种似睡非睡的痛苦中去看，一点也不觉得好笑。

我抚摸着自己的前额，惋惜曾经灵光无比的大脑如今变得如枯木一般。为了躲避寝室的喧哗，我只能选择在图书馆无聊地坐着。本就比常人多的皱纹，更深更密了。就如歌曲《老男孩》中所唱：在最美丽的时刻凋谢，有谁会记得这世界她来过？……曾经志在四方少年，羡慕南飞的雁……

吴老师的咨询给我带来的唯一的变化，便是我开始跑步了。最开始在早上跑步，后来变成了晚上。

抗抑郁的药对身体的损害实在是太大了。我总怀疑，这些药是不是把人给冻起来，让身体停止运转，如传说中的，把人冰冻起来，千年后再复原。

一个人在校园里跑步，在校园外跑步，在小镇的街道上跑步，只求把自己跑得精疲力竭，不再有力气去胡思乱想。即便如此，每天早上5:30，我都会起来小便一次，之后就躺在床上等待入睡。越想睡却越睡不着，全身肌肉紧张，最后只有在无奈中看着天际渐渐地发白。苦苦地熬到8:00，又在理智的强迫下，带着昏沉的大脑去上课。

我的字写得很差，很多老师对我说过，字写得差今后要吃亏。这个我承认，无论是在考试还是有需要手写的时候，尤其是很多老师把字这个本来作为信息载体的东西无限放大的时候，更是要吃亏。

今后，是属于无纸化办公的时代，用笔写字的机会越来越少了。

我会写的不是字，而是文章。我很庆幸拥有这个长处，因为它不只救了我的命，也让我找到了陪伴着我走出痛苦深渊的那个生命中最重要的人。

在2005年初春，开学的第一个周末，听着寝室室友打着CS发出的重狙枪声，我头脑一阵昏沉。

大一下学期时，学校允许我们上选修课。在学校选修课教育系统里，我找到了卢老师开的课，人际交往心理学。我想，卢老师不给我提供咨询，先上她的课也好啊。不曾想到，在这个课上，我遇到了人生中最大的一个惊喜。

人际交往心理学，这门课程的主要目的：增加学生人际交往的能力，克服各种社交障碍。

卢老师把全班的学生分成几组，每组10个人左右。每堂课上，卢老师会给出一个话题，让小组成员讨论，或是大家做一些小组活动，然后小组内推荐一人上台发言。

我总是会抓住时间，上台多发言，希望引起卢老师的注意，顺便也增加一个参与交际和发泄的渠道。在课堂上，卢老师会对我的发言作出点评。得到老师的肯定，我心里自然舒服，然而，我渴望的咨询还是没有希望。

直到这一学期结束，我仍然没有得到我想要的咨询，抑郁症似乎有加重的趋势。这一年，父亲的态度渐渐地向我偏转。在一个夜晚，我第一次和父亲促膝长谈，使得我和父亲多年的误解烟消云散。母亲仍然是老样子，还是把钱、死挂在嘴边。我在青春中痛苦地消耗时光与锐气。只有在绝望中，才能奋起一搏。

人生就是这样的奇妙，奇妙的际遇让人意想不到。有的时候，刻意追求，却总是得不到，不经意间的行动，却能改变一生。在我最痛苦、最无助、最孤独的时候，上天终于让她来到了我的身旁，一步一步地将我拉出了这个深渊。

8.2 邂逅

2005年春天，开学第二周，星期四下午，我第一次去上卢老师的人际交往心理学选修课。那一天，天气有点热。中午，我仍然是百无聊赖地躺在寝室的床上，睡又睡不着，坐起来精神又不足。在半睡半醒间，我听到寝室里的同学皮蛋叫我去上课。

我说："我不是三四节的吗？"

皮蛋道："明明是一二节，你选的是人际交往心理学，卢老师的吧？"

我说："是啊，可我选的是三四节啊！"

皮蛋催促道："明明是一二节，快走。"

我说："是吗？难道是我记错了？"我摸了摸晕沉沉的脑袋，匆匆地拿了一支笔、一个本子、一件衣服就向教室跑去。

我们的寝室是学校新修的，离教学楼最远，正常步行速度也要走10分钟。皮蛋同学身材高大，在前面猛走。我跟在后面，走得大汗淋漓。等到了教室时，已经上课几分钟了。

第七教学楼，是我校一栋独立的教学楼，只有两层，但都是很大的阶梯教室，配有投影仪。一般的大课或是需要电脑演示的课才在这里进行。到教室时，卢老师已经开始说开场白了。我坐下后，气喘了一阵，渐渐平息了，才开始慢慢地打量着四周的人。由于来得迟，我们坐在最后一排。

坐在教室后面的人不多，我们前面一排是两个女生。最右边的那个女孩，穿着一袭白色的毛衣，柔顺的长发滑滑地泻在肩上，优雅中透着一丝成熟。虽然她坐着，仍然无法掩饰其高挑的身材。刹那间，我脑海里闪过一个念头："这个女孩实在是太漂亮了。不知道什么样的男人才能征服她啊？"

人之生物本能，男人最不想面对的事情之一就是在漂亮的女孩面前丢脸。还很年轻的我，采用了一个大傻瓜一样的办法来逞能。现在回过头来看，我都忍不住骂自己幼稚。幼稚，但也可爱。

卢老师在台上给我们讲着人如何在社会与人进行交流，人类社会和动物社会有哪些相同点和不同点。然后卢老师举了一个例子：

"如果有一个小孩，从生下来就一直生活在森林里，不和人交往，不能看电视，不能上网，那么，他会怎么样？"

我像小丑一样接话道："人猿泰山。"用接话来吸引女生的注意，现在看来，的确是一个很蠢的办法。青春，有时不就是要做一件蠢事儿吗？

卢老师继续说："如果一个小孩，不和人接触，不在这个社会中成长，那么，最后他所能适应的环境只能是那个森林，而并不能成为一个社交意义上的人。"

我又继续接了一句："人猿泰山。"我再偷偷地瞄了一眼白衣女子。

傻啊，真傻啊，现在过回头来看，真是觉得傻得可爱。直到现在我都恨不得一拳打向曾经傻傻的自己。

"你们大几了？"可能是幼稚的回答，引起了白衣女孩的注意，她居然主动找我们说话了。

我激动地说："大一，你呢？"

"你看呢，你觉得我们像读大几呢？"女孩笑着说，妩媚中透着成熟和自信。

她的头发上打着一个蝴蝶结，黑黑的长发像水一样披在肩上，一件白色的毛衣更衬托出她高挑的身材和青春的活力，白净的脸庞透着淡淡的绯红。这是一个多么青春、有活力的女孩啊。

我的心在这一刻震动了一下。关关雎鸠，在河之洲。窈窕淑女，君子好逑。难道她是一个老师？于是，我便半开玩笑半奉承地说："你像一个老师。"

"呵呵！"女孩笑了，笑得甜甜的。这时，坐在她旁边的那个女孩马上转过身来问："我呢？"这个女孩长得不是太好看，头发比较散乱。她打断了我和漂亮女孩的对话，使我生出一点儿不满，便不耐烦地回了一句："你像打杂的。"说完我继续找话题和白衣长发女孩聊天。

上了一会课儿后，卢老师要求大家主动上台做自我介绍。课堂一下子静了下来，似乎谁也不想打这个头阵。这时白衣长发女孩和那个"打杂"的女孩拍着热烈的巴掌，起哄般地望着我说："同学，你的话那么多，不妨上去表现一下啊。"这一激，倒还激起了我的好胜心。我用性感的男中音说道："当然没问题。"便故作潇洒地大踏步走上讲台，用我5.2的视力，清楚地看到位于最后一排的她，带着一脸的坏笑。嘿，想让我出丑，也不想想我楚门子升是谁，我除了怕画画、写字之外，上台演讲发言我可是一点都不会退缩的。

"大家好，我叫楚门，来自电信系，很高兴认识大家。我虽然是理科生，但是喜欢历史和文学，《三国演义》《三国志》，熟读在心，犹记在耳，大家可以相互交流一下。这是一个学习人际交往的课堂，那么我们以后就好好地交流，希望成为朋友。"我非常自然地走下台，向白衣女孩一笑。白衣女孩又问："你很喜欢《三国演义》《三国志》？"

"是啊，你也喜欢？"我一下产生一种知识上的优越感，我是一名把三国看过N遍的人啊。

"那我请教你一个问题：诸葛亮草船借箭是早上几点钟啊？"女孩浅浅地坏笑着，一副吃定我答不上的语气说。

这可真把我难住了，只知道是半夜，可究竟是半夜几点啊？谁会去钻这种牛角尖。"凌晨3:00？"我底气不足地说道。

"是吗？你确定？真的确定吗？"女孩学王小丫的样子，古灵精怪的。

我被打败了，彻底地被打败了，对手就是这个如此美丽，如此活泼，又如此古灵精怪的女孩子。接着前排的男孩、女孩都分别上台做了自我介绍。那个被我说成是打杂的女孩，很开朗，很活跃，在上台时主动在黑板上留了QQ号。

在后来的小组活动中，我们叽叽喳喳地说着。我像被拔光毛的公鸡失去了气势。后来我们互相留了QQ号。我回到寝室后迫不及待地就加上她了。

8.3　白衣飘飘的年代

绝美只能存在于瞬间，存在于短暂，就如那一幅幅让人动容的惊艳画面，只能用千分之一的快门，让它们留在人的脑海中。

上完卢老师的课后，认识了那个美丽的白衣女孩，我才知道，我记错了时间，我应该在三四节课来。

美丽也往往来自于阴差阳错，不是吗？不经意的错误能改变人的一生，有的是坏，有的是好。

生命的魅力在于无法预知的未来，对未来的恐惧在于无法承受未知的风险。

我并没有在正面仔细地看过白衣女孩，只在她转过身时，心虚地瞟过一眼。我看女生还脸红，心虚着呢，青涩少年自清纯。

晚上，回到寝室我迫不及待地在同学的电脑上打开了QQ，加了白天女孩留下的QQ号。女孩的QQ头像是一只海豚，淡蓝色的。意外的是，没多久，就收到了通过好友申请的回复。她也在上网。

"你好，我是白天坐你后排的那个男生。"我打过几行字。

"呵呵，你好。"女孩发了一个笑脸过来。

"你在哪里啊？美女。"我说。

"我在图书馆，你呢？"女孩回复道。

"我在寝室。"我答道。

我们有一句没一句地聊着。

最后我鼓起勇气问道："你的电话是多少？有空请你出来吃个饭。"

"哦，是吗，有这么好的事，8460****。"

"还不知道你的大名呢？"

"亦晨。"

从此以后，亦晨这个名字就深深地刻在了我的脑海里。

过了几天，上网时，亦晨QQ海豚的头像又变蓝了。

我："你又上网了？"

亦晨："嗯。"

我："还是在图书馆吗？"

亦晨："是的。"

我："你那天好漂亮。" 我怀着忐忑的心情打出这几个字，等待着她的回复。

亦晨："哦，是吗？"她依旧是淡淡的语气。

我："我当时就想，你要是我女朋友就好了。"

"油嘴滑舌！（刀）"女孩发了一个"刀"的表情过来。

紧接着我又说："可当我看了第二眼后，就后悔了。"

亦晨："哈哈。你太搞笑咯。"

这大约就是网络的效果，当着面，我是断然不敢说出这样的话的，可是隔着网线，躲在电脑后面，却可以说出这样略显得不要脸的话。少年时光，本来就要不要脸一点嘛。

亦晨说："有另一个人要加你。"马上就有另一个申请好友的系统消息过来。我通过了。

我疑惑地问："你好，你是谁？"

对方说："我是亦晨旁边的那个女生。"

"哦，就是那个打杂的。"我随口一说，心里便马上浮现出这个女孩头发散乱的样子。"哼！你必须道歉！快说对不起。"为了这个问题，这个"打杂"的女孩和我纠缠了10分钟。

在万般无奈下，我只好说了一句"Sorry"。

为了美丽的亦晨，我忍了。

我们聊了很久，扯了很多。直到晚上10:00，图书馆要关门时，女孩便下线了。下线后，我还盯着那个变灰的海豚发呆。约摸着过了半个小时，女孩大约到了寝室了。

我没有手机，只有IC卡，跑到楼下，用IC卡电话拨打了那个电话号码。号码是女孩寝室的。2005年，每个寝室都配有一个电信的座机。接电话免费，打电话得自己去买96301校园卡。

"嘟嘟"，电话接通了，我几乎可以听到自己的心跳声。这一天，大约是体内荷尔蒙分泌过量才给了我如此大的勇气。

人最强大的便是本能，在我几乎被摧残掉所有的激情与勇气的时候，本能和无所顾忌的心态，让我做出了这些举动。

对方："你好，找哪位？"

我："我找一下亦晨。"

"我就是，你是谁？"亦晨带着疑惑的语气问道。

"我是，嘿嘿，就是我啊。"隔着电话，我的勇气就是大。

"哪个啊，快说，不说挂了。"亦晨有点生气了。

"怎么这么凶哦，刚才还跟你在网上聊天呢。"我连忙解释道。

"哦，呵呵，原来是你啊，你太搞笑了。"亦晨笑着说。

"出来玩吗？"我装着很镇定地问道。

"不了，这么晚了。"亦晨婉拒。

"你在做什么？"我继续问。

"刚回来，准备去洗澡呢。"亦晨回答。

和亦晨慢慢地聊着，我渐渐地放松了，时不时地开几个小玩笑。听到电话那头她的笑声，我的眼前浮现出她穿着纯白色毛衣的样子，青春靓丽，鬼机灵一般的坏笑。

后来的两周，我与她都保持每周一两次的电话联系。亦晨是在一二节上卢老师的课，我在三四节。为了能多看亦晨两眼，我常常提前10分钟赶在她还没下课的时候去。

亦晨读旅游系，和我在同一栋教学楼上课，平时偶尔遇到，也只是打一个招呼。时光匆匆，夏天悄悄地来了，初夏已有几分热气。我枯寂地躺在床上，心里十分烦躁，实在不想待在这里。寝室，一个让我很讨厌的地方，嘈杂，还有我讨厌的人。

想出去，又找不到地方可去。图书馆，不想去，没睡好，看不进书。我突然想到亦晨。我想见见她，便急急地拨通了她寝室的电话，问："请问亦晨在吗？"对方说："她到图书馆去了，你……"还没有等她室友把话说完，我就挂断电话，向图书馆奔去。

位于湖边的图书馆，倒映在夏日的湖水中，格外静谧。我刚进图书馆大门就看到亦晨和那个选修课上被我说成"打杂"的女孩恩美正往门外走。

我不知道说什么，憋出一句："你走了？"

亦晨调皮地说："是啊，你也来图书馆了？"

"五一节，你放假到哪儿去玩？"我没话找话地搭讪。

"我不跟你讲！"亦晨说话时嘴角总会往上扬。

她身边的恩美打趣地说："哟，看别人还专门到图书馆来看你呢。"

听到这句话，我的脸一下就红了。我不知该说什么，只是简单地挥手和她们道了别。看着亦晨离去的身影，我傻傻地呆站在原地，十分失落，不知道该干什么。

我是一个无神论者，我不相信神仙，不相信所谓的气功大师。但是，如果非要追究，我大约算是弱无神论者。我相信缘分，相信这个世界上有一种神秘的东西在起作用。否则，为什么有的人一生幸运，有的人却一生倒霉呢？两个人一起去买彩票，一个中大奖，一个连尾奖也没有中。两个人一起复习看书，最后考试，一个60，一个59。

如此种种，绝非偶然，似乎有一双无形的手在操控着世间的一切。我一直都不是幸运的人。所以，直到现在也从来不买彩票。

从17岁那一年起，我落入抑郁症这个深渊后，就更加不相信奇迹，不相信好运会降临到我的头上。可是，命运还是将我一生最大的惊喜送到了我的身边。

初夏的学校，最美丽的地方是荷叶初开的白鹭之湖。图书馆建在人工湖旁边突起的一块半岛上，正面和背面各有一座石桥，正面的通向男生宿舍，背面的通向女生宿舍。

四月下旬的一个晚上，我从图书馆看书回来。晚上9点多，月光如水般地泻下。图书馆橙色的墙砖，幽蓝的湖水，还有那座石拱桥，构成了一个完美的画面。凉风习习，星满夜空。荷塘月色，蛙鸣不已。

一看时间，9点多，回到寝室，也没有什么事做。抑郁症的特点便是早上好，中午加重，下午最重，晚上的状态又恢复正常了。

我想趁着状态好的时候多去转转，便从图书馆后的石桥上走过，不知不觉，竟然来到了女生宿舍外。女生宿舍由一圈铁栏围着，里面有管理员在值班。宿舍门口竖着一个大大的牌子，上面写着：男士止步。这是我们学校神圣的伊甸园。

铁栏外面是一排IC卡电话。插卡，拨通那个已经记在心底的电话号码。

"请找亦晨。"我很客气地说道。

"谁啊？"听上去，亦晨的心情很好。

"我啊，那个聊天的。"我忍不住笑了。

"哦，你啊，我在床上看书呢。"亦晨有点漫不经心地说道。

"下来玩吗？"我试探着问道。

"下来玩什么，不想下去。"亦晨直接拒绝。

"下来，我请你吃冰激凌。"我放出诱饵说道。

"真的？"亦晨感兴趣了。

"真的！"我用奸计得逞的语气回答道。

10分钟后，亦晨下来了，穿着一双天蓝色的拖鞋。这时的我，头还是晕晕的，只是从骨子里蹦出来的反抗劲儿，不想回寝室，不想再这么孤独痛苦下去。

"你才从图书馆出来？"我红着脸问。

我打量着亦晨，平时没有注意，这女孩好像和我差不多高，长长的头发刚刚洗过，飘出一股淡雅的香味，若有若无，沁人心脾。

调皮的亦晨说道："不是说要请我吃冰激凌的吗？"

"我是想用冰激凌来诱惑你。"我故作深沉地说。

亦晨被我逗笑了。边走边聊，我们来到几十米外的一个小卖部。我拉开冰柜的门，很大方地说："想吃什么就拿什么。"亦晨挑了一会儿，挑了两个水果味的冰激凌，付钱时，居然才3元。我本以为亦晨专门出来吃冰激凌，一定会选最贵的，顺便再要点其他的零食。我没想到她要的冰激凌这么便宜。

我们一边吃着，一边往回走。我终于有机会，可以趁着夜色近距离地看着这个美丽又活泼的女孩。"你平时喜欢做什么？"亦晨问。"我会写文章啊，啥都会写的哦。有机会写点文章给你看。"在美女面前，我拿出最厉害的本事卖弄着。

说着说着，我们很快就到了女生宿舍门口。

"好了，我到了。再见，谢谢你的冰激凌！"

亦晨转身，飘逸的长发随风而起，留下一个美丽的身影，一股清风，夹着夏日的清新。

沙扬娜拉。

8.4 隔墙花影动，疑是玉人来

隔墙花影动，疑是玉人来。不是名句，我却很喜欢。2005年的5月的那个7天的劳动节长假，我照例回到了农村的老家。

5月，一个美丽而又火热的季节。自从在那次在图书馆见到亦晨飘然而去的身影之后，我就再也忘不了这个像精灵一般的女子。

我决定为她写一点东西，一些美丽的文字，一些忧伤的文字，一些搞笑的文字。在文字里有我，有我想说的话。

人生最忧伤的莫过于才子末路，时势弄人。在农村的老家，没有电脑，只有一支笔，几张纸。我慢慢地思考，慢慢地写，想到一点就写一点。

乡村是宁静的，偶尔伴着几声狗吠，我虚构了自己是闯王手下的一个谋士的经历，最后被吴三桂打败而浪迹天涯的才子末路的故事。在写文章的时候，我的脑海里浮现着亦晨吃冰激凌的样子。

绝世之作往往在不经意间出现。这首诗，具有划时代，划银河，划宇宙系的巨大意义！

穿着拖鞋的天使

在没有月亮的晚上
灯光模拟着你的形状
如水，如梦，丝丝泻下
将人们带进了久违的童话
冰冷的铁栅栏
将伊甸园拆为两半
视网膜以亿兆赫兹的速度进行对焦
只为收到来自梦中天使的讯号

一群苍蝇早已围在天使园外
依然用一副绅士的外表来束缚朝圣者的争不可待
插卡
拨号
经历着只有上帝才明白的漫漫等待
嘟嘟的盲音继续，似乎已过了千年
千年之后
梦境之声传入耳中，若隐若现带有呼噜的陪伴
以超音速的能量让我的帆船又一次起航
顷然向天使提出面圣的祈祷
只听到传来的浅浅吟笑

上帝说：真理并不可怕

可怕的是信仰

上帝给了我坚强的信仰

我却用它来等待天使

天使之音穿透时空

让我的心为之而痛

签订了一系列严重的伤害民族自尊心的条约

再加上赔偿美味冰激凌的附议

我的天使终于要出现

Oh，上帝，我不得不承认

我不是一个忠实的信徒

每当早晚面对镜中那英俊的容貌

不得不怀疑上帝是不是存心在逃

自卑丑陋的相貌哭得双眼红肿

才用神秘来完成暂时的虚荣

Oh，好了，我亲爱的上帝

看在天使的份上，我姑且相信你的善良

Oh，我的天使来了

别人的天使长着洁白的翅膀

我的天使穿着黑黑的拖鞋

别人的天使不食人间烟火

我的天使贪婪地追求人间的甜果

屏住呼吸，以相信自己相貌般的自信与天使同行

试着在天空搜寻浪漫

绚丽的流星似乎是最好的答案

难掩的欣喜将我的聚焦

带到了天使的嘴角

咦？何时天使的嘴角长出了白毛

调微聚焦

原来是白色的奶酪

上帝，我更加怀疑你的善良

为何别人的天使不是这样

Oh，我的天使穿着拖鞋

我有一个穿着拖鞋的天使

这两天，我忍不住用家里的座机给亦晨打了两次电话，都没人接，语音提示正在通话中。带着满脸的疑惑，假期也随之结束了，也等来了让我喷饭的理由：接座机要出话费。

8.5 解放日

1945年5月8日，苏联红军攻入柏林，标志着希特勒的灭亡。

2005年5月8日，我攻入了一个女孩的心，我恋爱了。

5月7日下午，我回到学校，在寝室里，借同学的电脑用了三个小时，把写的两篇文章做成了电子版，然后打印出来。

有人问："为什么不用手写。"

没办法，哥的字和哥的长相是成反比的。我不拘小节，不在乎字写得怎样，但我打字特快，是大学班上打字最快的。春风啊春风，小鸟啊小鸟，哥打完了字，马上就去打印出来，然后给亦晨打了一个电话，说："给你写了东西，想给你看。"

亦晨出来了，一脸的鬼精灵，高挑的身材，掩饰不住的青春活力。她一脸的坏笑说："帅哥，找我干什么？""我写了点儿东西，送给你的。"我双手递给她。

"好，我看看。"亦晨俏皮地拿过我手中的纸，边走边看。

我的心紧张到了极点，生怕亦晨说一句不好。"算了，回寝室再看吧。现在光线不好。再见了，我回去看了再说。"亦晨转身走了。她转身的一刹那，那一头乌黑的头发，在我面前划了一个弧线，留下青春活泼的身影。

亦晨走了，我在校园的路灯下漫无目地走着。朦胧不甚明亮的灯光，照着这个不太明亮的青春。我会不会被当成一个穷书生一样被嘲笑一顿？我就这样彷徨着，走到晚上11:00才回到寝室。

2005年5月8日，苏联攻占柏林60周年纪念日。这一天，也注定将成为我生命中最重要的一天。

夜幕渐渐地降临，我终于还是给亦晨打了一个电话。

亦晨出来了，慢慢走近的美丽身影越来越清晰了。她走到我的面前，对我笑笑，却不说话。"你倒是说话啊！怎么样啊，就算写得不好，只要说得不太伤人，也直说啊，让我死心啊！"我暗想着，心里却急得要命，又想等亦晨先开口。

我终于忍不住了。"那个，看了吗？写得怎么样啊？"亦晨抿着嘴，俏皮地笑着："她们说写得挺好的。""她们，她们是谁啊？"我着急地问。亦晨回答道："我们同一个寝室的姐妹。"

阿弥陀佛。得到肯定，我心中的石头放了下来。亦晨接着说道："只是，你的那篇明朝的散文，我有点看不懂，很深奥！"

"哦，这是明朝末年的历史，里面有李自成、吴三桂。"我借机把自己知道的那么一点可怜的明末史给亦晨卖弄了一下。我们谈得很开心，我忍不住偷偷地摸了一把亦晨的头发。

亦晨发现了，一把打掉我的手，故作生气地说："我跟你不是很熟哈。"看着亦晨并不认真的表情，我笑了。我胜利了！

我终于找到女朋友了！很多事我都瞒着亦晨，最重要的就是我得抑郁症的事。平时白天我一般不找亦晨。上晚自习的时候，我才找亦晨出来说说话。直到一个星期之后，亦晨问我："怎么你总是晚上找我，白天看不到人影。"

"这个……那个……"豆大的汗珠流了下来，我像一只惊慌的小猫一样，生怕被骂成色狼，专挑晚上出来占便宜。"这个，白天，你要上课，我也要上课，怕耽误上课。"我很快就找到一个理由。

"我们白天的课也不算多啊，白天也能出来玩啊。"亦晨非常单纯地说道。"那好啊，以后白天没课，我就打电话给你。"我扯着脸皮假笑着。其实，我不想在白天找亦晨的真正原因，是我不知道白天什么时候又会拉肚子，在白天还会碰到很多熟人，会紧张，怕被人说成癞蛤蟆吃天鹅肉。

8.6　经典之吻

在大话西游中，星爷扮演的至尊宝和紫霞在城楼上的一吻，已成经典。

所以，经典与否，关键是一定要选好地点，地点决定一切。

清风拂面，香气沁鼻。亦晨的脸庞，白里透着红，红里透着那个黑。没办法，灰尘太大。我的心像一只小耗子一样扑咚乱跳。

月黑风高夜，偷吻美人时。在那个月黑风高的夜晚，我把亦晨叫到了学校的小树林里的第三个弯脚处的第五个石凳上。我们心不在焉地聊着天，我不停地逗亦晨笑，趁她不注意，一口吻了上去。亦晨在惊慌之中，紧紧地咬住了牙关。哥悲剧了，被挡在门关外了。

亦晨是我的天使，是上天送到我身边来的天使。在第一次看到亦晨的那一刹那，我为她的成熟而震惊。我感到深深的自卑。现在和亦晨在一起几周了，我慢慢地了解了亦晨。我居然是她的初恋。亦晨将全部的感情赋予了我。这令我做梦也没有想到。

当我第一次牵起亦晨的手时，她试着轻轻地挣脱，我拉住了。亦晨的脸像苹果一样绯红。

这次，我想亲吻我的天使，却遇到了白齿关的阻截。

吴三桂一怒为红颜，大开山海关，我今天一定要攻下白齿关。时势造就英雄，环境造就情绪。我们的学校在一个镇上，而镇政府正在修建过程中。

这个小镇的政府大楼前是个园林，一条小河缓缓地流着。一座美丽的石拱桥横在上面。小鸟在歌唱，一面国徽已经装上了，整个工程还没有竣工。

我带着亦晨在外面逛着。我们逛着逛着就来到了这个美丽的园林，来到了流水上面的小桥。

我们慢慢地聊着。我轻轻地抱着亦晨。那一刻，亦晨的脸红红的。我感受到了她的甜蜜。我紧紧地抱着亦晨，舌头缓缓地伸进亦晨的红唇中。亦晨的舌头柔软的像条小蛇。

哥在国徽的见证下，完成了我的初吻。这是多么的惊天地，泣鬼神啊！

时间一天天地过去，我的心情也在慢慢地改变，却仍然改不了压抑，改不了忧愁。

我不愿待在寝室里面。我讨厌晚睡，讨厌嘈杂。在面对亦晨的时候，我有时会静静地看着她的侧脸。我带着一肚子的忧伤，却不敢对她说，我得了抑郁症。平时我尽量避免中午和她一起吃饭，因为抑郁症引起的肠胃紊乱，吃了东西后，总是想上厕所，有时甚至会上几次，一般都是拉肚子。

我不想让亦晨看到我不堪的一面。寝室里同学经常玩游戏玩到夜里三四点，有时我一天只能睡两三个小时，好累。在白天我和亦晨走在一起的时候，意识都会模糊。

青春的情愫是浪漫的，但大多是短暂的。朋友对我说，谢霆锋和张柏芝离婚了，我再也不相信爱情了。其实，我更愿意相信柳飘飘和尹天仇之间的那份感情。在那个有一棵老树的小院里，尹天仇教柳飘飘如何装清纯学生。柳飘飘慢慢地抬起头。尹天仇用手托起她的下巴。在那一瞬间，一个是英气逼人，一个是纯情美丽。伴随着像流水一般的音乐，镜头慢慢拉大，老树，才子，佳人。这一瞬间震撼心灵。

奋斗，努力！尹天仇对着大海孤独地呼喊着。

我要奋斗，我要努力。多少次，我在心底呐喊。无奈的是，我现在却连一个正常人都无法做了。没有足够的精力去面对，空有一腔热血，却被紧紧地束缚。没有清晰的头脑去做想做的事情。甚至在眼前这个美丽善良的女孩面前，我也只能瞒着她，用最后一丝力气去撑起这张皮，也不知道能撑多久。

也不知道什么时候，我将会失去她。这是不是一个美丽的泡沫？或许，我真的该告诉她实情了。

8.7 给卢老师的信

虽然大一下学期抑郁症病情有缓解的迹象，可我仍然看不到康复的希望。失眠，头痛，一直折磨着我。在2005年9月，大二的第一学期，我终于鼓起勇气，写了一封长长的信，发到了卢老师的信箱。

在这一封信里，我将毕生的写作才能都投入进去了，用了整整一天的时间，细致地描述了抑郁症给我带来的万分痛苦以及我对康复的深切期盼，一字一句都是痛苦的沉淀。我想写得更感人一些，也许这样可以感动卢老师，让她给我提供咨询，帮我早日脱离苦海。信写完后，我又反复修改数十次，3000多字的求助信终于完成。我最后的希望就寄托在它的上面了。

看着花了一天写出来的求助信，我深深地吸了一口气，用尽全身力气按下了鼠标左键点击发送。电脑屏幕上显示着：邮件正在发送中……

等了差不多一分钟后，屏幕上显示出"邮件发送成功"。我长长地舒了一口气。看天意了，我做了所有我能做的事情。如果这一次，仍然被拒绝，那我真的没有希望了。

我忐忑不安，一直守在电脑边上，每一分钟就刷新一次收件箱，期待着信箱那边的回音，脉搏仿佛也成了时钟。人生最难受的事情莫过于在不确定地等待。

终于在3个小时后的一次刷新，邮箱提示："你有一封新邮件。"卢老师回信了："请拨打028-8460****电话预约下周二下午咨询时间。"

我激动得泪满眼眶，我终于等到了：卢老师终于同意为我提供咨询服务了！

8.8 卢老师的第一次咨询

在希望中等了两天，盼望着卢老师是一个医术超群的心理咨询师，可以用一次咨询，就将我混沌的大脑变得像以前一样的灵光。

我幻想着，就用一次咨询可以让我压在胸腹的气团散开，不再胀压难受。可能只有期盼，只有对未来充满着希望，这样才能活下去。

星期二下午，我早早地来到了咨询室门口。门已经开了，学生会的同学在值勤。这是一个新来的女生。我照样装作很开心的样子，和女孩聊了几句天，了解了一下卢老师每周咨询的情况。卢老师的确很忙。她每一周的咨询都排得满满的。

女孩说："本来今天的咨询都已经排满了。昨天卢老师特意打电话过来通知我们，今天会有一个楚同学过来咨询，让我们协调一个空位出来。原来是你啊。" 女孩浅浅地笑着，笑得很好看。我的脸一下子就红了，应声说："嗯，是我。"

以前有个女孩问我："你为什么每天的心情都很好，像是什么烦恼都没有一样？"其实，我的心底压着好多烦恼。只是曾经我可以将它压制住，现在它已经越来越强大，我早已深深地陷在它的魔爪之中了。

人活得太累，就是因为在乎的太多了。在这个值勤的女孩面前，我仍然不愿意示弱，不愿被人看到可怜的样子。

最开始我用的是新浪邮箱，后来不用了。我也曾查过这个邮箱，虽然邮箱还打得开，但里面的邮件全没有了。

唯一还能查的是Gmail里的邮件了。其中最早的一封是2005年底的，那时的Gmail还不开放注册，只能被邀请。

又重温了一遍Gmail里面还未删除的邮件，回想起当年漫长的咨询过程，恍若隔世。

我的命运就是在那一年慢慢地回转过来的。

除了咨询，还因为我终于碰到了这个世界上最重要的那个人。因为她，生命原来也可以如此美好。

走进咨询室，我终于见到了卢老师，一个30多岁，很精干的女老师。卢老师的声音有点像周迅，并不像她的外表这么纤美，有点粗粗的。

卢老师示意我坐下，然后说："小楚，从最开始你来要求咨询，到现在我接触你也已经有大半年了。上学期的选修课接触的比较多一些。从我的了解来看，你的交流能力还是可以的，比如上台发言等。我之所以一直不接受你的咨询请求，主要是因为给你提供咨询的吴老师并没有反映说有解决不了的问题。而从你的状态看，各种逻辑和表达能力相对普通人来说也算是优秀的了。

"昨天下午，收到你的Email。你说我不给你提供咨询，是我怕得罪吴老师。呵呵，不是这样的。我们咨询老师，都有分工，首问负责制，最先找谁咨询的，谁就负责到底。"

我说："我找吴老师咨询过10多次，一直很失望。从上学期，我选修了你的人际交往心理学后，我一直盼望着，你有一天能同意给我咨询。"

卢老师说："对于抑郁症，并不是说咨询起主导作用。如果一个人他内心就不想好，没有这种积极的主观推动，那么再优秀的咨询师也帮不了他。"

我说："我巴不得马上好，甚至连电疗我都想试。我有时想，要是我这病，真的做一次手术就能好起来该多好啊。可是，这病手术不成，吃药也治不好，什么都试过了。我都被折磨三年了，我的青春还剩几年啊？我不想一直这么下去。"

卢老师说："每个抑郁病人都会说自己很想摆脱。其实呢，当处在这个情况下，会对这种病形成一种依赖，或者说是一种借口。

"当你做一件事情，而没有做好的时候，其实是自己的努力不够，或者就是能力不够，但是，可以把原因归咎于抑郁症。"

我听完了，若有所思。是的，我现在一遇到任何不顺，就把失败归咎于抑郁症，并且总是假想，如果没有这个病，我会怎样。

就如钱钟书先生说的那样，人总是把没有发生的事情，想得过于理想。似乎这样可以让自己心安一些。

我点点头若有所思："好像是的，你不说，我还真不觉得。"

卢老师说："心理咨询的一个重要意义，就是把你自己忽略的一些东西，剖析出来给你看。但是，最后的一个重建和修正还是要靠你自己来完成。"

我说："上一学期的心理咨询课，改变了我的一生。因为我在这门课上找到了一个女朋友，交往到现在已经好几个月了。有了她，我觉得我的生活变了。"

卢老师说："哪些变了呢？"

我说："比如：我不再一个人在那里乱想了，可以和她缠在一起，一起去看书，可以打电话聊天，发泄情绪。"

卢老师说："你觉得，你在感情生活上是一种什么样的态度呢？"

我说："其实，我很多情。在小时候，看《天龙八部》，我就觉得我好像段正淳，见一个爱一个，但是，从来没有真正地谈过恋爱。有过朦胧的那种感觉，好多次。"

卢老师说："这些事情，没有绝对的对错。我们要的是一个健康的心理。如果说一个男人即使有婚外恋，但他有强大的心理，可以应对这些事情，那也可以。但是，如果你没有这么好的能力，这些事情会让你的心理无法承受，从而让你的生活学习失衡的话，那么就需要权衡了。"

我着急地说："我现在最重要的事情是让我的身体不再这么难受。我总是精力不足，精神难以集中，永远缺乏睡眠。"

卢老师说："咨询是一个循序渐进的过程，至于生理上的难受，如胸闷、气胀、肠胃失调、记忆力下降的这些症状，需要服一些药来治疗。我没有用药权，我给你留一个华西心理卫生中心的我认识的教授的电话，你去找他看一下，他会给你开药的。"

一听又要吃药，我的心一下子仿佛又跌进了万丈深渊。药，药，药，永远都是吃不完的药。药的副作用是如此的大，可传说的效果却一点也看不到。

"可以不吃药吗？"我伤心地问。

卢老师严肃地说："小楚，据你的介绍，你出现这种情况已经两年多了，并且伴有长时间的生理症状。我们对其他同学的处理方式是这样的：如果是在一周内的，都不会建议吃药。其实吃药并不是多可怕的事。比如，上周一个女生连续半个月每天只睡两三个小时。我也推荐她去华西心理卫生中心买了点药吃。现在她也好多了。吃药可以缓解各种生理状况。"

我们慢慢地聊着，半个小时过得很快。卢老师最后说："这次咨询结束后，你把你的情况、家庭、学习、恋爱，都详细地写成一篇文章，发到我的邮箱里。这些将作为为你提供咨询的材料。"

咨询一直是一种地下状态，我不敢跟任何人说，包括此时我的她。虽然知道她很善良，但我害怕，一旦她知道这个事实，也会像其他人一样对我另眼相待，甚至选择离去。在中国，民间普遍存在对抑郁症的轻视，抑郁及其他心理疾病的病人承受着很大的心理压力。

8.9 医院那个让我伤心的地方

经过第一次咨询，我告别卢老师，回到寝室，慢慢地梳理自己的思路。从生病到现在，时光飞快，两年仿佛一下子就过去了。青春的岁月，却埋在灰色的记忆中。我要开始一一回忆曾经发生的一切，找到我生病的源头。

曾经有人说过，回忆自己的伤痛，那是把已经愈合的伤口撕扯开来看。但只有挺过来了，才能重新看到明媚的阳光。有些事情随着岁月的流逝在记忆中会渐渐变得模糊。有的伤痕，渐渐淡忘了。

2003年，那一年我18岁，却走向黑暗。在2005年9月，我买了一台电脑。嘈杂的寝室，唯一让我留恋的便是那台电脑。只要能不在寝室多待一秒，我就不会多待。我不喜欢寝室嘈杂的环境，也不喜欢制造嘈杂声音的这些人。

我喜欢有规律的生活，早睡早起。我喜欢安静的环境，可以静心地思考自己想做的事情。然而这个世界，与我是这么格格不入。难道我本就不该来到这个世界？

同寝室的同学都爱玩CS，喜欢开着重低音，听狙击声。我也曾尝试着和他们玩，想适应这种环境。有时我玩了半天，猛然起立，便觉得天旋地转，从心底涌出一阵阵的恶心。CS是那种激烈的游戏，刚开始玩，会因为画面运动过快而产生眩晕的感觉。

我本爱一份平静，为什么要勉强自己接受这份嘈杂？

这一周，我一反常态，天天待在寝室里。我一点一点地回忆过去。那一天，大约是我打字打得最多的一天，最后一看，居然达到一万多。原来人生的苦难可以在不自觉间加深。

我试着去找过这封邮件，很遗憾，已经没有了，新浪的邮箱，只要三个月不开，就让所有资料消失的规定实在是太垃圾了。

在这封信里，我把我的家庭，在学校的经历，以及曾经的那些朦胧，都一一写了出来，然后用邮件发给了卢老师。

发送出去后，我又猜想着卢老师读信后的想法。今天，我承受着这样的痛苦，去重新揭开曾经的伤痛，为了什么？凤凰涅槃，也要浴火才能重生。

因为集中精力写，眼睛很痛，我躺在寝室的床上休息，心潮浮动。我想着卢老师的叮嘱，终于决定下周一到华西去拿一点药。

晚上，我在电话亭前徘徊犹豫，等待时间一分一秒地过去。8点多，估计母亲已经睡了。

打了电话给家里，电话那头传来的是父亲的声音，而不是母亲，我便长长地舒了一口气。

"父亲，我要400块钱，下周要到医院去看病拿药。你能不能给我？"

父亲说："好吧，我跟你母亲说一声。"

我担心地说道："不要，我不想让母亲知道。"

父亲："放心吧，我会处理好的。你就别担心了。"

三天后，我收到了家里给我汇来的400元钱。

几个月后的寒假，我回到家。外婆告诉我，当父亲告诉母亲我需要400块的药费后，母亲在家砸东西，又哭又闹，哭喊着："这400块钱是我的血汗钱啊。"

我默默地听着，难过而又平静。我早就料到是这样了，这是意料中的事。

寒假里的一天，我到一个亲戚家为亲戚祝寿。一帮亲戚聊起各自的儿子。大家都在替自己的儿子说着这样那样的好话。

可母亲却在不停地诉苦，说她一个月给我900块钱，又说父亲还非要给这么多钱。

乍一听，仿佛我每个月都要了这么多钱，拿着这么多钱去奢侈浪费。亲戚朋友纷纷出来指责我不是。那一刻，看着她得意的眼神，我没有一句辩解，心里却充满了怨恨。

为了尽量少让她出钱给我买药，我把生活费中的相当一部分，都用来买药。

周一早上6:00，在室友都还没有起床的时候，我又背着包，早早地出了门。坐在公交车上，我很快就睡着了。对于我来说，这真是一种享受！华西心理卫生中心，小学路48号，一年前我曾到过的地方，留给我的是绝望。今天我还是抱着希望前去。两年的时光，已经磨去了我的锐气。

上午9:00，华西心理卫生中心，药房新来的美女护士投给我甜美的微笑。这一次，我挂了一个上午的号。

然后，我又重新挂了一个医生的号。我问："医生，我这病真的能治好吗？"

医生说："我不能像江湖医生一样给你打包票，但你这种病治愈率还是挺高的。"

我说："我为什么就看不到一个成功的例子呢？现在我最想看到的就是一个活生生的例子。难道这种人，只存在于传说之中？"

医生说："因为这些病人一旦治好了，也就不来了。你现在能看到的都是和你一样，还没有痊愈的。哪天有治愈的病友来复查时，我看能不能通知你来和他们交流一下。"

我满怀希望地等着，希望能见到一个康复的活生生的人，希望他们的康复经历能给我信心，给我希望。一直到最后，我都没有看到。医生开了几种药，博乐欣为主，阿米替林等配着吃。

公交车，城市之舟，到了成都，才真正地成了主要的交通工具。拥挤的人群中，谁也不会在意别人究竟在哪一站下车。人生匆匆，旅途即是人生。起点不同，目的地也不同。在嘈杂声中，没有人会关心你的落寞与疲惫。

在车上，我可以微微地放松，甚至可以小睡一会儿。这样奔波的看不到终点的征程，我是否真的应该放弃，默默地消失在人海中，无声无息？

8.10　带着缺陷去生活

第二周，周二的下午4:30，我逃了一节课，到卢老师那儿去接受咨询。

我进去之后，发现一个认识的人也在。这个人姓周，是学校文学社的社长。我当时已经加入文学社，一起开过几次会，聊过文学。闲聊之中，我才知道周师兄居然是心理协会的会长。之前因为有熟人在这里，我还不好意思，我是一个逞强的人，不愿让认识的人看到自己脆弱的一面。

周师兄仿佛看穿了我的心思，安慰我说："没事的，其实我们都有很多的误解，以为心理疾病是什么严重的事情。有的时候，心里烦闷找老师咨询一下，心里会觉得舒服许多。这也是我为什么要创办心理健康协会的原因。"

原来周师兄还是我们大学心理健康协会的创始人，真是遇到牛人了。周师兄说："有时，在这些咨询老师有空的时候，我也会去咨询一下，心里的不快就能很快散去。" 聊着聊着，我最开始的那些戒备也都慢慢地散去了。在后来，我和这位周师兄还有很多的接触，以后会慢慢地写到。

几分钟后，卢老师来了，招呼我进咨询室，把桔红色的门关上了。咨询室里都是淡淡的橙色，一张咨询桌，两张椅子，卢老师坐在靠里的那张，我坐在靠近门的那张。

坐下来后，卢老师说："小楚，你发到我邮箱里的文章我看过了，里面的内容的确很多，大致可以分成四个方面：一是家庭，主要是你和你母亲的矛盾。二是所谓的青春期的这种早恋。三是你对社会制度方面，具体点说是学校等机构的困惑。四是对社会交际这方面的困惑，没有朋友，不懂怎么去融入到同学中去。"

没有想到，如此凌乱的文字，卢老师会看得如此细致。我心里一阵温暖。卢老师继续说："那么你觉得，现在对你来说，哪一个问题是最重要的呢？"

我说："首先，是我和家里的问题。我现在需要家里的帮助，可我的母亲总是成为我最大的障碍。从小就是如此，我做任何事，都是她在阻拦。其次，是和现在同学相处的问题。我现在觉得我的这些同学和我根本不是一个世界的，我讨厌他们，他们也讨厌我。"

卢老师问："你和同学的矛盾主要体现在哪里呢？"

我回答说："睡觉，我最痛苦的就是睡不好觉。我好想早一点儿睡觉，可他们总是很晚才睡。而且中午，我想睡午觉，但他们每天中午都用电脑打游戏，很吵，我真的很难受。"

卢老师说："那你曾试着调整过自己的作息时间吗？或者跟他们做一些沟通吗？"

我说："没办法，我以前本来睡眠特好，可自从高三之后，就开始失眠。如果想睡好一点儿，就要晚上12:00之前睡。如果12:00之后睡的话，就很难入睡了，第二天也会起得早，5点多就醒了。然后，接下来的一天都会很难受。"

卢老师又问："那你试过服用一些有助于睡眠的药物吗？"

我回答："我不想服用，听说要上瘾的。"

卢老师说："现在从你的情况来看，你应该是需要较长时间的咨询的。那么，我也告诉你一些关于我自己的事情。一般来说，我们咨询老师是不会把自己的事情，随便告诉咨询者的。但以后我们要长期咨询，我也可以告诉你这些事情。

"至少在你看来，卢老师还算是很上进，也算是成功的女性。其实我也是每天睡前都必须服用安眠药，而且已经10多年了。很多心理治疗，我都试过，曾经接受过一个德国心理学大师的治疗，结果也不行。但我每天服用药物，第二天照样可以正常地工作。

　　"心理咨询的一个重要的东西，不是去把所有的困扰都给你解决掉，而是让你能带着这种困扰生活，但是让这种困扰给你带来的伤害降到最低。比如，我从大学时期开始，晚上就一直没法自然入眠。没关系啊，我吃药啊。我这么多年来，也结婚生子，工作也还算是成功的啊。"

　　卢老师继续说："曾经有一个小女生来找我咨询，已经18岁了。可是，她依然每天晚上尿床。在找到我咨询的时候，她很痛苦，觉得自己这么大了，还要尿床，十分丢脸，甚至有轻生的想法。我问她，你除了尿床，能跑步、跳舞吗？她回答：能。我又问她能看书，能考试吗？她回答能啊，大学就是自己考上的。最后我反问她：那么，尿床是只有晚上才发生的事情，你为什么要让这种情绪带到白天呢？如果尿床，可以用尿不湿，把这件事情忘掉，好好地生活。女孩懂了。从此，她试着把这件事慢慢地忘掉，依然活着，并且活得很好，最后毕业了，也嫁人了。"

　　这便是我从卢老师的咨询中，学到的第一点重要的东西：带着缺陷去生活。当一个缺陷我们无法改变时，只有去试着带着这些缺陷去生活。

　　卢老师总结道："有时，某些缺陷的危害，往往被你无限地放大了。可当有足够的勇气去重新面对时，你会发现，这些缺陷给你带来的影响其实是非常小的，在可控范围内。"

　　我接着说："可我现在的身体越来越差。你看我，我都皮包骨头了。我每天都觉得很累，好想中午睡个觉。我有时想，我可能活不到30岁。"

　　卢老师像一个大姐姐一样笑了："小楚，我敢和你打赌，你到30岁的时候还是会活得健健康康的。从我这两次跟你咨询的过程中来看，你的思维敏捷，语言表达能力也比一般人的要强。只是你的身体现在比较差一些，可以拿点儿药，调节一下，也可以加强锻炼。"

　　卢老师又补充道："除了吃药还要加强锻炼。运动会产生一种叫多巴胺的物质，这会让你的情绪好转，并且可以提高你的身体素质，还可以让更多的人在运动中成为你的朋友。"

　　我听后，感触颇深。第二次咨询就这样结束了。我试着去改变自己，试着和室友打篮球，试着和女友一起去打羽毛球，试着去参加一些辩论赛、演讲赛。

我以为我会累死，但我还是好好地活了下来。我以为我的生活会越来越灰暗，可我却拥有了我的天使。眼前的那一朵乌云，其实就是你心中的魔障。

8.11 改变

人就是在生活中改变着，不仅仅是身体，更多的是思想。在高二之前，我想的最多的是，以后究竟是做一个贪官还是一个清官。现在我明白了，我又没有一个叫李刚的爹，能被少剥点儿皮就不错了，还想做官。

大一之前，我是一个百分百的爱国少年。我深深地相信，如今是5000年来最大的盛世，我们是这个世界上最幸福的一群人。

既然谈到心理，就无法回避这个社会的某些不良现象对一个人的心理所造成的伤害，让人迷失，让人痛苦。在高一的时候，我就已经十分矛盾了。只是那时的世界就是那么的小，我们只能看到学校的那些人。

我的学校，总是会有各种收费现象，不是这种资料费，就是那些补习费。可让我痛苦的是，收的是正版的价，发的却是盗版的书，并且是最垃圾的盗版，油墨印得到处都是，纸张多捏几下就能变成粉末。

高中时有两个老师，一个教历史，姓陈；一个教政治，姓李。陈老师，是一位30多岁的汉子，穿着十分随意。他历史方面的知识丰富，研习颇深，风趣幽默，收放自如。现在特别火的袁腾飞，与其相比，也未必比得上。陈老师的课堂以一个个的历史故事串联而成。在教科书允许的框架内，他最大可能地让我们了解事实的真相。在高中两年里，正是陈老师的课，让我的思想慢慢地转变。原来，历史并不是像书中说的那样。

另一位，教政治的李老师，是我的噩梦。其丈夫是学校副校长，副校长为人谦和，教物理，专业水平也挺高的，认真负责。

可这位李老师，在第一堂课上，我就十分厌恶她。原因很简单。她在第一节课上的开场白里，故意说了一大串不换气的话，类似于相声中的灌口。

她说的话一点儿也不好笑，却非要逼着我们笑。我很讨厌她，却不得不假笑。有的人只是被逼着说假话，但是心中明白这是假话，只要能应付过去就行。有的人能在缝隙中找准机会，让人了解真相。这样的人便是让人尊敬的，比如陈老师，比如历史老师袁老师。而这位李老师，却是真的全身心地沉醉在其中。在每一堂课上，她拿着用正版价钱买的盗版书，高呼着这个世界是如何的美好，官员清廉，一心为民，资本主义又是如何的万恶。

李老师经常鼓励我们要和不良现象做斗争。我就经常想，那你为什么不和我们学校花正版钱买盗版书的现象斗争一下？

学校不停地收钱，名目总是不同，服装费、制卡费、资料费、报刊费……让我是痛不可言。每次上课时听着她讲这个世界是多么美好，我觉得都快精神分裂了。明明前面是一坨屎，非要说成是美餐，现实和谎言，总是这么的残酷。

直到有一次，李老师又在课堂上大唱学校的赞歌，说我们学校是多么高尚，教书育人，无私奉献。我们老师是多么的崇高，培育了一批又一批人才，自己却留在原地。学校是多么无私，一心为了学生。就差没说学校倒给学生钱了。

越讲越激动，李老师开始拼命甩着自己的长发，用力挥动着右手臂，像喊口号一样高呼着："我们学校是为了什么？为了学生！我们学校是为了什么？无私奉献！"

那一刻，看着那激动不已的双手，我再也受不了了，长久积压的怨气，在那一刻暴发："不就是为了收钱吗？"

震天裂地，海啸冲天，积累了太久的怨气，在那一刻，我狂呼而出。教室静了。李老师一下愣住了。这种沉寂最少持续了30秒。可怕的静，静得可以听到心跳声。这句话说出之后，我在沉静中才感受到可怕的杀气。杀气在李老师的眼睛里，像刀子一样的可怕。沉寂像千年的冰封，终于轰然中开！

李老师，一个女老师，用疯狂的如野兽一样咆哮的叫声，手舞足蹈地狂叫着："你这个小子，怎么思想这么差，怎么这么拜金，你的思想出了严重的问题了，知不知道？你这种肮脏的思想，是多么的可怕。这是典型的资本主义的丑恶思想。你怎么配得上社会主义接班人的称号？"

李老师，足足骂了我20分钟。这堂课在她的骂声中结束了！我从来没有见过这么疯狂的女人。我从来没有见过这么无耻的言论。我手中盗版的教科书就说明了一切。

如果说你不能以身作则，迎击丑恶，我不怪你，谁都要自保。我们不能要求别人为自己的理想而牺牲。可是，你为何如此疯狂而不顾事实呢？

两年后，教育局局长入狱，罪名即是用盗版教科书冒充正版，赚取差价数十万元，被判重刑10年，数年后死于狱中。

多少年来，无数的人对我说，再过多少年，你会后悔，你会知道你错了。可是这么多年过去了。一桩桩事情，证明了我没有错。我却不禁要问："究竟是我病了，还是社会病了？"

那一阵狂风一样的咒骂之后，便是心虚。多年以后，夜读明史。徐阶28岁，面对首辅张璁的怒吼，他从容不迫地这样回答："我从未曾依附于你！"然后他前途尽毁，家破人亡，被发配到蛮荒之地。在那里，他第一次见识了这个世界的黑暗与残忍。

这一年，我17岁，一声怒吼，从此成了政治老师的眼中钉。她经常在课堂上，找我的茬儿，一会儿人坐得不直了，一会儿你态度又不对了。为何大唱高调的人，却如此的小肚鸡肠？一如吹上天的道德，其实掩藏着两个字：吃人。

在现实和理想的差距中，人往往是被逼疯了。在这样的一个年代，天还有些许的蓝色。这时，我还是一个少年，为了一句话会激动不已。家乡的城西，有一座山，叫小泰山，有几百米高，看起来很巍峨，绵延开去，也有好几十里。龙脉，即是如此吗？

古往今来，多少人为了一些虚无的东西丢了性命。去年随公司到西藏旅游，布达拉宫前的山脉已经被一条公路切断。龙脉尽毁，于是用铁链连了起来。铁链的两端是白色的佛塔。

我喜欢那山间的小路，很少有人走，旁边的树和草遮住了射过来的阳光。夏天，吃过晚饭，漫步在这条小路上。累了，躺在旁边的草坪上，幻想着那个可爱的身影，是否有一天我能牵着她的手，漫步在这一条小路上？青春本就是在幻想中的，不是吗？

8.12　我的自画像

在桔红色的咨询室里，卢老师拿出一张纸，让我给自己画一张自画像。

我思索片刻。首先，别人都说我长得像姚明，我的脸很方。那就画一个方形的脸，我额头上有好多的皱纹。眼睛小，丹凤眼，蒜头鼻，厚厚的嘴唇，无神的眼光。

在卢老师给我的白纸上，我把我的样子一笔一划地画了上去。卢老师拿过这张纸，仔细地看了看，问道："小楚，你为什么要在自己的脑门上画这么多皱纹呢？"

我说："我的皱纹一直很多，比同龄人多很多。" 卢老师和气地笑了笑："我看了你的额头，是有几条浅浅的皱纹。但也不至于这么明显啊。为什么会这么在意呢？"

我说："其实我也不在意。在我还在读初中时，那时能看的东西很少，家里没有电视，没有其他的书，唯一能看的就是父亲给我订的《少年文艺》，翻来覆去地看。"

在那个时候，《少年文艺》上的东西对于一个少年来说还是有些许晦涩。在那一个年代，在那么一个孤寂的时光，《少年文艺》上的文字，让我有了些许的灵感。

有一个叫肖飞的心理学家，在上面开过一个心理专栏，讲过强迫症、低龄性行为等。有一篇讲到过一个少年，在无意中被同学说起："啊，你的额头上有好多皱纹啊。"从此这个少年就变得抑郁，总是留着长长的头发来遮盖自己的额头，总是避免和别人对视。一句不经意的话，改变了这个少年的命运。

后来，一个女孩也对我说过同样的话。那是一个下午，后桌的一个女生突然大呼道："啊，你的额头上的皱纹怎么这么多，显得好苍老啊！。"

我没有介意，仍然装酷地把头一沉，用手撑着脸，摆出一个眺望的姿势，眯着眼睛，用沉沉的男中音道："这便是成熟的男人。"

女生作呕吐状。这件事被开朗幽默的我机智地化解了。

曾经不觉得这是一回事，到了脆弱的时候，就变成了一回事。在高四的那一年，被腹泻、失恋折磨的我，坐在课堂上就是一具行尸走肉。之前，我很少照镜子，都是短发，因为这样的发型永远不会乱。

在这一年里，我却经常拿着一面小镜子，看着镜中的自己。一看就是一整天。憔悴的脸庞，再也没有了活力的眼神，头顶何时长出了一根又一根的白发？

在憔悴中度过自己的青春，人生的意义究竟在哪里？这样的时光是多么可怕。想休息，想换一个环境却换不了，因为要高考，高考是平民百姓的子女必须要越过的坎。

多少年后，仍然依稀在梦中，梦到昔日的情景。梦到那一个教室，时光在那一刻停止不前，只是迷茫，只有痛苦，却无能为力。每一次，第二天醒来都唏嘘不已。有的伤害，就算已经过去很久，但在某一个夜晚，仍然会慢慢地想起。

卢老师说："本来，不是你太在乎的东西，你现在反而开始在乎了。你的视野和思维方式改变了。这正是你现在问题的根源。同样的一件事，从不同的角度看，会呈现出不同的样子。还有你这个脸，为什么这么方呢？"

我说："我本来脸就方啊。他们都叫我小姚明。"我笑了。

卢老师也笑了，咨询的气氛一下变得轻松起来。

卢老师说："你看，本来挺帅的一个小伙子，却画成这个样子，蒜头鼻，厚嘴唇，小眼睛。这张画，在某种程度上，反映了你现在的心理，在乎自己的缺点，看不到自己的优点和长处。整幅画显得很凌乱，这也从一个侧面反映出你对生活缺乏信心和条理。比如你的脸虽然有一点儿方，但是在画上，你近乎画成了长方形。而你的解释是，你的朋友告诉你的。这一点反映出你缺乏对自己的了解和信心。"

卢老师接着说："现在我会把你的这些资料保存下来，做一个记录。我们咨询的时间应该还很长。考虑到你每次预约都很麻烦，我直接帮你通知心理中心的学生干事，给你预约了8周，从此8周内，你都不用再打电话预约，直接过来就行了。从现在呢，你每一次咨询完后，都要写一个小总结，把自己的想法和改变写下来。你把总结发到我的邮箱。这一次，你回去之后，想一下，你对周围同学的内心想法是什么？下一次咨询，我会重点给你剖析你对周围人的心理活动和对交际的态度。"

时光很快，又很慢。过去之后，再回过头来，时光如驹，是如此易逝。这是一个夏天，天气依然晴朗，南方的天空透着一丝灰色。我喜欢那片荷塘，喜欢那上面的一只只的白鹭。荷塘旁边有两排离得很近的树，翠绿的枝叶垂下，脚下是方形的地砖，从一头向另一头看，仿佛在一个绿色的长廊上行走。

绿色走廊的旁边，便是荷塘的岸，有着一排黑色的长椅。在这里的每一个夜晚都不会有空位，一对对情侣在这里缠绵地说着悄悄话。坐在这里的长椅上，可以看到旁边的图书馆。朦胧的灯光从图书馆里射了出来，照在离图书馆很近的树叶上。在月明之夜，月光也丝丝泻下，藏着暖暖的情调。碧绿的荷叶，随着微风轻轻地吹动，仿佛灯下的舞者。

在这样的夜晚，又有谁能拒绝夏日的妩媚和那碧蓝的诱惑？从右边数起的第三个长椅，我和她，多少次坐在那里，看着碧绿的荷塘。

青春应该是美丽的。我们无法阻止它的逝去，却可以在记忆中留下美丽。当你回忆时，能在嘴角露出一丝微笑，在面对着黑暗时，能让我们看到未来的光亮。就在前一个夜晚，看到一个朋友拍摄的一组照片，透着荷塘边柔和的路灯，心一下颤动了，点点滴滴，如幻灯一样，重现在脑海。

8.13 食堂风波

学校在三环外，各种物价比市区便宜很多。至于房价更是便宜。在大一时，学校安排我们到二环的另一所学校实习了大半个月。最深刻的印象莫过于中午食堂的饭菜了。在这所学校，我们和本校的学生一起吃饭，价格都是2.5元，一盘荤菜，一碗饭，一碗汤，饭不限量，随便吃。可在我们学校吃同样的菜价钱是3.7元，并且饭还是二角一两，不能随便打。我们学校在三环外，这个学校在二环。

回到学校，和师兄师姐一打听，原来学校食堂的光辉事迹并不止于此。早在我还没进校时，就发生过一次全校大暴动。全校数千名学生一起暴砸食堂，抢走饭菜。有的师兄回忆说，当时从食堂抢走好多肉食，吃了好几天。

可是，狗是改不了吃屎的本性的。食堂没多久又开始调高菜价，三环外收的比二环还贵。价格贵不说，分量越来越少。几个师兄，搞了一个提案，分析比较了我校和周边几个学校的肉菜油成本及饭菜价格，征求了数百位学生的签名，搞了一个联名上书，送交校长办公室，痛陈民情。

校长承诺，一定会为学生考虑。然后把食堂老板和几个所谓的老师召集在一起，召开了一个论证会。只剩下食堂老板的独角戏：菜贵啊，油贵啊。却解释不了为什么菜更贵，油更贵，租金更贵的其他学校的饭菜却比这里更便宜。

最后的结果，大家用大脚指也想得出来了。学校得出结论：贵是合理的。然后秘密处理了那几个带头闹事的师兄。

学生们很生气，后果却不严重。领导满意，食堂老板满意，学生们却非常不满意。

曾经夜读明史，我最佩服的人之一便是徐阶。

1530年，28岁的徐阶依然意气风发，对着首辅张璁大喊："我不曾依附于你。"因此丢掉了前程，甚至几乎丢掉了性命。嘉靖皇帝在柱子上刻字："徐阶小人，永不叙用。"

1565年，经过30余年的忍耐与经营，徐阶除掉了严嵩，杀死了他的儿子，成为一个工于心计、城府深不可测的政治家，世间的一切都在他的掌控之中。

这一年，我23岁，却仗着那份骨子里的傲气，与食堂进行了一次交锋。

中午，到食堂打饭，烧菜里最受欢迎的是烧白。4元一份，大一时3元一份。肉片有9片，后来变成8片，现在是6片。不仅涨价，还减量。数学稍微好一点儿的朋友就可轻易算出这究竟是多大的涨价幅度。

一天我在食堂吃完饭，正欲起身离去。突然来了一个食堂管理员说："从今天开始，我们实行新的政策。你们要自己把碗筷收拾好，把桌子打扫干净。"

同学惊奇地问："为什么呢？""为什么？你们大学生应该自觉，自己的事情自己做。"管理员瞪着大眼说。

同学很不爽地按他说的做了。我在收拾时，看到一个食堂的服务员。我小声地问他："这是怎么回事？"服务员告诉我："这个食堂现在转给学校领导的一个亲戚经营了。为了节约成本，他辞了好几个服务员。于是把这些活全让学生自己做了。"

原来如此！这便是真相。在所谓的崇高道德的外衣下，掩藏的是无耻的丑陋。年轻时的牛劲儿一下冲了上来。第二天，吃完饭，我抬腿就走。

管理员再一次出现，要求我自行收拾餐桌、饭碗。

"给我一个理由？你们价格不停地上涨，菜的分量不停地减少，这些工作本就是食堂的责任，为了节约成本要强加在学生身上！如果要求我们做这些，也可以，但前提是，你们不能涨价又减量。"我说。

"你的衣服是不是也要学校帮你洗？你的房间是不是也要学校帮你收拾？这些你们自己的事情为什么不自己做好？你这个学生的品德怎么这么败坏？"管理员站在道德的高度对我进行说教。

我生气地说："那食堂的责任是什么呢？你们不停地涨价，价格比在市区的食堂还高，分量却越来越少，你有什么资格要求学生？你们考虑过学生还吃不吃得起吗？"

管理员指着我说："你是不是想闹事？你再闹，我马上把你送到校长办公室，直接就是一个处分。"

我的犟脾气上来了："你是什么人，你有什么理由给我处分？"这时，旁边一个服务员阿姨过来劝我："算了，算了，我帮你收拾了。"

阿姨把碗筷桌子收拾净，并在旁边给管理员说："算了，小孩不懂事，算了。"管理员指着我说："下次再这样，让你知道什么叫厉害。"

其实收拾一下碗筷算不了什么，就当帮阿姨个忙。我不愿接受的客观事实是节约成本，可饭菜价格却不停上涨，还要冠以道貌岸然的借口。

管理员转身而去。阿姨见管理员走了，低声对我说："小伙子，你怎么和他斗啊，他是学校领导的侄子。连你们的老师都不敢惹他。你惹他做什么，算了吧。现在这个食堂是他承包了，一来就辞了好几个人，对我们也凶得很。谁叫他有关系呢。看你这个小伙子也挺不错的，但不要强出头啊。万一被报复，最后吃亏的是你自己啊。"

刚才争吵时，我冲动的情绪慢慢地冷静了下来。听了阿姨的话，我感到一阵后怕，真不知自己刚才哪来的这么大的勇气。我默默地给阿姨道了一声谢，慢慢地走出食堂。

我在校园里，走了一圈又一圈，觉得后背发凉。我轻轻一摸，后背的衣服居然湿透了。

曾经诸葛亮唱空城计时，神色自如，司马懿一退，却发现后背湿透。这个世界从来没有真正无惧的人，只有勇敢的人去克制这种恐惧。我一边走，一边想，像我这样的学生，父母都是平民百姓，一个月的饭钱也就三四百块。领导的亲戚一承包食堂，马上就涨价，把本属于食堂的义务转嫁到学生头上，这究竟算什么？有没有想过我们学生的辛酸，能吃到的东西越来越少。我想着想着，两行热泪，居然顺着脸庞流了下来。我好久没哭过了，自以为眼泪已流尽，可今天一个人在行走时，还是流下了眼泪。

夜渐渐地黑了。我躺在床上，无法入睡。我想着白天的事情，抑郁的恶魔又来了，手不停地发抖，呼吸困难。我是不是要死了？黑夜就像厚得不着边际的黑土将我埋葬。我的心中，还有残存的愤怒。我的心中，还有些许的道义。我是不是该和别人一样，妥协而又麻木？只有这样才能好好地生存下去？何时见过六亲不认，没有道德，没有责任心的人得过抑郁症？这样的人今朝有酒今朝醉，活得潇洒着呢！

试想，如果今天白天，真的闹到领导那里，说不定真的就是一个寻衅滋事的处分。有了处分，连学位证都拿不到，那我不是毁了吗？我越想越后怕，但一想到那个领导的侄子的猖狂模样，心里就如一块大石头一样堵着。不是说人人平等吗？不是说学校一切为了学生吗？为什么领导的侄子就可以把食堂变成自己的吸金盆？为什么这个侄子就可以如此猖狂？

我好想大叫，心头憋得难受。肚腹上起了一块大包，里面有一个气球，越来越胀，越来越难受。头痛，像窒息一样的痛。我觉得我快不能呼吸了。肚腹不停地下坠，仿佛有人在用气枪朝我身体里打气。我只能斜躺着，这样才能好受一点。上个厕所吧，到了厕所蹲了好久，本以为会出来几个响屁，憋了半天，什么也没有，蹲酸了腿，起来时都有一点瘸。整整一晚上，我辗转反侧，看着那无尽的黑夜，看着慢慢亮起来的窗口，看着那射进窗户的第一缕阳光，新的一天又来了。可是，我的新生在哪里呢？用最后的理智，强迫自己起床，不停地干呕，好难受。像朽木一样的大脑，如垂死的人。

看着寝室的同学，经过一夜的甜睡，又是喜笑颜开地去面对新的一天，谈笑风生，精神饱满。而自己却还要撑着这具疲惫与病痛的躯壳疲于奔命。一天比一天瘦弱，一天比一天郁结。青春就是这样吗？匆匆流过的时光，再也无法复返，窗外的阳光却射不进我的世界。

8.14　斗争的艺术

第二天晚上，我终于睡了一会儿，可是不到3个小时。睁开眼睛，发现眼里的人居然出现了重影。我不想吃饭，感觉不到一点儿饥饿，失眠的人不会有多好的食欲。

周二了，我又要去心理咨询。在这之前，已经咨询了好多次。我几乎把卢老师当成了生命的最后一根救命草。咨询一开始，我就把在食堂发生的事情陈述给卢老师听。

卢老师听完像慈母一样看着我说："小楚，你觉得你这么做是对还是错呢？"我说："我不知道，我觉得我是出于道义去做。但是，后果对于我个人来说没法承担。"

卢老师问："那么你认为这种道义是什么呢？"

我说："比如，饭菜越来越贵，而他为了节约工资，少请服务员，把收拾餐桌这些活交给我们来做。却还要用道德来压制学生，这就是没有道义。"

卢老师问："那你认为你的这种行为能改变这些吗？"

我说："不能。可是就这样让他们嚣张，我看不下去！"

卢老师说："那么你就去对抗，这样的结果只有一个，牺牲自己，却改变不了这个结果。"

我沉默了，我不想当一个英雄，我只想当一个平凡的人。我做的事情只是按自己的本能。

卢老师看我陷入了沉思，接着说道："小楚，我本不是说指责你这种动机的不对。但是，对于一个成年人来说，除了要考虑动机，还要考虑是否符合客观规律，最后能达到什么效果。你曾经说过，你最讨厌的一句话：'我是为你好。'这和你讨厌这句话是同样的道理。动机并不能成为做一件事的充分理由。比如国外的人要去救一个落水的人，首先想的是用一根绳子把自己绑住，然后再去救人。而国内，很多人根本考虑不到那么多，往往不仅没有救到人，连自己也牺牲了。在历史上，很多英雄，也是选择妥协。比如林肯，在当上总统前，一直是迎合畜奴派的。又比如毛泽东也能接受国共合作。在现实中，学会妥协，换取时间来为以后的有效抗争做准备。这是一个成年人应该具有的能力。"

听到这里，我感概万千。我平时经常在想，不仅要有一个好的动机，还要论证这种好的期望是否符合客观规律。而到了自己做事时，却只顾得头脑一热，把这一切都给忘了。

卢老师把左手摊开，右手捏成一个拳头砸在左手掌上："就像一堵墙，就算他是非法之墙，但是，你非要以血肉之躯去撞，最后墙不会垮，自己却头破血流。做好事，讲道义，也要讲究方法，首先要学会保护好自己。小楚，你说呢？"

我听了，连连点头，可心里就是憋得慌，不甘心地说道："可是，就让他这么嚣张吗？"

"小楚，这个现实的世界就是这样的，还有比他更嚣张、更可恨的人和事。但是，我们还是要生活下去。当我们没有这种能力改变的时候，就只能接受。你看你这几天都睡不好，吃不好，除了折磨自己，能让这件事有任何改变吗？克服这种不良情绪的方法很多。要有一个强大的内心，可以试着转移视线，比如打球，或者多参加一些你感兴趣的活动。最近除了这件事，你的生活中的其他困扰还有什么呢？和女朋友关系怎么样了？"卢老师见我接受了她的开导，开始询问我和亦晨的事情。

我说："还不错，觉得和她在一起挺开心的，经常缠在一起，一天很快就过去了，不像在寝室里时间过得那么慢。"

"呵呵，这也是你找到心灵支点的地方啊。多想想这些快乐的地方，这是一个好事情。"卢老师笑了。

我说："现在让我很痛苦的，还是我的家庭。我一直有腹泻，气胀，还有现在要到医院拿药。每次问家里要钱，都很痛苦。我害怕和母亲说话，害怕和她打交道。上次放假时回家，我只在家里待了三天，但这三天真的好痛苦。我现在还没有手机，在家里偶尔用座机打个电话。可只要一拿起来母亲马上就破口大骂。有一次，我的一个朋友给我打电话过来，我只是接电话。正在接电话的时候，母亲回来了，便又骂又喊的：'打电话不要钱啊。'父亲在旁边劝了几句，还被母亲骂了好几分钟，都不敢说话了。我觉得，我的母亲简直就是无法天天，想怎么样就怎么样，实在是太过分了。"

卢老师说："那你试过和你的母亲沟通吗？"

我说："什么办法都想过了，最后的结果都是一样，一哭二闹三上吊，说我不孝，说不管我了，叫我滚啥的。我不能对她提出任何的质疑和意见。"

卢老师说："和母亲在一起，除了这些不快的东西，总还是有一些东西让你觉得温暖的吧。"

我说："小时候，母亲会带我去吃羊肉汤。母亲为了省钱，经常只点一碗，让我在里面吃，自己坐在门口等我。"

卢老师说："我听着，都觉得很温暖。"

我说："我也觉得很好，可是我很讨厌她把对我好的事常拿着到处说，而且还会不停地指责我，一个人坐在里面吃，都不知道叫母亲进来吃一口。见人就说，生怕人不知道一样。这一切都成了炫耀她如何对我好和指责我如何做得不对的资本。"卢老师说："从你在上我的人际交往课的时候，我就感觉出，你对母亲有很大的怨念。经过这么多次的交流，也感觉到这才是埋在你心底最深的一件事。这次先给你布置一个作业。回忆一下，和母亲在一起，让你感到温暖的东西，发到我的邮箱里。下一次咨询，我们会深入地谈。"

8.15　冬天不再寒冷

2005年的冬天，我和亦晨在一起已经有半年了。天气突然降温，寒风刺骨。冬天，对我来说是最难熬的，我要在寒冷中忍受着折磨。在成长的长河中，我惧怕每一个冬天。

清晨，我走到亦晨的寝室楼下等她。亦晨出宿舍看见我，马上就皱着眉毛拉着我的手说："你怎么这么冷，手冰凉的。"然后整理我的衣服，着急地说："呀！这么冷的天，你怎么还穿着单衣外套啊。里面穿了一共三件毛衣，外面衣服不防风里面再穿三件也根本不会暖和的。你怎么不买厚一点的衣服穿啊？去买个防寒服或是羽绒服吧。"

防寒服，羽绒服？这是什么概念的衣服，从小父母给我穿什么衣服我就穿什么，尽管又破又小，我也只能凑合着穿。

亦晨心疼地捂着我的手，用嘴朝着它们吹着热气。手上传来她的温暖，看着她关切的眼神，我身上涌起阵阵暖意。从来没有人这样关心过我。在寒冬，在一个个上学的清晨，就算我被冻得发抖，父母也没有给我买过一件厚的衣服。

女友拉着我的手，着急地说："走，现在就去给你买一件厚的衣服。你这样穿再多的毛衣也不会暖和的。外面一定要有一件挡风的厚衣服。"她一边说一边温柔地搓着我冰冷的手。

读大学一年了，第一次来学校外小镇的街上逛这些小店。看着那些装修得很漂亮的店面，再看着自己的装扮，我心底发虚。亦晨拉着我，娇嗔地说："怕什么怕嘛，又不会吃了你，看姐的。"川妹子就是辣。

我们进了"以纯"，一个卖休闲服的店铺，试了一件黑色的防寒服。试穿的时候，我偷偷地瞄了一下价签，299元。尽管天气很冷，可我头上的汗一下就出来了。我找了一个借口，匆匆地出了门。

亦晨跟着我出来了，疑惑地问："怎么啦？还有几件衣服还没试呢。怎么出来了？"我底气不足地说道："好贵啊，我身上没揣这么多钱。"

亦晨轻轻地打了我一下："可以讲价的嘛。怕什么，试试再说。我和寝室的人经常逛，也经常试穿衣服，不买又不是什么大不了的事。""讲也讲不了那么多吧？"我红着脸，不好意思在自己的女友面前露丑。

亦晨说："没事，跟着我走吧。那再看看其他几家吧。"

在一个小时之后，在另外一家，亦晨选了一件厚厚的防寒服，拼命砍价砍到128元。这个价还能接受，我试完衣服，并没有脱下来，直接穿在了身上，好暖和啊。

亦晨过来牵着我的手，靠在我的身上，撒着娇："看吧，穿暖和了手都变热呼了，听我的不会错的。"

寒风吹过，我的耳朵感到一丝寒意，但身上却感到从来没有过的温暖。不仅仅因为新买的防寒服，更因为有你，我的天使。你让我的心开始温暖。

8.16　寒风刺骨

2002年的冬天，对我来说，是异常的寒冷。寒风中飘着绵绵的细雨，每天早上，6:30就要起床，7:30出门，骑自行车上学。冬天的早晨，很黑很冷，寒风吹在身上，刺骨的寒冷。我只有一件外套，并且还是去年买的。由于质量不是很好，里面的棉脱掉了很多，拉链也坏了。寒风透过薄薄的衣服，如针一般刺在皮肤上。在刺骨的寒风中，我一个人骑着自行车，来到学校。身体冻得冰冷，鼻涕从鼻子里止不住地流出来，头痛，头晕，手指冻得发紫。如果有一身暖和的衣服，我就不用再如此难受。

每天我带着冰冷的身体回到家里："爸，我好冷，好难受！"父亲总是说："跺跺脚，一会儿就好了，再去喝点热开水。"其实这时，我最希望听到父母说的是："好，那去给你买一件暖和的衣服吧。"

我的伙伴，和我父亲在一起上班的同事的孩子，一个个穿着暖和的冬衣过冬时，我只能穿很薄的旧衣服。

看着我不停地流鼻涕，冻得冷凉的身体，还时不时地发低烧，父母仍是能拖就拖，绝不会说那句话："走，儿子，给你买件衣服吧。"绝不会让我享受到对于普通的小孩来说最普通不过的那些幸福。

痛苦地折磨，就让我一个人承受吧。我无话可说，我还能说什么呢？在寒冷中，我终于病了，头痛，嗓子痛，鼻涕再也止不住。我等待着机会，等着父母心情都很好的时候，用祈求的语气说："爸妈，我好冷，今年给我买点厚的衣服吧。"

只要听到我说买衣服这几个字，刚才还喜笑颜开的母亲，脸上的肌肉在不到一秒的时间内，完成了夸张的挪位，脸部肌肉下垂、紧绷，血红着眼睛以奇异的、令人恐惧的目光瞪着我，我感到脑后发凉。

"你究竟想做什么？你的衣服还不多吗？"母亲用颤动尖锐的声音喊道，我吓得浑身一震。"你怎么这么不懂事？你要把我们全家都逼上绝境吗？"

"真的没有厚衣服了，好冷啊！"我哭着，小声地说。

"那么多衣服，我去给你抱出来，看你还说没有？"母亲马上到衣柜里去抱出五六件衣服，丢在我的前面。"这么多衣服，你还要买衣服！"

我的心顿时冰冷。这是算什么样的衣服啊？三件都是薄得只有一层布的单衣，两件已经是三四年前的旧衣服，而两三年前的我145cm，现在的我170cm。这样的衣服还能穿吗？就算硬塞进去，袖子也短了一大截，一出门保证别人会以为来了个演喜剧的小丑呢。

母亲拿出来的衣服，哪一件衣服上的补丁少于三个？既没有看相，也不能抵挡寒风。父母虽然不怎么买衣服，但因为他们是成年人，不存在人长高不能穿的情况。

"这么多好衣服，居然还要买，你太不知足了。"母亲大吼着。她最大的一个优点就是睁着眼睛说瞎话。一堆根本就不能穿的衣服，被她说成好衣服，我却不喜欢穿。

"真的没有了。你看，这些衣服，这几件这么薄。这两件，又小又短，怎么穿啊？求求你们了，给我买一套厚衣服吧，就买最便宜的。你们一个月工资有2000多，我只要你们拿200块给我买一套衣服就行了。你看看，我的鞋是什么样的？脚底好几个洞，一到下雨，水就进了鞋里，我的脚都被泡烂了！"我鼓起勇气争辩着。

"啊，我们对你这么好，你居然还这么不懂事？我怎么生了这么一个报应儿啊！"母亲开始哭天抢地，大把大把的泪水像洪水一样倾泻而出，鼻涕四处流。这样的本事是任何一个琼瑶剧的女主角都无法超越的。父亲马上在旁边训斥着："你看你，把你妈气成啥样了。你有没有人性，我们怎么把你带大的？"

多少年后，再回首，我也想不出我有什么错误。我只不过提了一个最低的要求罢了。母亲常对我说："你一说话就使脸色。"使脸色，是方言，就是说，没有给她好脸色看。我能好脸色吗？我最合理最低的要求却被他们这样无端地拒绝并加以辱骂。难道还要我笑着说："谢谢你们，你们骂得好。"有几个人能做到？明明心里难受至极，还要做出一副笑脸来？

我的心比这个寒冬还要冰冷。我的世界就是这样的绝望而又无奈。我知道，一场炼狱，一场折磨，一场双簧又要上演了。在我的十几年的人生中，父母的这场双簧早就练得炉火纯青了。母亲大哭大骂着，仿佛我杀人放火吸毒一样的可恨。她一边大哭大骂，一边大喊："你怎么要这么气我啊？"然后，马上就躺在床上不停地哭喊着："哎哟，我的头好痛啊，你这个不孝子啊！"父亲就在旁边大骂着："你看，把你的母亲气成什么样了？你是不是要把你的母亲气死啊？"

我冷笑着，心里默默地想："我怎么没有好好说了？你还要我怎么好好说呢？不管我怎么努力，专挑你们心情好的时候说，用最谦卑的语气说，无论如何都是我的错，你们永远都是对的。"

"你快过来，给你妈道歉！你怎么这么不孝。"父亲还是重复着每一次固定的那句台词。

接下来几个小时，我说着言不由衷的话语，请求母亲原谅。分分秒秒都是折磨，我的心好痛。我究竟做错了什么？上天为什么要这样惩罚我？要让这样的父母生我养我再折磨我。

每一次，看着其他的小伙伴和父母一家人高高兴兴地去买衣服，我的眼睛都溢满了泪水。这些本是小小的幸福，于我来说却是永远遥不可及。如果我的父母真的是贫困，无力负担，我不怪他们。可是我的要求对于他们来说，构不成任何的经济压力，比我家经济条件差许多的人，也能享受着一家人去买便宜又经穿的衣服的那份温馨。如果我提的是过分的要求，要名牌要好衣好鞋，那么他们拒绝，我无话可说。我的要求不过是到农贸市场里买最便宜的衣服就行了。

我哪里过分了？我哪里错了？我想不通。

经历了几个小时的折磨，我言不由衷地向父母认错，流着不知什么味道的眼泪。父母终于说，明天带我去买衣服。可还要逼着问我："我们对你好不好？"直到我说"好"，他们才罢休。

夜晚，又是一夜无眠。父母对于子女来说是如此强大。对于未成年子女的控制，经济大权一手掌握。更加可怕的是社会舆论的偏向，无论怎么样，舆论永远是偏向父母一方。天下无不是的父母，父母肯定是为你好的。

我想过离家出走，我想过辍学，但我还是太在乎别人对自己的看法。我知道，只要父母一哭，所有的人就会马上来指责我。在道德的天秤上，父母永远是占着绝对的优势。

第二天，吃过早饭，父母收拾着要去买衣服了。在买衣服前，母亲又不停地问："现在要去给你买衣服了，对你好不好？"我能说什么？"好啊，你们是天下最好的父母了。"听到这句被逼出来的话，父母满意地笑了。

我骑着一辆自行车，父亲骑着一辆，载着母亲，从家里出发，到北门的贸易市场去买便宜的衣服。走着走着，跟在我身后的父母突然不见了，左转右转，茫然四顾，大街上是热闹拥挤的人群，却看不到我的父母。

我环顾四周看不到人。2002年手机还没有普及。

我呆呆地在街上等着。10多分钟后，父母从一个小巷里出来了，手上提着两个口袋，里面装着两件衣服。

母亲说："你看你爸没啥衣服穿，在这里，给你爸买件衣服。我也买了一件。"

在那一刹那，我明白了，原来如此，原来如此啊。

我一直觉得这里面有阴谋，有算计，有无耻，原来在这里啊。打着给我买衣服的幌子，在路上先把自己的衣服买了，把钱用掉，最后再借口钱不够，不买了。

我好难受。我问父亲："你身上带了多少钱？"父亲说："180。"我问："你们用了多少？"父亲说："一共90。"

还剩90块，买衣服是肯定不够了。我好难受，脸上买衣服的喜悦顿时烟消云散。我相信，如果你不高兴，很难受的时候，脸上铁定不会是充满着笑容。

一看到我不高兴的样子，母亲马上就大喊大哭起来："你又使脸色啊！你看看，你爸你妈连件好的衣服都没有，买件衣服你都这样啊！"我狠狠地背过头去，这样的情景，早就看得多了。

嘴里说要去给我买衣服，父母他们既然也要买，那就不能多带点钱去？就算你临时决定买了，那能不能说下次再来买？父母他们要求我在任何不高兴、难受的时候，都不能摆出不高兴的样子，要笑着，笑给谁看？

我带着泪，不说话，任由母亲在大街上哭天抢地，我只是静静地看着天。10分钟后，表演收场了。父母又开始问我："我们对你好不好？你知不知道自己错了？"

然后他们带着我到农贸市场，买了一条50元的牛仔裤和一双35元的鞋子，然后钱就没有了。还是没有暖和的上衣。不仅如此，父亲还对我说："你一个人就花85。我和你妈两个人才花90，你花得够多了！"

在这个寒冷的冬天，我穿着薄薄的单衣，每一天都在寒风中挨冻，每一天放学回家后，身体都是冰冷的。一个冬天都处在感冒和半感冒的状态中，鼻涕没有停过。那次买衣服的插曲过后，父母再也没有说过买一件暖和的上衣的事。倒是母亲无数次地哭喊着："连你爸妈买件衣服，你都不愿意啊？"

你要买衣服，大可多带点钱，就算临时决定，钱不够了，完全可以第二次再去买。可是这次回来，就只有对我无尽的责备。利用父母的强大控制力和绝对的道德优势，让整个家庭只有镇压与谎言，没有温情和信任。

2002年的冬天，我好冷，身体冷，心更冷。在一个个寒冷的冬夜，我哭泣着躲在被窝里。在这个冬日，我在课桌的左上角，写上了一个大大的恨字！我好恨！我恨这个世界，为什么要这样对我！不公平！我为什么这么可怜！

这个学期期末，父亲去参加家长会，把我贴的"恨"字拿了回来。父亲问："你小小年纪，哪来的这么多恨？"我的鼻子一阵酸，转过头去，什么也没有说。我已无话可说。

2002年，人生中最寒冷的冬天。在这个冬日的夜晚，我用血与泪写下了这一段刻骨铭心的文字：

我的心快要冰冷。

我的心早已冰冷，如窗外的寒风，无情地嘲弄着小草。你是冬天中多余的杂物。

我的血早已凝固，如珠峰上万年的冰封，永远不会融化。

我不再相信任何人，不再相信任何事。

一切都是欺骗，一切都是虚假。

用一颗冰冷的心去面对世界，把热血冷藏在厚厚的冰层之中，不再泛起一丝涟漪。

把我的心锁起来，不再对谁打开。

恨是保护自己最好的外壳。

恨这个世界，恨冰冷的苍天。

我用仇恨去拒绝明天。

作于2002年 寒冬

一个人的身体冷了，烤烤火，很快就能暖和起来。

一个人的心冷了，要暖和起来，却难于上青天。

2005的冬天，我有了她，亦晨。

在这个天气更加寒冷的冬季，我终于不用在寒冷中发抖了。在宽阔的大街上，看着人来人往，我不再孤单一个人，不用再把孤寂的心放进冰窖。有一个天使来到了我的身边，温暖而又柔软的手，和我牵在一起。我的手冰冷时，她会用那一双美丽而又修长的手，不停地搓揉着，拉着我去买衣服。为了帮我节约钱，她带着我在一家又一家的店铺里比较，伶牙俐齿地和老板讨价还价。

冬日的一个早晨，一轮红日冉冉升起，在薄雾中漏出半个脸。我和亦晨，从学校门口出发，得中转一下，才能到春熙路。在路边的公交站台等候下一路车时，亦晨调皮地把手顺着衣服伸到我的肚子上。好冷，我一下子跳了起来。亦晨咯咯地笑了，原来亦晨的手也冷，我握着她的手，放在嘴前，吹几口气，像钻木取火一样，使劲地搓着。

搓了一会儿，我问亦晨："暖和了吗？"亦晨调皮地说："嗯，真乖。"我做出一副苦样："能不暖和吗？我在钻木取火呢。手都磨出茧了。""哈哈。"我和亦晨都笑了。在打闹中，我们好不容易挤上车，半个小时后就到了春熙路。

在太平洋百货门口有许多人物的铜像。2003年，我来过一次。那一次是因为抑郁症病重，第一次进成都看病。

2004年，刚上大学的第一周，我又和同寝室的人来过一次。因为我肠胃紊乱，需要上厕所，在麦当劳的厕所外排队。我和同学走散了，很伤心地一个人到处找车回去。

第一次来，伴着痛苦，泪水。第二次来，是无聊和病痛。第三次，是刚和亦晨谈恋爱的第一周。那一天，第一次牵了亦晨的手。幸福而又慌乱。今天是第四次来，亦晨就像那一把熊熊烈火温暖了我。我们像块牛皮糖，糖烧化了粘一块，甜甜的一对。

抑郁症对我的身体产生了三个最大的影响：失眠，腹泻，气胀。因为腹泻，在相当长的时间里，我几乎成了一个禁欲者，不敢吃肉食，不敢吃辣，不敢吃零食，不敢喝外面的水，包括矿泉水。食堂的大妈都知道，有我这么一个怪人，只敢吃最清淡的素菜，甚至连一般的炒菜都要用菜汤过一下才敢吃。

我最怕的事情之一便是和同学一起在外面吃饭。于是，我尽量避免和同学接触，一个人独来独往。在同学眼里，我成了一个孤僻怪异的人。室友买了零食，都会给在身边的人分发一点，而我从来不敢吃，自己也不敢买。于是我便被室友当成了怪人，认为我不合群，不接受他人的好意，不懂礼尚往来。我没有对人说，也没有人能帮我。

8.17 经典的零食

沿着春熙路从太平洋百货向前走几分钟，有一家卖铁板烧的。

这一天，我和亦晨无意中到了这一家店，买了两串菌干，2元一串。

"我不想吃，你吃吧。"我着急地说道。看着这些油油辣辣的东西，我就害怕，怕拉肚子，开始找借口。

"吃嘛，吃嘛，好吃得很。"亦晨撒着娇，蹦蹦跳跳的，把烤串递到我的嘴边，一个劲儿地往我嘴巴里塞。

"我不想吃啊，不干净。"我不停地找理由逃避。

"好吃得很，吃！快吃！"亦晨一边用手在我的腋下挠着我，一边把菌干送到我的嘴边。笑穴被点，我不得不张开嘴，亦晨趁机塞进我的嘴里。

不错，味道相当不错。好久没有尝过美味啦。生病后每天都在清茶淡饭中过着苦行僧般的生活。尽管这样，还是没有避免腹泻，身体还是一天又一天地消瘦，还是像一具行尸走肉一般生活着。整个人精神高度紧张，对各种食物开始神经质起来。

现在反正都吃了，那就舒舒服服地吃一次。要死就死吧。在美女的陪伴下死去，也值了！此念一起，便收不住嘴了，大口吞咽着剩余的菌干，真香，真好吃。从来没有吃过这么好吃的菌干。

准确地说，这是我第一次吃铁板烧的菌干。小时候让父母买给我吃，这是不可能的。

"再吃两串吧，我还没吃饱。"亦晨胃口大开，又点了两串鱼丸，两串豆干。我和亦晨都吃得一嘴的辣椒，辣得真爽，香辣可口。肚子里渐渐感到有一些不适，被辣椒辣的。哪还管得了那么多，甩开了心里的负担，心情反而开朗了，反正吃不吃都是要拉的，何必一天到晚担惊受怕。于是干脆再买上两瓶雪碧，和亦晨边走边喝。第一次，坦然地看着街市的繁华与热闹，其中也有了我的一份。

和亦晨一起走到"高邦"的商店，我手心出了汗。妈呀，要是给亦晨买上一件衣服，哥下半个月就只有啃馒头了。怕什么，为博红颜一笑，哥饿死也认了。亦晨在二楼，看到一件衣服，看来看去。"喜欢就试试吧。"哥打肿脸充胖子地说。亦晨摇摇头说："不要啦，看看就好了。这些衣服都还是正价，太贵了，划不来的。我们到四楼的打折专区看看吧，我身上的这件衣服就是打两折的时候买的，才几十块钱。"

亦晨牵着我的手一边走一边说："其实，很多时候，春熙路这边的衣服并不贵，主要是要选中时机。我和寝室的女生就经常过来淘打折货。"亦晨轻轻地打了我一下："你看你，一手心的汗。"我不好意思地笑了："我没有逛过这么大的商场啊。"

这一天，我又了解到了包括亦晨在内的大部分女生的另一个习惯，只逛不买。在最开始，我害怕亦晨买，在最后，我想求着亦晨买。"走，我们买一套情侣衫吧。"我说。

亦晨睁大眼睛，嘟着嘴说："不买，花这冤枉钱做什么，你生怕别人不知道我们是情侣啊？"

平生第一次陪女孩逛街，最后的结果就是逛了一整天，啥也没买，只吃了几串烤串。对了，还有一个麦当劳的甜筒冰激凌。再怎么也没有想到冰激凌这个我最怕接触的零食成为我最爱的另一个经典零食。直到今天，只要看到，哪怕是大冬天，我也一定会去买来吃。吃的不仅是它香甜的味道，还是我在战胜抑郁症，战胜内心恐惧后的喜悦。

　　逛了一天，我们累了，坐公交车回校。在公交车上，亦晨总是有说不完的话。到了学校门口，亦晨高兴地说："走，我们去吃'五块五'。"

　　"什么叫'五块五'？"我听得莫名其妙。"你去了，就知道了。"亦晨一脸神秘。

　　亦晨把我带到一家豆花火锅门口我才明白过来。每人每次五块五，随便吃豆花。再加两元，就能吃上酥肉、排骨。满满的一大锅热腾腾的豆花，上面有各种蔬菜、酥肉、火腿肠、排骨，香气扑鼻。这样的火锅，我平时一个人是绝对不敢吃的。反正今天啥都吃了，也不差这一回了。我豁出去了！这个寒冷的冬日我吃得大汗淋漓。因为抑郁症已经多年没有好好地吃过一顿饭了。今天，亦晨终于让我突破给自己定的那条线，开始重新尝试着品味人生的乐趣。

　　这一天，让我明白了三个道理：

　　1. 女人试衣服，不一定要买衣服。最重要的是享受逛街的过程。

　　2. 在这城市里生活，也有便宜还能过得很开心的方法。

　　3. 乱吃东西会腹泻，一大半是心理在作祟，紧张的心情会导致肠道蠕动过快，导致腹泻。啥都敢吃，心情反而放松了许多。大不了拉上几次又如何？何必前怕狼后怕虎？人活着，就要开心。

9 和天使一起飞

9.1 课堂上的谬论

从小父母对我们说：上学不仅是让你们学知识，更重要的是，让你们学会做人的本领。小时候，总是仰望着老师。曾经老师是如此强大，如此博学。曾经对老师是如此的崇拜，认为老师什么都懂，什么都会。

人总是要长大。恒久的是改变。多少年后，早已远离校园的我们，再回首昔日的年华，有谁不感慨万千？

只是每个人看到的东西不同罢了。2011年的高考完了搞出了一个笑话，福建卷的语文试题里有一段写故宫的文章。在第一段和最后一段都提到了一次下雨。最后一题便是：作者为什么要两次提到下雨。

标准答案说了一大堆：首尾呼应，提醒读者。最后原文作者站出来大吼一声："我写两次大雨的真正原因就是：我写稿时，正在下雨。我一个南方人在北京，很少见下雨，一下雨我就高兴了，于是不知不觉写了两次。你们出卷前问问我好吗？"

没两天，作者火了。这对于大家来说，可能算是一个新鲜事了。我早在几年前就接触过这种事。曾经一个姓吴的编辑，写过一篇关于母爱的文章。也被当成一个考试题。其中一题问："作者在写这篇文章时，心里在想什么呢？"标准答案："作者在思念离去的母亲，沉浸在童年的快乐回忆中。"后来我问吴编辑："你当时真的是这样想吗？"吴编辑答："想个屁啊，老子当时就想，这篇文章发表了能拿多少稿费。"我听后顿时石化。

人们很喜欢鲁迅先生这个人，也喜欢他的文章。多少年后，再把这些写于大半个世纪前的文章拿出来读，却仿佛仍然写的是今天。

天地一甲子，人性又何曾进步过。鲁迅先生的文章，作于文言文和白话文过渡的时间，自然也有一些不符合现在的语法和习惯的语句。这本只是一个很简单的原因，却被语文老师当成重头戏来讲。

更加可笑的是：每一年讲的都不一样。每一年都在修改。鲁迅先生当年写文章时能想到这么多？你当一个长年患肺病，四五十岁的老头子的大脑是八核CPU？可以同时执行多线程任务？

举一个例子，《纪念刘和珍君》中有这一句：当三个女子从容地转辗于文明人所发明的枪弹的攒射中的时候，这是怎样的一个惊心动魄的伟大呵！

老师说：看看，这句话要是精简一下，最后就是"时候是伟大"。但是时候是不能伟大的。伟大的只能是人。而鲁迅先生为什么要这样写呢？同学们动动脑子。是因为鲁迅先生写错了？胡说！鲁迅先生这样写是有深意的。并且这个深意，今年又改了，去年是不一样的。各位同学记笔记了。这句话的深意有三点：

1. 歌颂三位女性的坚强，在这一刻人性升华，成为永恒的精神。

2. 暗喻文明是在时间中不断改变的。只有当时间在不断的前进中，才能洗去丑恶。

3. 讽刺，枪弹只是在一瞬间，暴力不能永恒。

听完后，我快疯了。鲁迅先生写这篇文章时，也就是拿着一包烟，就写了一晚上而已。当时怎么想的，你们不仅猜，而且每年猜的都不一样。鲁迅先生一下能想出这么多东西来？银河系超级计算机吧？

这样的语文课还是少上一点的好啊。在中学，学的和考的几乎没有什么关系的，大约就是语文了。每天上课，把一篇又一篇好好的文章，一句一句上纲上线。为什么好多人学了这么多年的语文，却写不出一篇像样的文章来？就是这样把学生的兴趣给磨掉的。比如，我们吃一盘菜，不需要你一样一样地拣出来说这是姜，起什么作用，这是蒜，又起什么作用，好不好吃我们的舌头知道。

语文，就是造成国人写作文水平普遍低下的罪魁祸首。写作，靠的是灵感。本来很有灵性的句子，非要被你这么生硬地安上一个深刻的含义，还强迫别人去背，去记。这不是倒人胃口吗？从高一开始，我不再听语文课，不再做任何的语文作业。可就这样，我依然考了一次全班第一，一次第二，好几次前十。

9.2　书法之字如其人与伪科学

中国崇尚书画。在没有数学、物理、化学的几千年里，棋琴书画便成了选拔人才的重要依据。有句话叫"字如其人"，从一个人的字里，就能看出一个人是什么样的？从一个人的字里，就可以看出一个人的性格，就能代表这个人。

那么一代书圣王羲之，又做出什么政绩来呢？一辈子碌碌无为。其次王献之，更是混账得很，在军营里干了好多年，连自己究竟是负责哪一块都不知道，整个一个混世魔王。

再说，如果从一个人的字就能看出这个人的内心、人品，那么书法史上不可或缺的瘦金体，刚劲有力，干练洒脱。那么这种字的主人，一定是硬骨头，做事扎实？可瘦金体的主人宋徽宗是有名的昏君加软蛋，看到金军一来，马上就退位，让位给儿子，溜了。这种软蛋，怎么和瘦金体所体现出的那种伟大的人格力量相符呢？如果说懂字，就识人。宋徽宗怎么选了同为书法大家的蔡京这个奸臣啊？还有那个米芾又是什么好东西？字如其人的这种鬼把戏，不过是自我意淫，自欺欺人的东西罢了。

如果在昔日，靠着毛笔写字来中举，练练字也就罢了。可在这个办公电子化的年代，平时写字除了签名以外，还能写几个字？没看到港台歌星的签名只有鬼才认得出来，少男少女不也拿大把的钞票去买吗？还是回到实实在在吧，字就是一个信息的载体，清晰可辨就成。甚至不一定手写。有更好的东西代劳写字为什么不用呢？

在今天这个科学日益普及的年代，有了更好、更可靠的方法来帮助我们知道，应该如何看待：字如其人。

在库恩的《心理学导论》中，有专门的章节：伪心理学。其中专门详细地描述笔迹学。何谓"伪心理学"？指那些貌似心理学，但没有任何事实根据的体系。与真正的心理学家相比，伪心理学从不进行试验。

常见的伪心理学有：手相学，笔迹学，占星学。笔迹学的重要内容便是：以字识人。对着字，就能说出这个人的人格特质，如刚毅，如脆弱等。可经过实验证明，从字分析出的人格特质和实际的人格特质相符合的比率和瞎蒙是一样的。

"字如其人"就是一个彻头彻尾的伪科学。

9.3 交流和反思

我和父母尤其是母亲间的矛盾，产生的原因最重要的就是缺乏交流。

20年里，和父母没有一次愉快平等的交谈。有的只是父母单方面的灌输。对于大多数的朋友，父母是最值得信任的人，可以把自己的忧伤向父母诉说，可以在最伤心的时候，回到家里疗伤。因为家是最后的港湾。

我努力过，我尝试过好多次。我想在我的青春里，能尝到一家人亲密无间的温馨感觉。我试着把我的痛苦，把我的忧伤，把我的委屈，告诉父亲母亲，让他们了解我的需要，能够做出一点的改变。而得来的却是一次又一次的失望，直到绝望。父亲母亲永远都是双簧欺骗，强力打压！

在他们的世界观里，我是完全归属于他们的。而他们又属于见多识广的，我们之前，只有单方向的信息流通。

初二的那一年，有一个家里比较有钱的同学，指着衣衫破烂的我大骂：

"乞丐，叫花子，看你穿成什么样子，骑的是什么样的破烂自行车，从垃圾桶里拣来的吧？"

这个同学说完，得意地笑了，旁边传来的是一大片看热闹的哄笑。城里的同学都纷纷附和着。我骑的自行车，在车棚里一眼就能看得出来，最烂的那一辆肯定是我的。而我每天去车棚取车，车大多会被踢倒在地。不用说，是城里的同学干的。连老师也经常在课堂上说："有的同学，要注意形象，不要跟这个学校不符，穿得跟个乞丐一样。"他一边说着，一边用眼睛狠狠地瞪着我。

在学校里，我像做贼一样，不敢和他们一起玩，一起参加活动。因为我怕被呵斥。终于，在惴惴不安中，我崩溃了。我大哭着，一路狂奔着，回到了家。

我撕心裂肺地哭着，哀求着："你们给我买一些一般的衣服和自行车吧，我受不了了！我不想再被人看成一个怪物。"父母麻木地看着我痛苦的样子，就像鲁迅的笔下看国人被杀头的样子一样。他们一个劲儿地问："他的成绩有没有你好？"

一听到这句话，我就知道父亲肯定又要来老一套了，又要说不要和别人比什么吃、穿等，要比就比成绩。可事实上，常常取笑我的这个人的成绩还不错，尤其是英语，因为家庭条件好，能看很多英文原声电影，口语非常的好。

我老实说："比我好。"父亲一时语塞，在他的世界观里，家庭条件好的人，一定读书不行。穷人的孩子，一定成绩好。他一直把这两个并没有必然联系的因素，强行结合在一起。

我哭泣着，恳请他们给我买新衣服，不要再让我穿着破得不行的衣服，骑着除了铃铛不响，其他全响的自行车去上学了。可是，我的父母，没有给我任何的安慰和任何的理解，自然也没有任何的改变，仍旧站在十万八千里的道德高度对我进行着轰炸：

"不要管穿什么！你要看学什么！现在穿什么有什么了不起！以后工作了再拼！"现在这么多年过去了，曾经的这位同学大学毕业后凭着父母的关系进了财政局，端着铁饭碗，过着朝九晚五的美好生活。

而我这个当年的穷小子还是一个私企员工，忍受着出差、加班的痛苦。我的哭泣，没有得到任何的理解，只带来一顿轰炸。父母他们永远不会做出任何的退让和改变。

我对他们的信任，荡然无存，恨意一点点、一次次地加深。

9.4 单方面的要求

有的时候，父母也会和我订立一些协议，假如我做到了一件事情，他们也会为我做一件事情。不过很遗憾，这些协议，从来都是单方面的。因为他们都会把我的义务拿出来限制我，而对自己承诺的事情，很少兑现。

我可以去做答应他们的事情，可是，我一要求他们兑现诺言，他们马上翻脸不认人。信任，早已荡然无存。在这种没有平等，没有交流，没有沟通，没有信任的前提下，家庭关系怎么可能和睦？

我一直很奇怪，从小到大父亲为什么这么压制着我？直到多年后，在我几乎要放弃生命的那个冬天，我终于知道了答案。

那一刻，我泪流满面。

9.5 湖边的早课

2005年上半年的选修课结束得很早，一般14周就结束了。选修课结束后就见不到卢老师了，但我有了亦晨。

每天早上，我都会早早地醒来，很困，于是闭着眼睛躺到快要上课，再匆匆起床。和亦晨在一起没多久后，亦晨问我："你早读吗？早上起来读英语吗？"

"不读。"我摇摇头。"起来读吧！不要就知道睡懒觉，以后每周二、周四早上都来陪我早读，一起读英语！就在湖边。要是迟到了，看我怎么收拾你！"亦晨刚才还甜美温柔，一下子就变成了一个母老虎，恶狠狠地说道。说完，还在我的手上狠狠地掐了一把。"听到没有？你个大懒猪！"

"听到了，听到了。"我痛得乱叫，野蛮女友惹不起啊。

周二早上，我早早地起了床，吃了早饭。我到湖边的第二个长凳上，手里拿着一本英语书等亦晨。亦晨还没来，我远远地望着她途经的小路。过了几分钟，亦晨来了，拿着一个小包，边打开包边对我说："你来得还挺早啊！嘿嘿！"亦晨傻傻地笑着。

她拿出一本书和我坐在一起。我一看，《普通话水平测试》。"你看啥子？"亦晨问我，准备翻我手里的书。"英语。"我说。"我看看。"亦晨一把抢过去，翻了几页，然后指着一篇课文说："今天读这篇，我等会儿要抽查，让你背诵，背不下来，扭耳朵10下！""不会吧，这么惨。"哥快哭了。这是女朋友还是老师啊！"快点读！你读你的，我读我的。"亦晨狠狠地瞪了我一眼。

"My name is James……"我用我的川普口音刚读了两句，我就读不下去了。只听见亦晨用奶声奶气的声音读着弱智的文章，我就再也忍不住了，笑了。"大象和蚂蚁比赛力气……大象说……"

这是什么破文章啊，考普通话，就考这么弱智的文章？被我嘲笑了几句，亦晨嗔怒道："要你管！"狠狠地在我手上扭了几把，扭得我跳了起来。

"快读书！我要抽查你背书。"亦晨怒了。

我只好把脸上笑硬的肌肉撑住，慢慢地开始读英语课文。别看语文对我来说，很容易。可英语却很难，一是发音不准，二是它认识哥，哥不认识它。

遥想昔日，初中的英语第一次考试，我就勇夺全班倒数第一。以前那些什么音标啊，认不了、读不了的时候，我就会用地道的川普诠释着英语，这么多年来就这样一步一步地走来。

今天，遇到这么一个较真儿的女友，实在是强人所难啊。我拿着书，拼命地读啊，背啊，大约读了大半个小时。看我读累了停下来，亦晨就一把抢过书，嚷着道："快！背给我听！"

"Today is the Mother's Day……"接下来的我忘了。

"错了，错了，错了，惩罚一下！"亦晨狠狠地在我的耳朵上扭起了频道。左3圈，右3圈。一段背完，我的耳朵，又红又热，像刚出锅时滚烫的麻婆豆腐一样。

我哭丧着脸："亦晨，我的耳朵熟了，要飞了。"于是，我让耳朵匀速地扇动着。我有个绝活，耳朵可以自己动。大约就是猪八戒遗留下来的神功了吧。

亦晨便笑着用手去抓我的耳朵，使它老实下来。两个活宝在一起，就是快乐，每天都有说不完的话题。

和亦晨在一起，接触了许多以前不知道的东西。她总是热情地把我介绍给她的朋友，带着我和她的朋友一起玩。有时，亦晨问："你为什么不把我介绍给你的朋友？"我不好意思地回答："我不像你有那么多的好朋友。"谈到朋友，我都会马虎地应付着。

每周二、周四，我都会去湖边的第二个长椅上，和亦晨一起早读。亦晨读她的普通话读本，我背我的英语。

每天我都要完成亦晨布置给我的早读课程，努力地通过她的英语单词考试。一旦没有过关，耳朵就会遭殃。四川著名的粑耳朵，就是这样来的，动不动就捏上几下，天长日久，耳朵里还能有硬骨头吗？

打打闹闹就是快乐。快乐的时间总是飞快。期末了，一不小心，英语居然考了个全班第一。哥的平生第一次英语考试就考全班倒数第一。在学了8年英语后，终于来了个正数第一，爱情的力量真是伟大啊！

谢谢亦晨陪着我的每一个清晨。

9.6 罗马假日

学校暑假要封校，不允许学生在暑假期间留在寝室。暑假，我又要回到在农村的家，过着无聊痛苦的日子。到成都一年了，我一直没怎么仔细逛过。多少年前，我的愿望就是到成都来旅游，长长见识。离校的最后几天，我决定和亦晨在成都玩一玩。

在经过一番郑重讨论后，亦晨做出以下重要安排：

第一站：洛带古镇和金长城。第二站：武侯祠。第三站：动物园。

第一天，目的地：洛带。

这一天，我哭了，亦晨也哭了，哭得那么情不自禁！人为什么会哭？男人为什么会哭？男儿有泪不轻弹，只因未到伤心处。

在洛带这个古镇，我和亦晨围坐在一张桌上，每人手里都拿着一个碗，拼命地强迫自己吃碗里的食物，眼睛里充满了泪水。情人的泪，满脸的汗水，在这个夏日，勾画出这样伤心的一幕。

曾经有最后的晚餐，那一夜，耶稣和犹大，与其他弟子，相视无言，唯有泪千行。今天，我和亦晨，在这客家人的聚集地，真正体会到了什么叫作伤心！

这是位于龙泉驿区洛带镇广东会馆的一个特色小吃店。同时里面还有开心冰粉、阿婆凉糕、母亲凉面等小吃。

我们吃的就是大名鼎鼎的伤心凉粉！何谓伤心凉粉？

伤心凉粉据说是因为以"吃的人都会被辣得流下眼泪而得名"。佐料"色泽鲜亮"，凉粉"爽口滑嫩"，小米椒威力巨大，真是让人"一把眼泪一把鼻涕"，"越吃越伤心"。一定要再来碗"甜甜"的开心冰粉"才能化解"。

我和亦晨都是纯正的四川人。生病之前，我以辣为生，但自从得了抑郁症后，肠胃越来越不好，口味越来越清淡。亦晨得到她母亲的爱吃辣椒的遗传，十分喜欢吃辣。

即使如此，她也受不了这小米椒，眼泪，汗水，流得一塌糊涂，幸好还有开心冰粉。再来一份开心冰粉，甜甜的，再来一份年糕。

我今天是把命豁出去了，平时连一点油腻的东西都不敢吃，现在吃这么多。算了，何必在乎那么多，该吃就吃，该玩就玩。洛带古镇这时正在修建中，街道的路都是坑坑洼洼的。我们在广东会馆转悠了一会儿，便坐车向金长城驶去了。

中国人很擅长山寨。这不，长城也山寨出来了，我们去不了北京，就到成都龙泉爬爬这个金长城！长城十里长，尽头是座庙。庙里有金龙，故名金龙寺。

这一天，亦晨穿着一条七分裤，到了长城后，才发现，这大约是她做过的最错误的决定了。密密麻麻的黑色蠓虫发现了亦晨那水嫩嫩的小腿肚子。大约两个小时后，亦晨的小腿肚子就红了一大片。她的小腿被咬了好多包，红得十分恐怖。亦晨真是欲哭无泪啊。

在金长城上，站在高处，眺望远处的白云和高山，我紧紧地搂着亦晨。不时吹来徐徐清风将她的发丝扬起。我站在亦晨身后，默默地看着被风吹起的长发，如此的绝美，如此的温暖。

亦晨，你会离开我吗？这种快乐还能持续多久？我默默地想着。天空下起了雨，我和亦晨开始在长城上奔跑。大约半个小时后，来到了位于长城尽头的寺庙——金龙寺。

寺庙还在修缮中，十八罗汉的金身已经立起来了。当时只有一位老大爷在守庙。老大爷是俗家弟子，很健谈，也很厉害。一听说我们是大学生，他就出了好几道风马牛不相及的考题来问我们。

比如长江三峡有几座山之类的。

我和亦晨都很累，不想跟他争，再说他是地主，我们还在这躲雨呢，把老大爷惹急了，赶我们走怎么办？我们的妥协并没有让老大爷知足，见我们几个问题都答不上，便越发地起劲了，完全忘了佛家弟子的"不打诳语"。他洋洋得意地批判着："你们现在的大学生啊，实在是不行啊，知识不够，啥都不知道，连我这一个糟老头子也比不过。"

我有点生气，后果很严重，不为面子，也要为尊严而战啊。

老大爷说够了，话锋一转："你们会背《岳阳楼记》吗？"

我一听《岳阳楼记》，高中学过，可高考一完就忘了，谁还记得！一下答不上话来了。

看到我们底气不足的样子，老大爷大笑着说："看你们大学生，忘得一干二净，我来背给你们听。"老大爷激动万分，摇头晃脑地背了起来："予观夫巴陵胜状……"

一分钟后，老大爷停下来骄傲地说："看看吧，这么多年了，我都还记得这么清楚。"

佛的忍耐也是有限度的！我决定杀杀他的锐气。

"你背了这么多，这是第一段。那你知道最后一段是什么吗？"我淡定地说道。

"这个，那个，这个……咦，背了这么久，我还偏偏记不住最后一段呢。"大爷摸着脑袋想了半天后说道。

"听好了，最后一段：噫！微斯人，吾谁与归！"

哥极其淡定地吐出这八个字后，飘然而去，留下老大爷发呆的身影。看着老大爷后悔的样子，几百字的文章他都背下了，最后一段才八个字，怎么就背不下呢？失策啊失策！

第二天，武侯祠。

三国在历史上只有一段很短的时间，但中国人偏偏对这段历史情有独钟。记得在第一次见到亦晨时，亦晨问我，草船借箭是几点钟发生的？着实把我难住了。

今天，游武侯祠。票价60元，还不打折。比起人文景观来，我更喜欢自然景点，高大巍峨，气势磅礴，山是真的，水是真的，树是真的，风也是真的。武侯祠有一个墓，衣冠冢，假的。那么多雕像，假的。还有一些兵器，也是假的，全是仿制的。

唯一让我感到有点兴趣的，便是出了武侯祠后门，有一座刘湘将军的墓。本人只佩服那些对抗外敌的英雄，而在后面的中国人打中国人的战争中，无论你杀了多少人，都不值得夸耀。

游武侯祠一天，真是百无聊赖，看了一天的假山假人，又是一整天的意淫。

诸葛孔明一生谨慎，不肯冒任何风险，实乃治世之能臣，非乱世之枭雄矣。"可谓识治之良才，管、萧之亚匹矣。然连年动众，未能成功，盖应变将略，非其所长欤！"一会儿是草船借箭，一会儿又是借东风，这些伟大的功绩都仅存在《三国演义》中，而在正史《三国志》中却没有记载。难道诸葛就没一点真材实料？

神一般的人物，总是处于不败之地，永远地洞察一切，未卜先知，这样的人，永远只能存在于小说和电视中。作者和导演会替他们安排好一切，不用为现实的一切烦恼。犹如在武侠片里的大侠，不用担心吃什么，花什么，武功天下第一，随手一挥，一堆人就倒了。

《三国演义》也是我最爱的书之一，里面让我印象最深的一句话就是：孤绝不愿慕虚名而处实祸也。说白一点：老子绝不死要面子活受罪。

5月8日，1945年那个惊天动地的日子，苏联红军攻入柏林。而我攻入了亦晨的世界。7月13日，学校封校前的最后一天，过了这一天，就必须和亦晨分别了。

最后一站，动物园。人和动物相比的区别还是很大的。比如武候祠，里面没有真人，也没有活人，连个真正的死人都没有，票价竟要60元。

动物园里这么多活的动物，票价才12元。不公啊，不公啊！我终于要看到熊猫了，我终于要看到老虎了，我终于要看到猴子了。哥激动啊！

这时亦晨神秘地对我说："动物园里有一只猩猩和你长得特别像。"不会吧，哥长得这么像猿人？难道今天能在这里找到亲戚？我居然真信了。

这一天，晴空万里，清风吹啊吹，小鸟唱啊唱，在愉快而又欢乐的气氛中，我和亦晨来到了成都动物园。

到了门口，看到了各式各样的动物，有海豚、熊猫、斑马……唯一的缺点就是：这些东西，不是活的，也不是死的，而是假的，全是水泥做的。难道想看点活的东西，就这么难吗？一想到此我马上就垂头丧气了……

"你傻啊。"亦晨拧着我的手臂，笑得前仰后合，"这里只是一些雕像，真的动物在里面呢！"又丢脸了。

在这里，我第一次看到了活的狼、熊、虎、豹和国宝熊猫。亦晨拉着我转了一圈，到了猩猩馆外。她卖关子地说："这里有一只长得特像你的猩猩。你想不想看啊？"

亦晨拉着我的手，连拖带拽地将我拉进了猩猩房。我终于知道什么叫真正的嘶吼！一只猩猩一见人走近就朝外冲，马上就捶着胸脯大吼起来！震得整个铁笼不停地响动。

"快看，快看！他是不是长得很像你！"亦晨一脸的怪相！这只猩猩一掌就能拍死我，名副其实的人猿泰山啊。哥哪里长得像它了？

我崩溃了，哥看着那只疯狂吼叫着的猩猩，难道我们真的是有缘？怪不得，第一次碰到亦晨时，我连续几次说的那四个字："人猿泰山"，原来是在这里啊！

从动物园回来后的第二天早上，我先到亦晨的寝室帮她取了行李，送她到校门口，坐上公交车。我等着车发动，看着亦晨离去，直到车消失在路的那一端。

这一别，就是一个多月。

9.7 牛郎织女

夏日，灿烂的星空，映在墨蓝的天际，美丽的夜色让人遐想连篇。我却有一颗低沉的心。要回家了，又要回到农村的家，又要忍受母亲的责骂，以及孤独和无聊。

我不敢向母亲透露任何我和亦晨的事。虽然在农村那些和我同龄的都已经结婚，甚至有了小孩。在这个暑假，一个以前的学前班同学结婚了。在吃酒席的时候，一番话让我彻底打消了把这件事告诉父母的念头。

父母认识的一个阿姨，有一个女儿，专科毕业了，找到了一个好工作。阿姨一直在那里讲自己教育女儿的成功经验。母亲则像听《圣经》一样，只要那人说一句，马上就对我说："听到了没有？记住。"

阿姨说："千万不要谈恋爱，学校不允许的。"母亲赶紧对我说："听到没有，记住了。"我实在忍不住："大学允许的。"母亲的脸马上变色："给你说话，你就听着，还顶嘴。"

唉，不管任何人的任何话，母亲都要我当成《圣经》一样地听着。我决定不和他们说我恋爱的事。

家里有一部座机。当时我还没有手机。等到母亲出门后我便偷偷地在家里给亦晨打电话，讲到情浓意切的时候都舍不得挂。正好有一次我打电话，讲着讲着，母亲突然回来了。

一见我拿着话筒，母亲马上用最难听的"三字经"骂了起来：多少钱，多少钱，多少钱……

我赶紧挂了。从此以后，我怕被发现，就再也不在家里给亦晨打电话了。要么去网吧上网视频，要么到公用电话厅里打。

在农村的暑假，十分无聊。只有一部收不到几个台的电视，再不就只有到茶馆打牌。而我是十分讨厌玩牌、打麻将的。我想亦晨，想着那个离我一百多公里的女孩，她过得好吗？她现在在做什么？我好想牵着她的手说说心里话，好想和她在一起行走在路上。

每天我都会到镇上唯一的网吧里面去花2元钱上一个小时的网。每天和亦晨视频，聊天。视频里的那个女孩和现实中相比总有一点奇怪。后来才知道是视频帧数太低，画面跟不上。

每天最盼望的就是上网的一个小时。可是，这样的时光，也持续不了几天了。被母亲知道了：每天花2元钱上网。

在母亲的心里，这便是最大的罪过了。她用这个世界上最肮脏最恶毒的话语辱骂我。虽然我仅仅是每天上了一个小时的网而已。有一天，我又偷偷地去上了一个小时网。我在回来的路上碰到了母亲，接下来的场景就是正宗的骂街了。一路上，所有的咒骂语言，不重复地从母亲的口中蹦出来，一直持续到我回到家。

周围的熟人，都用一种异样的眼光看着我，似乎都在想："这个小伙子做了什么伤天害理的事了，值得在大街上这么被辱骂。"

上网不行了。好吧，那就打电话、写信吧。可信邮寄不到农村的家，我让亦晨先寄到我城里的一个朋友家里，让他再转给我。写好信之后，我偷偷地藏在内衣里，投到邮局去。

亦晨回信了，我打电话问城里的朋友，朋友说信到了。我再找一个借口，说要到城里玩几天，到城里朋友家取信。

打开亦晨给我写的信的那一刹那，一股淡淡的香味飘进鼻中。信有好几页，还有页码，亦晨自己画的。第一页，1个猪头。第二页，2个猪头，……第七页，7个猪头……

这一天晚上，我躺在床上，翻来覆去，睡不着。我反复把信看了10次。俏皮的女孩，可爱的女孩，我仿佛能看到，在夜晚亦晨在房间里给我写信的身影。走到院外，仰望天空，星光灿烂，只若今夕。那一颗颗明亮的星星，是否就是那可爱女孩的化身？吸一口夏日的清风，仿佛有亦晨的体香。这个夏日，就在母亲的各种辱骂声中和对亦晨的这种若隐若现的期待中度过。

多少年后，再次翻出这些信纸，再回味当年的那些话语。亦晨这个美丽而又善良活泼的女孩，用她生命中最美丽的年华，陪伴我度过人生中最暗淡、最失落的时光。而在我的心里，却藏着不敢对她说的秘密，用一副面具去应付，害怕失去她的那一天会来临。

成都的雨，在这个夏天，特别的多，几乎两天一次。雨水滴答在屋顶瓦片上的声音，清脆而又悦耳。撑着油纸伞，独自彷徨在悠长又寂寥的雨巷，我希望遇到一个丁香一样的结着愁怨的姑娘。她是有丁香一样的颜色，丁香一样的芬芳，丁香一样的忧愁，在雨中哀怨，哀怨又彷徨。

我的亦晨并不娇小，有时像一个大姐姐一样地呵护着我，有时又像一个小女生，跟我赌气，要我哄，要我逗。

我的世界开始改变了。

9.8　归校

9月，开学了。有句话，叫小别胜新婚。这么多年我从来没有像现在这样盼着开学。到了学校，又见到了亦晨美丽的身影，我迫不及待地抱住了她。

那股淡淡的体香，乌黑的头发，熟悉的感觉又回到了身边。我激动地说："你又长漂亮了。""呜呜，你又长丑了。越来越像你的亲戚人猿了。"亦晨装着哭相说着。

牵着亦晨的手，我真实地感受到，这个天使一般的女孩是属于我的。2005年的那个中秋节，是我的生日。这一年，亦晨大三，我大二，亦晨马上就要面临找工作了。

有一个著名的小说，《毕业那天，我们一起失恋》。这一年对于我来说，大学生活刚刚开始。对于亦晨，大学生活马上就要结束。

前方何去又何从。曾经，刚和亦晨在一起时，我故作潇洒地说："我估计，我们只能在一起一年，你毕业了，大约我们就要分手了。"

中秋节，正好是我的生日。生日，我记得最清楚的是我6岁的那一年，父亲给我买了生平的第一个，也是唯一的一个奶油蛋糕。第一次见到蛋糕上面有两朵用奶油做的花，我迫不及待地用勺去挖那两朵花吃。以后的生日就几乎没有什么印象了。偶尔，父亲会带我去买一本书，比如《郑渊洁童话》啥的。10岁的生日，班主任送了我两记耳光。

从我有清晰的记忆开始，生日一半是海水，一半是火焰。每一年，在我生日的那一天，母亲都会过来，但我在那天最不想看到的就是她。这么多年，我最大的一个愿望就是：能够在生日的那一天，不被母亲骂。可是，从来没有实现过。母亲无论任何时间，任何场所，只要有一点让她看不过眼，她都会用最肮脏恶毒的语言破口大骂。

我不敢争辩什么，不敢说什么，更不能反驳，要不又是一场哭喊大戏。

这一年，我想和我最爱的女孩儿一起度过。可是为什么，最后却是这样的结局呢？

9.9 分手快乐

亦晨什么都好，就是有点小脾气，喜欢赌气，喜欢不接电话。大三了，心境一下子就变了。面临毕业了，就要开始找工作了。理想是温暖的，现实是冰冷的。

自从和亦晨在一起，我接触了很多人。亦晨的朋友很多，第一次跟着亦晨去参加她朋友的生日宴，开始接触形形色色的人。

在我的这个生日，我决定和同寝室的同学修补一下关系，请他们吃顿饭。

亦晨问，请不请她的朋友。我犹豫了，我真没这么多钱。而且我不太想让这两边的朋友见面。

抑郁的人，总是想着避免发生一些可以避免的事。

亦晨问了几次，我都含糊过去了，她有点生气了。我没太在意，一心想办好跟同学修复关系的请客宴。两天时间里，我都没有和亦晨联系。本想着，不管怎么样，我过生日，她总要出来。上课时碰不着她，图书馆也看不到她，亦晨会不会是故意躲起来，想给我一个惊喜呢？直到中秋节的那天中午，我给亦晨打电话。她的电话却怎么也打不通了。我意识到出问题了，心底一阵的恐慌。我仿佛整个人都被掏空了，精神也一下子崩溃了。

我像疯子一样打通了亦晨寝室的座机，同寝室的人说亦晨回家了。

我借我寝室同学的手机，打到亦晨的手机上，通了。我几乎发疯一样地问："你在哪，干什么？为什么躲着我？""我回家了，不在学校。"电话那头传来亦晨的声音。

"你在学校，我知道！你在学校！为什么躲着我？"我近乎发狂一样地大喊。我没有手机，借了同学的手机，飞奔着到了亦晨寝室的楼外。那一个我无数次等亦晨出来的地方，我知道我的女孩就在那里面。可今天，我却见不到她。

那一个善良快乐的女孩，为什么如此的铁石心肠？

我在楼下，拨通了亦晨的电话："你下来吧。"

"不想下来。"亦晨冷冷地说。

"你下来吧，你要做什么？你忘了吗？以前我们不是说过吗？就算你要和我分手，请你告诉我，我放你走。但你现在这样，我好难受。求求你，下来，好吗？"

我的泪已流下，几分钟后，亦晨下来了。我看到了泪顺着亦晨的脸庞不住地流下。

我冲上去紧紧地抱住她："为什么，为什么要这样？"亦晨把头扭到一边："反正我们最后是不能在一起的。我是想找一个能和我结婚，一直走到最后的人。我也快毕业了，梦想是比不过现实的。最后的结局大家都清楚，何必呢？"

我紧紧地抓住亦晨的胳膊："可我们现在还能在一起啊？为什么要分开？"

"你找其他女生吧，我们不可能的。"亦晨甩开我的手。"不，不，我就要你，我就要你，我只要你。"我像一头野兽一样痛哭着。

我抱着亦晨，不再松开。我怕我松开后，从此，她就再也不属于我。亦晨的泪水流下，落在我的肩膀上，浸湿衣襟。让我们流泪的是现实，冰冷的现实。

9.10 夜宴——最后的晚餐

我悲伤地用已经沙哑的嗓子问："为什么要在我生日这一天这样对我？就算要分手，你得过了这天，不行吗？"亦晨红红的眼睛，挡不住泪水："我也没有想到会这样，我也不想的。""我今天晚上答应了请同寝室的朋友吃饭，再陪我最后一个晚上，好吗？"

亦晨犹豫了很久，但还是默默地点了点头。

中秋节，校园外面各个餐馆居然找不到空桌。我好不容易找到两张空桌让串串香老板留着，不到10分钟就有好多个顾客来问是不是空位。

中秋，月圆，淡蓝的天空，是如此美丽，而我的心又是如此凄凉。我打电话叫了同学出来吃饭。喝了一杯又一杯，醉了好，醉了就不知道心痛了。

我平生第一次喝醉了，送走同学拉着亦晨又来到了湖边的长椅。酒是好东西，可以让你模糊心中的想法，可以让你不再清醒地面对。只是需要再面对酒醒后的残痛，再一次适应明亮的阳光。

月圆如盘，月光如丝，在这样的夜晚，曾经和亦晨拥有那么多的快乐。今天，我却如此度过。是我错了，还是时间错了？

我小心翼翼地拥着亦晨，生怕她会突然甩手离去。她躺在我的怀里，

　　我轻轻地吻着她："亦晨，不管我做错了什么，不要和我分手，好吗？相信我，我会努力，我会给你幸福的。我们一定会在一起的。"

　　亦晨没有说话，轻轻地点点头，在我怀里睡过去了。

⑩ 凤凰涅槃

10.1 咨询之理智的愤怒

橘红色的咨询室。又是一个下午，斜斜的阳光缓缓地射了进来，洒在咨询室的地上，十分暖和。卢老师穿着喜庆的橘色外套，显得很年轻。

她送走了前一位来咨询的同学，便叫我进去。卢老师问："小楚，两周没有来咨询了，现在感觉怎么样？"

我说："好些了。我在慢慢地思索，检讨以前的一些东西。"

卢老师问："想到什么了吗？"

我说："我自认为，我是一个理性的人，理性多于情感。在现在的生活、学习以及社交关系中，我时时刻刻都用理性去压制我内心的冲动。我很清楚自己现在的状况。我努力去维持现在的状况，让它不要恶化。"

卢老师说："你认为你现在是什么状况呢？"

我说："没有力量，很脆弱。如果我能做到心理足够强大，不会因为一点争吵就睡不着觉，能吃得下，睡得着，精力充沛的话，我就不用再忍受寝室的吵闹和同学的那些欺负，就会直接反抗。

"但现在的问题是，我太脆弱。如果进行反击，首先自己就碎掉了。遇到问题，我会一整天地压抑自己。我觉得太累了，不知道什么时候会崩溃。"

卢老师说："你的理智，更多的时候表现为一种压抑。压抑者一般具有几个特点：对自己的现状极度苦恼，非常不满意，但又常感到自己无助，并且无力改变现状。在你认为，你在放弃与你不满意的人和事进行搏斗时，其实，你已经开始争斗了。

"这种压抑的本能让你忽视了自己的感受。可以骗过你的心，但骗不了你的身体。如果这个时候，测一下你的心率，血压就会明显上升。"

我抢着说："是的，每一次出现这种情况后，我总有一种虚脱的感觉。当时不觉得，可过后，好累，心累。"

卢老师笑着点点头："你自认为，你在用理智掌握自己的行为。但你的理智，只能影响到你能意识到的部分。但大脑里存储的信息中，意识能够处理的只占很小的比例。有一种人生来具有的冲动，隐藏在意识之外。你认为你在压抑愤怒，实际上，他的愤怒你感受不到。"

我说："人的本能不就是两种吗？食欲和性欲。"

卢老师说："除了这两种，还有另外两种本能：死与攻击的本能，你压抑住愤怒，也是在压制自己的本性。你学过能量是有限的，一个人的心理能量也是有限的。当你把过多的能量消耗在这些无意识的愤怒与攻击上后，那么能用到生活和学习中的其他方面的能量自然就很少了。"

我问："那我怎么办呢？难道我就一定要和那些同学打一架才行吗？"

卢老师说："愤怒和攻击，无法压抑，但是可以转移和替代。比如，去打一下球，或是跑步。再又如，在国外，可以把你讨厌的人做成一个人偶进行击打。不要压抑自己，要找到一种合理的方式，把这些愤怒和攻击的本能发泄出来。体育运动和集体活动是最好的解决办法。比如，你可以参加一些社团，也可以和寝室的同学去打打球，既可以发泄不良情绪，又可以建立良好的人际关系。"

卢老师停了一下，接着说："还记得，在一开始时，我给你讲的惯性和依赖性吗？"

我点点头。

卢老师说："为什么抑郁症这么难治愈？因为这个病，可以带来很多的好处，尤其是失败的借口，逃避的借口，自我否定的理由。每一个患者，都会说：'我想好起来，我要摆脱这个恶魔。'但潜意识里，却是舍不得松手的。把抑郁症当成失败的借口，形成了惯性，这就是抑郁依赖症。"

听到这些，我陷入了深深的沉思："是的，每当我遭到失败，每当我受到挫折，我都会想：'如果我没有抑郁症，就不会这样了。'这似乎已经是一个万能的借口了。"

卢老师点点头："看来，你也意识到这些了。抑郁症依赖，除了思维惯性，通常有三种特点：消极地看待自己，对未来持悲观的态度，对现在也消极悲观。"

我说："是的，我觉得一切都是阴暗的。我看不到未来，也看不到光明。我似乎觉得生命对于我来说，已经提早结束了。"

卢老师递给我一张彩图。上面有五颜六色但又不甚规则的图块。卢老师问："看一下，这是什么？"我说："像一头大象？"

卢老师又问："再看看，换一个方向。"我说："像一个少女。"

卢老师微笑着说道："对了，同一张图纸，你看的角度不同，得到的结果也不同。通过这么长时间的咨询，我也可以了解到，在我们这种层次的学校，你算是比较优秀的了，即使以后毕业进入社会，你也会是生活得比较好的那一类人。"

"是吗？我怎么觉得我毕业后会饿死，什么事也做不了。"我没有底气地说。

"那就作为这一次的家庭作业吧。回去回忆一下你的思维方式，在抑郁症前后的区别，然后发到我的邮箱。"卢老师说。

拜别了卢老师，我一人独自在心理咨询中心楼下的广场上漫步。在漫步中沉思，这几乎已经成了我的一种习惯。楼下的广场朝左走，有一条弯弯的路，向前走不到几百米，左手边就是浓密的树林，颇有几分深山老林的味道。

一个人的人格是稳定的，连续的，积累的。今天是一个恶贯满盈的罪人，不可能睡一觉起来就变成善人。

经常听到有人说：昨天已经过去了，今天是崭新的一天。这不过是安慰人的一句话罢了。昨天虽然已经过去了，但它的影响仍然在延续。不仅是昨天，还有昨天的昨天，以及从你出生后的每一天，它们对你的影响都绝未过去。

一个人的今天，是从出生后的每一天的积累，甚至还有自身基因的影响。在中国，古代圣贤对人性有两种观点：人性本恶和人性本善。一种是把人描成白板，一种是把人描成黑板。在相当长的时间里，心理学家喜欢把人说成一个白板，认为人格的形成完全来自后天。

现代的遗传学、进化学说已经证明，人格的形成原因，四成来自基因遗传。这大约也能解释，为什么在同样的环境中，有的人是恶的，有的人却是善的。

16岁的花季，17岁的雨季。只不过，我的这个雨季来的是暴雨，绵绵不绝的暴雨，将人生给泡烂了，冲垮了理想的堤坝，从此陷入沼泽，再也起不了身。

17岁的雨下个不停，蔓延的雨滴在我的身前，划出了一条宽宽的河流，我再也回不到河的对岸。

17岁之前，欢笑占据着生命的大部分，似乎并没有觉得这个世界上有什么过不去的事情。每天吃得好，晚上睡得香。

对于同学，对于几个还谈得来的朋友，我总是往好处去揣测他们。对班上那几个美丽的女孩子，我更会用天生的幽默话语，逗得她们花枝乱颤。同男同学聊历史，聊军事，再畅想一下到哥伦比亚种毒品。不高兴了，大不了和同学打一架。

尽管那时回到家里我有一种坐牢的感觉，但至少学校的快乐还可以将这种痛苦抵消掉的。

跨过那条河，大雨倾盆，无边无际的雨帘，遮挡在我的面前。

生病后的我，把自己看得脆弱不堪，似乎再也经不起任何折磨。我忍气吞声地去忍耐，去避免冲突，避免挑战。可最后，一切还是那么糟糕。抑郁的日子还是那样一天一天地过着，所有的坎儿，我都过去了，并没有散架！

我会为一点点的不可知的事情而彻夜难眠，担心出丑，担心失败，担心出现最坏的结果。

我在看人时，眼镜面前加上了一层灰色的面纱。难道在17岁前后，是周围的人发生了变化吗？

在农村家里，邻居养了一条狗。主人脾气不好，看狗不顺眼，就会踢上它几脚。刚开始，狗会四处躲避，左右乱跑，但因为脖子上有一条链子，再怎么跑也躲不过主人的毒打。渐渐地，狗不跑了，只是低着头，呜咽几声。大约在经过多次尝试之后，狗终于明白了，无论怎么东躲西跑，也逃不过毒打，甚至因为左右奔逃，反而会被主人多踢几脚。

这条狗渐渐地失去了刚被带回家时的活泼。旁人去逗它，它也不会像其他的狗一样与人亲热，总是吓得瑟瑟发抖，紧紧地夹着尾巴。很明显，这条狗将对主人的恐惧扩大到所有想接近它的人身上了。

难道，我犯了和这条狗同样的错误？我似乎快要想明白了。

拿起一杯温水，我服下了今天的药。在心理咨询的同时，我一直坚持每周到华西心理卫生中心拿一次药。博乐欣仍然是主打。至于百忧解，我是吃不起的。目前买这种价位的药，已经是父亲付出了极大的努力，受着母亲的责骂，才给我争取到的。

10.2 大风起兮云飞扬

这一周，我试着改变，试着走出无边无际的雨帘。 我加入了学校的大风文学社。文学社有一个很霸气的名字。大气起兮云风扬，威加海内兮归故乡。2000多年前，刘邦高唱着这首歌，衣锦还乡。

文学社就叫大风文学社。文学社的社长，是瘦小的周师兄，比我高一级，也是工科学生，兼任心理协会会长。我曾经在卢老师的心理咨询室见过他。

文学社要举办一次征文大赛，出一期新的社刊，于是社长周师兄召集大家在一起开会，讨论征文大赛的日程、比赛规则、新的社刊文章的分配等等。

周师兄瘦瘦的身体在讲台上爆发出强大的活力，激情四射地发表着讲话："我们这个文学社是业余爱好性质的。有的朋友可能说，现在要上课，还要考试，很累。但你们看我，又瘦，身体又不好，前段时间还做了一个胃部的手术，按有些人的标准来说，就是一个废物。可我也是刚上完课就过来开会。"

周师兄顿了一顿，接着说："我除了这个文学社，还有一个心理协会。我还出过一本书。我说这些不是说我有多牛，而是想对大家说，其实大家的潜力都是无限的。你们能做的事情，比我更多。"

我被安排在一周内写三篇文章和草拟一个章程出来。

这一天，这个瘦小的周师兄的话，深深地烙在了我的脑海中。

10.3 跨过雨帘

多少年前，周二的下午，我认为是非常难度过的一个下午了。如果放假，那将是最无聊的一个下午，因为电视机里都只有一个同样的静止不动的彩色圆饼。而如果上学，周二的下午是三节作文课，必须在三节课里写上800字的命题作文。有千篇一律的：难忘的一天、我最尊敬的一个人等等一些题目。

现在周二，成了我最期待的一个时间，生命在一个又一个周二的下午，慢慢地活泼了起来。这个美丽知性的女老师，在一点一点地扫去我心中的阴云。

橘红色的咨询室，依然是洒进一丝丝淡淡的阳光。卢老师在我的对面坐下。今天，我是第一个来咨询的。

卢老师说："小楚，上次给你留的思考题，回家想得怎么样了？谈一下，在你的17岁前后的思维区别吧。"

我说："17岁前，晴天为主，阴雨为辅。在家里，尤其是母亲在的时候，大部分的时候都是度日如年的。幸好我天生拥有喜剧天分，幽默的言语，还是能让生活处在快乐的气氛中。我睡得着，吃得下，有足够的精力去应对一切，有足够的胆量去面对挑战和碰撞。

"17岁之后，尤其是现在，越来越脆弱，胆小，怕事。我似乎感觉，我无法摆脱母亲的阴影，不仅仅是受她的影响，现在我也开始用黑色的眼光去看待所有的人和事。但理智告诉我，我一定是漏掉了什么。"

卢老师点点头说："很好，很高兴你能够想到这些。从一开始咨询到现在，咨询的效果还是很明显的。主要原因依然是你的积极主动。

"心理咨询首先是要咨询者的配合。你刚才提到的问题有两个：一个是遗传，包括基因遗传；另一个是后天行为的影响。

"人总是会进入一种习惯和思维定势，在看身边的人和事时，会加上太多不良情绪。你想一想，在我们最开始咨询的时候，我们就讨论过人格的稳定性。同样的，外界环境也是相对稳定的，即使有改变，也是渐进的，有原因的。但在17岁前后，你眼中的世界出现了两种截然不同的模样。小楚，你想想问题在哪里？"

"不是世界变了，是我看世界的心态和眼光变了。"我一字一顿地说出了这句话。我真的变了，变了太多。我居然还没有发觉。

我说："我这一周跟着周师兄，他也是心理协会的会长，一起忙文学社的事情。"

卢老师说："你说的是周会长啊，这是个不错的年轻人。既然你们有共同的爱好，那就努力地去做。这也是你调节自己心态的一个好办法。有什么需要，他会帮助你的。"

接着，我和卢老师聊了一会儿关于周师兄的一些事。我说："我很佩服周师兄。在他身上，我能感受到那种奋斗不息的精神。"

这几天，我在文学社忙来忙去，觉得很充实，不再胡思乱想了。

"坚持下去，慢慢地养成习惯，改变现在的思维定势。"我暗暗地对自己提出要求。

10.4　特立独行的猪

王小波有一篇著名的散文：《一只特立独行的猪》。这只猪很聪明，有着其他猪所没有的能力和智商，但最后的下场却很惨，其他的猪活了下来，它却招来了杀身之祸。

古语有云：木秀于林，风必摧之。人出于众，众必毁之。

从小到大，我似乎都在为自己和周围人的不同，而感到深深地苦恼。在很小的时候，我被父母隔离开来。直到小学二年级，我8岁的时候，才惊异地发现，原来我的同学和老师，也是像我一样需要吃饭的。

这一天，我因为作业没完成，中午被老师留下来补作业，不许回去吃饭。另外一个家长便对老师说了一句："看，你还连累老师都没吃饭。"老师说："我可是吃了的。"

在这一刻，我惊异地睁大双眼，发现了这个惊天的秘密。原来，老师、同学也是要吃饭的。

我一直以为，只有我的家人和农村的小伙伴才吃饭，城里的人是不需要吃饭的。从这件小事可以看出，我被母亲封闭成了什么样子。人是社会动物，我从小就脱离了社会，不允许和同学交往。

6岁，我上学前班。在这个本来是嬉戏玩耍的年纪，我却被关在屋里写作业。我想和同一个院里的小朋友一起玩耍，打打球，唱唱歌啥的，也因为各种原因被排挤。更重要的是，就算在走路时，我哼上两句歌，在母亲的眼里，也变成了大逆不道的事情，更不要提跳舞之类的了。大约这些在母亲眼里，相当于在古代时妇人不守贞一样令人唾弃了。

客观存在的城乡差异，父母人为筑起的高墙和枷锁，让我远远地被隔绝在了老师和同学之外。

10.5 咨询之社会性动物

橘色的咨询室的窗外，是学校的篮球场和乒乓球场，时时传来嘈杂但快乐的声音，一群年轻人在尽情地挥洒着活力。

我向往这一切，也曾努力去融入这一切。这么多年缺少锻炼，极低下的运动技能，重重地打击了我的信心。于是，我今天又坐在这个咨询室里，希望橘红色能够融入到我的生活中。

我说："卢老师，我很困惑，很痛苦，我一直想融入身边的人群，希望被接纳，但又不愿意放弃自己的一些特别的爱好和看法。"

卢老师说："小楚，如果你和同学一起出去吃饭，你的同学想吃火锅，但你想吃面条，你会怎么选择呢？"

我说："我可能不会去，因为我现在肠胃不好，不喜欢吃油腻的东西，就找借口推掉。实在推不掉也就只有去了。"

卢老师说："那你观察过那些经常在一起行动的人的关系吗？是否会比你更密切呢？"

我说："是的，我也想融入进去。比如你说的吃火锅，他们吃了会没事，但我吃了会难受。"

卢老师说："那在你17岁之前身体比较好的时候，你会怎么样呢？"

我的脑海里顿时浮现出中学时读书的景象。当时的我，自卑，离群索居。曾经在班上，有一位很有威信的班长，学习成绩很好，人格魅力更是没得说，总是有几个同学在上下学时和他一起走。

我似乎总是自惭形秽，因为我穿着最差的衣服，最土的黄皮胶鞋，骑着被别人扔了不要的除了铃铛不响其余全部都响的永久牌自行车。

我走在穿着李宁运动服，骑着捷安特赛车的同学周围，总是能感受到异样的眼光。老师、同学都不止一次地骂过我乡巴佬。我时刻都在忍受着他们异样的眼光。

但这位班长很好，总是能平等地对待我，可以耐心地给我讲解题目。在回家的路上，我也喜欢跟着他走上一段，谈天说地。

一天下午放学，我和这位班长一起回家。另一位同行的同学在旁边的烧烤摊上买了10串烧烤请我们吃。我当时就溜走了，莫名地害怕和心虚。我怕那位同学说："没你的份。"

后来那位同学问我："昨天请你吃烧烤，你怎么走了啊？喊都喊不住……"

我无言以对，自卑伴着后悔。

我对卢老师说："似乎，我也主动地把自己隔离开来，事实上我的确有很多不同，但这些东西不是我能改变的。对于少年来说，父母是非常强大的。他们人为给我制造了很多的限制，母亲最喜欢到处对人炫耀的就是：我儿子从来不和任何人混在一起，多听话啊。似乎我只有一个人独来独往，才是对的。只要我和别人交往，就会学坏，就是罪大恶极！"

卢老师说："现在父母对你的影响力还有那么大吗？现在的你不在家了，上大学了，也成年了，似乎有更大的能力去摆脱这种影响。你做过努力吗？"

我说："有的，我试着去和同寝室的同学去打篮球，但因为我不擅长运动，不管怎么玩，都玩得很差。同学都不愿和我一起玩了。"

卢老师说："可你上次咨询的时候，不是说你加入了文学社吗？好像还加入了辩论队？"

我说："是的，可问题是，比如文学、辩论，这些爱好在我现在的电子专业里，属于小众爱好。同寝室室友喜欢打CS，喜欢一起打篮球，喝酒。"

卢老师说："小楚，这个社会，有一种共同的心理，从众性。大部分的人都有这种心理。曾经有心理学家做过一个实验。在一场讨论中，故意安插了三个工作人员，一个扮演赞成大多数人的意见的角色，一个扮演反对大多数人的角色，第三个人扮演先是赞成再是反对的角色。

"讨论结束后，让讨论者对这三个工作人员的印象打分，结果第一个人成了最受欢迎的，第三个人最不受欢迎。这件事，你知道说明了什么吗？

"人们总是喜欢和自己有相同的见解和行为的人。这个也是存在于人的本能。人是什么样的动物？社会型的动物。

"我们的老祖宗早在远古时代，就是以一个族群为单位进行生活，于是这种本能在生物进化过程中也慢慢地遗留了下来。愿意过群体生活的存活了下来，喜欢一个人生活的就被淘汰了。这大约也能解释为什么现在同学不能接纳你的原因。"

我说："那我是要改变什么吗？一定要放弃自己的爱好吗？如果为了讨好他们去泯灭个性，是不是也太不值了？"

卢老师说："从众，可以让你被接受，但个性可以让你更出色。在很多地方，比如，在休息的时候，一起玩玩游戏，一起看看电影。至于篮球，可以锻炼身体，可以拉近和同学的距离，休息时请他们喝杯水，聊聊话题，打得好与坏，也不重要了。

"你的爱好和特长，可以让你拥有更多的生存优势。比如良好的写作能力和语言表达能力，可以让你脱颖而出，为未来的职场带来巨大的优势。这二者并不矛盾，需要掌握的就是一个度。"

我说："我也渐渐地在改变，可是得到的效果，总是让我头痛。"

卢老师说："这是一个漫长的过程。人和社会是这个世界上最复杂的东西，不会像你做题一样，马上就会，只有慢慢地去揣摩。心理咨询，只是帮你分析问题，给你提供帮助，最终解决问题的方法，需要你自己去实践。这也是我们一直强调的，心理咨询中咨询者主动性的重要性。我相信你一定可以做到的。"

告别了卢老师，我给亦晨打了一个电话，约她一起出来吃饭。亦晨说，她要带恩美出来一起吃饭。我又得请客了，心不禁揪了一下，但转念一想，能跟亦晨的朋友搞好关系，以后和亦晨闹矛盾了，也有个劝解的。不是有句话说得好吗？要想一个女人对你死心塌地，首先就要让她的朋友帮你说好话吗？

亦晨带着恩美过来了。两个人像两只麻雀一样，一路上叽叽喳喳。

恩美，就是被我说成是"打杂"的女孩。她有个特点，一说话脸上的肌肉都在运动，语速极快。很多时候我都听不清楚她在说什么，时常需要亦晨给我翻译。

亦晨常说，她和恩美已经到了心有灵犀一点通的地步，经常在各自的脑子里同时想到同一样东西。不仅是恩美，亦晨的朋友还有很多，寝室里的女生都亲如姐妹。和亦晨在一起的这段时间，她的朋友我大多都接触过，都非常热情。

亦晨的身上，有我最缺乏的东西——交际能力。我应该学习，应该改变，我暗暗地想。我住的男生宿舍楼下新开了一家面馆，有几种南方少见的臊子面，特别好吃。我带着亦晨和恩美一起点了新上的臊子面。味道不错，我和亦晨各吃了一碗，就差不多了。

哪知道这个恩美吃了一碗，大喊着没吃饱。于是，我又带着两个女孩去另一家店吃米线。看着恩美这个黑色健康皮肤的女孩的胃口如此之好，我不仅心疼起自己的钱包来。心痛归心痛，在女朋友面前，也要撑场面嘛！

恩美又吃了一碗大份的米线后，终于饱了。曾经有人说过，男人最帅的动作就是掏钱包，我这个穷学生，今天掏了两次钱包。再帅也得被卒吃啊。

在街上逛了一会儿，恩美和亦晨道了别，说她男朋友找她，就离开了。街边的灯光很柔和，灯光下是众多的小贩。这时正是西瓜上市的时节，十分便宜。花上三五块就能抱回一个大西瓜。亦晨说她要吃西瓜，我怕拉肚子，连忙推脱说不想吃。

亦晨撒娇说："吃吧，吃吧，很好吃的。你不会来大姨妈了吧？"她不停地挠着我的胳肢窝。我被搞得哭笑不得。那就吃吧，我买了一大块，切成小片，用牙签插着吃。管他呢，要拉就拉吧，要吃就吃个爽。

我对亦晨说："亦晨，你怎么这么多朋友啊，关系还都处得这么好？"

亦晨说："没什么啊，就是平时大家一起玩，一起学习，感情自然就好了。"

我说："我总是觉得交朋友很难。"

亦晨说："那我说了你不要生气哦？"

我说："你说吧，我正想听呢。"

亦晨说："你有没有发现，你对其他的人总是有一种防范心理。你对你们寝室的同学，总有敌意。"

人就是奇怪，如果其他人这么说我，我肯定非常生气地进行反击，但亦晨这样说，我却乖乖地听着，觉得她说得很对。

在亦晨面前我放开心怀地说："是的，我故意这样的。我最开始对每个人心怀善意，但我渐渐地发现，我收获的东西并不是我预期的，我只能用防范和敌意来保护自己。在最开始军训的时候，我就想着我以后需要他们的帮助，他们没带什么东西，我都主动借给他们用。但后来他们总是半夜听鬼故事，中午打游戏，吵得我睡不好觉。"

亦晨说："是不是听午夜末班车啊？我们寝室有段时间也喜欢听。鬼故事嘛，听起来有点吓人，多有意思，嘿嘿。"哪知道亦晨居然也在听这个。

亦晨又说："你跟他们一起听嘛，听完再睡觉，也就12点左右，到早上8:00起来，也有8个小时睡眠。"

我说："我不到早上8:00就要醒啊，一般6点左右。"

亦晨说："慢慢适应嘛，没事。生物钟都是调整过来的。"

亦晨像一只小猫一样勾着我的手，另一只手用牙签喂我吃西瓜。西瓜送到我的嘴前，我正要伸头去咬时，亦晨又把西瓜向后拉。我再伸长头去咬，亦晨再往后。急得我一把抓住亦晨的手，一口咬下，西瓜红红的汁水，溅得我一脸。看着我狼狈的样子，她开心地笑了。

在我眼里，亦晨是近乎完美的。这个比我大近一岁的女孩，时而像一个大姐姐劝导着不懂事的弟弟，时而又像一个小姑娘向自己的男友撒娇。

她是一个精灵，一个快乐的精灵，一个上天赐予我的精灵。

10.6 信任

信任是这个世界上人与人关系的基础。当你对一个人的信任荡然无存时，你们之间是不可能有真正的友好关系的。而对于我来说，这个世界，本来应该最亲密的两个人——父母，他们的欺骗，贯穿了20年的欺骗，让我对他们的信任早已荡然无存。

在各种各样的欺骗中，最华丽的外衣是：我是为你好啊！这似乎已经成了放之四海而皆准的真理。按母亲的逻辑，是我生了你，又给了你饭吃，所以，所有的事情都必须听我的。一切都要按我的安排来做。你的一切，我们都有权利做主，哪怕是生命。母亲不止一次说过：自己生下来的小孩，如果不孝，是可以杀死的。

哪怕到现在，我已经是快30岁的人了，母亲依然用"死"这个字作为威胁，试图控制我的一切，包括工作的更换，结婚的时间，要不要生小孩。一旦对她提出的要求不从，"死"字侍候。最终理论依据：我是为你好啊！

我一次次地在她的以死相逼下妥协，又一次次地在妥协中增加着对她的反感和厌恶。在妥协中，牺牲了我应有的童年，少年乃至大半个青年的快乐和幸福，甚至差一点儿付出自己的生命。

她永远也不会明白，即使一个人是她的子女，也是作为一个独立的人出现的。一个人来到这个世界上，就有权利拥有自己的想法，决定自己的生活。而"我是为你好"并不能成为你干涉一切，并且用尽欺骗的借口。

这种欺骗加威逼得到妥协，早就把亲情冲得一点儿不剩了，把信任驱赶得荡然无存。子女，只能在痛苦中妥协，在被你的以"死"相逼中，牺牲着自己本应有的生活与幸福。

幸福离我而去，抑郁随之而来。我在试着改变，试着驱除那一块阴云，而另一方的母亲却似乎从来没有想过改变。

钱和死，这两个永恒的话题，挂在她的嘴边。一个是目的，一个是手段。

又是一个星期二的下午。天空中挂着一个不甚明亮的太阳，成都的天气是很少有大太阳的。我的心情似乎也像这个太阳一样的阴暗和沉重。

昨天的一个电话，让我越发地感到那面墙越来越高，越来越厚。

我的班主任是一位只比我大几岁的大姐姐，175cm的高挑身材，一头如水的长发，处世十分干练利索，实在是女强人型的大美女，我们都称她黄老。从刚进学校，黄老就细心地觉察到了我的不同，曾经专门打电话叫我到食堂一起吃饭，慢慢地找我谈心。

我对黄老说:"我认为我是这个世界上最不幸的人了。"但我还是没有把我患抑郁症的事情告诉黄老。

我已经不敢再轻易地相信任何人了。我不想再过几天又变成大家茶余饭后的笑谈。

经过一段时间的接触,我终于对黄老有了信任。我相信,这个开朗活泼,干练利索的大姐姐一般的班主任是可以信任,是可以帮助我的。

因为我要咨询,因为我每隔两周都要在周一早上去华西的心理卫生中心拿药。因此,我会耽误很多课,如果没有班主任的帮助和许可,那么考勤方面和平时的表现,必然会被扣上重重的一笔。

我需要黄老的帮助。在一个上午,我到了黄老的办公室外,我说:"黄老,你能出来吗?我有事想和你讲。"

黄老听到我这样说,意识到我肯定有重要的事和她说,很快和我到了外面。"黄老,请你为我保密,我现在需要你的帮助。"在得到黄老的肯定答复后,我把自己患抑郁症,正在接受治疗和咨询的事情告诉了黄老。

黄老一直笑眯眯地听我说完我的事情。她说:"小楚啊,你放心,我会为你保密的。你去咨询和治疗一定要坚持。耽误课程,我会和上课的老师打招呼,会和他们说这个同学需要长期在这个时间请假,让他们不给你记缺勤。给你咨询的卢老师,我也很熟,是一个很好的心理咨询老师。其实每个人都有一些心理问题。只是卢老师跟我很熟,我不好跟她说我的事情。"

黄老笑着说:"我上次坐飞机,都担心出空难,吓得前一晚上睡不着。哇,我都差点患上空难焦虑症了。"黄老俏皮地说道。我也笑了,打消了对她最后的一点疑虑。

晚上7点左右,估计父母吃完饭,正在休息看电视的时候,我拨通了家里的电话。是父亲接的电话,我告诉了父亲今天去找班主任的事情。现在父亲也在试图调和我和母亲的关系,便故意说:"儿子,你跟母亲说几句话。"

母亲接过电话,电话那头便立即传来急促的声音:"你跑去跟班主任讲这些事情了啊?"

"是啊。"我不明白为什么不能说。

"你跟她讲啥子嘛，生怕哪个不晓得哦？讲了对你不好。"母亲生气地说道。

"不会的，班主任是好人，一直关心我，帮助我。她会替我保密的。"我辩解道。

"帮个屁，还不是图你的钱！"母亲吼道。

"图我什么钱了？"我反驳道。

"你那个咨询有个屁用啊，每个星期都要拿药，一个月就是几百。当真钱不是你挣的哦？"母亲发狂一样地骂起人来。

"卢老师一分钱都没有收过我的，牺牲自己的休息时间来帮助我。"我大声地说道。

"那她为什么还介绍你到医院去看病？她跟医生串通起来，一起吃回扣，都是为了你的钱。你太嫩了，不要去咨询了，全是骗你的钱。"

又是钱，接下来的几分钟，"钱"字至少出现了100次。她以最坏的恶意去揣测所有试图帮助我的人，以最坏的动机去抹黑牺牲自己的利益帮助我的善良的人们。电话那头，只剩下了最脏的骂人的话。我默默地把电话挂回了原位。在挂电话的那一瞬间，我依然听到：钱钱钱……

我要怎么推倒这面墙？怎么才能重新建立信任？苍天啊！救救我吧！

有一句老话：人不能改变环境，只有去适应环境。事实上，环境总是在改变，人不能适应环境，那就去重新选择一个环境。接触了这么多抑郁症患者，在最开始导致其生病的环境内，不是因为环境上的改变而康复的，我一个也没见过。

本文开头所叙的小丰，也是因为到了大学，有了自己的空间，有了离咨询师更近的条件，才慢慢改变的。人的内心其实没有那么强大，周围的环境也不如一些鸡汤类的读物上所说，如此地容易改变。

我们不能否认人的善意，也不能无视真实存在的恶意。

10.7　信任的产生与信任的危机

这一次咨询，时间换在了周四的下午。我不知道怎么开口，要不要把与母亲的对话告诉卢老师，卢老师听后会不会生气。

在咨询室里，我小心地说："我与母亲之间存在着信任危机。她从小对我的教育，是以最坏的恶意去推测人和事。可父亲又让我对于各种权威，尤其是老人、教师，要给予百分之百的信任。我一直都在这种矛盾中生存。"

卢老师问："那现在你对信任的认识是什么呢？"

我说："我认为父亲对老师、老人的这种绝对的信任是错误的，老师只是一个职业而已，并不能成为比其他的行业更值得信任的依据。至于母亲的观点，那自然更是错误的了。他们两个总是喜欢走极端，喜欢把书上塑造的神一样的标准拿出来。"

卢老师点点头："比如，你母亲的标准有哪些是你不赞成的？原因是什么呢？"

我迫不及待地接着说："比如，对朋友的定义。母亲总是说，这种朋友是假的，那种朋友是假的。依据就是书上说的所谓的真朋友，要生死相交。这就犯了走极端的错误。比如你我，有几个人能做到为了他人付出自己的生命的？不能为人付出生命，并不代表我们就没有朋友。做不到生死相交，在朋友需要帮助的时候，在自己力所能及的范围内给予帮助，比如电脑坏了，懂电脑的同学帮你修好了，难道这就不叫友情吗？"

卢老师道："小楚，在这些方面，你要理解你父母的那一代人，都是20世纪50年代的老一辈，并且你父母都是在农村长大的。在这种环境中成长起来的生存下来的这一辈人，一直处在阶级斗争的年代，比如大跃进、文革。在这种环境中成长起来的一辈是不可能有像你们现在的这种自由思想的土壤的。喜欢走极端，呆板，是这个年龄段人的特点。

"你在父母身边时，你没有选择的自由。但现在在大学里，父母对你的控制和影响已经大大减弱了。比如，前几次你咨询时提到周师兄，还有大风文学社。你现在对他们是怎么看的？"

"我认为，周师兄是一个很好的学长，值得信任。我参加了几次文学社的活动，也和周师兄在私下聊过好几次。从最开始不好意思在咨询室外碰到熟人，到现在周师兄一步一步地鼓励我，打消我的担忧，让我坚持咨询。在社团活动里，我也能感受到这个瘦小的师兄的那种活力。"

卢老师说："那你认为，你现在的信任还有哪些问题？"

我说："当然有，对父母的信任。现在对他们的信任是一点也没有。甚至带有本能的反感。"

卢老师说："那你信任我吗？"

我说："信任啊，因为你牺牲自己的休息时间帮助我。"

卢老师说："那你信任一个向你推荐保险的人吗？"

我说："不会，他肯定是忽悠我，想骗钱的。"

卢老师说："嗯，你说得对，这就是在选择对某些人和机构是否信任时会出现的心理特征。当一个人的行动对自己没有利的时候，就更容易得到他人的信任。比如你说的，我利用休息时间给你咨询。

"另外，比如你说的帮助过你的同学，比如周师兄，这属于你尊敬的人。人的心理总是偏向于信任他们所喜欢和尊敬的人。

"你对母亲不信任的根源在于她对你生活的干涉和一些价值观的不同，引起你的厌恶。不信任其实是这种厌恶在你心里的投射，对吗？"

卢老师说完，紧紧地盯着我，仿佛看透了我的心。我可以感到额头上的汗珠慢慢渗出了皮肤。

我沉默了，好像是的，我又不愿如此轻易地承认。我低下头，不敢看卢老师的眼睛。

卢老师接着说："厌恶来源于她对你的控制和影响，但现在环境改变了，这种影响已经远远减弱了。这些东西，你是可以控制的。你需要锻炼你的内心，充实你的内心，正如你现在正在进行的改变思维惯性的努力。比如你说的周师兄，以及你的辩论队的队友，在以前你会这样看吗？"

我回答道："不会，我也会恶意地去推测他们！现在我试着以善意去看人和事，这样会让我快乐很多。"

卢老师问："你对母亲的认识，很多也是基于以前的角度和成见，为什么不能重新审视呢？"

我答道："好的，我会努力。"

10.8 我不是楚留香

风起天暗云自移，日升雾散雨未停。翩翩少年正当时，怎奈泥潭深陷足。大雁南飞自有时，草绿花开春来到。何处寻得寒潭渡，风雪自有未归人。

我需要重新认识这个世界，认识自己。要推翻自己20多年来形成的固有观点，这其中的痛苦与艰难不是外人所能体会到的。需要否定那些已经深入骨髓的，支撑着自己信念的观点，这无异于一次烈火中的涅槃。

在古龙的小说里，英雄永远是那么潇洒，如香帅楚留香，高不见顶的武功，无人能敌的智慧，时刻都有美酒和美人的陪伴，永远处于不败之地。

我也曾沉醉在这样的文字里，幻想着自己能有这样的潇洒。可现实是，如果你在实验室里做实验，发生了泄漏，你最有可能的是患上疾病甚至丧命，而不可能变成蜘蛛侠拥有超能力，拯救世界，然后再得到英雄的声望和一份完美的爱情。

我没有超凡的武功，没有过人的智慧，甚至失去了一个平和的心态和正确地看人、看世界的视角。在我几乎快要失去一切，孤军作战，疲于奔命，就要放弃的时候，一只温暖柔和的手和我无力的手牵在一起。

我还有她，亦晨，在我生命中最孤独、最痛苦、最无助的时光里，一直陪伴在我身边的天使。我渐渐地开始向亦晨诉说埋藏在心底的秘密。在静静的夜晚，坐在湖边的长椅上，凉爽的风吹在我们的脸上，亦晨的长发随风轻轻地飘起，淡淡的体香，让人如痴如醉。我轻轻地将亦晨拥入怀中。

我缓缓地诉说着这20年来的记忆，几度哽咽。亦晨握着我的手道："现在不一样了，你有我了，一切会好起来的。"

是的，我有了亦晨，我会好起来的。

10.9　匆忙的日子

对于抑郁症患者，最恐怖的事情便是拥有大段大段的空白时间，一旦有空，就会陷入思维旋涡之中，可能一整天，都在想同一件事情，越发的不能自拔。强迫性思维是康复的大敌。

我决定把自己累个半死。我先后加入了学生会、大风文学社、辩论队，四处跑，不让自己有喘息的时间。

在中学时代，看大专辩论会，看着辩手口若悬河，条条是理，没有理也要说得占三分，有了理更是要逼死对方，我对此羡慕得不得了。在小学时，我就用10分钟自编自导自演了人生中的第一个爆笑喜剧小品。在后来，我一直坚持原创路线，锻炼着自己的语言表达能力。

在大一时，另一个同学就曾经邀请我加入班上的辩论队。在那一刻，内心的恐惧让我退缩了。抑郁症让我丧失了一切信心，我尽量避免一切可能会发生的事情，害怕自己没有能力去处理，害怕有事情让脆弱的心灵再起波浪。

我认为我还不能面对这一切，我害怕面对新的事物和一切挑战。内心的恐惧压抑了我的向往。曾经年少时的梦想离我如此之近，我却被心魔所控制，言不由衷地拒绝了同学的邀请。

我怕面对同学失望的眼神，换上衣服去跑步。我责骂自己的懦弱，为什么不敢答应，为什么不敢尝试，为什么只会逃避，躲在自己意淫出来的这个壳里！

我要改变，从现在开始！

大二了，我却跑来申请加入辩论队。最开始邀请我加入班上辩论队的同学早在大一就加入了系辩论队，成为主力和元老。

我面对着一群人迷惑的目光，仍然坚定地参加了辩论队的面试。我不应再退缩，不再被心魔控制。面对一屋子比自己小一两岁的弟弟妹妹，感叹着时光的易逝，昔日的懦弱让我更加坚定了，我今天一定要坚持下去！

队长姓夏，染着一头金黄色的头发，十分帅气。来报名的有10多个人，在一间教室里面试。夏队长给我出了一个题目：请你用1分钟的时间论证月亮是方的。

我看着台下的几个评委，沉寂多年的木讷大脑一下子高速运转了起来。本能被激活了！

1. 月亮是在高速旋转中的。一个方形的物体在高速旋转时，看起来会是圆形。

2. 我们肉眼看到的是月亮发出的光线，而一个方形的物体反射出的光线在经过远距离的传播和大气层的折射后，是完全可能失真成一个圆形的。

3. 月亮是圆的，是一个几千年来流传下来的观点，但这些观点跟太阳围着地球转一样，往往也是错误的。

4. 在月亮圆的表象下，为什么不可能是隐藏着一个真正的方形呢？

在1分钟内，我的大脑高速运转，想出了以上几个理由。

多少年后，我都不禁感叹自己在这1分钟内的机智与敏捷。靠着这1分钟的表现，我顺利地加入了辩论队，学到了我认为在大学里学到的最重要的东西。

生命在于运动，思维在于激辩。抑郁症患者最痛苦的便是大脑如死水一般再也没有灵光。在这里，在年轻的生命里沉寂已久的思维的活力在碰撞中爆发！在爆发后复苏！

10.10 训练！思维迸发

夏队长和我同届，是一个拥有梦想和才华的年轻人。对于工科学生来说，口才一直是一个弱项，似乎只有戴着厚厚的眼镜拿着万用表和烙铁才是电气专业学生的标准形象。

我成功加入辩论队。夏队长宣布，每周五晚7:00到10:30，辩论队在学生会办公室进行集训。周五晚7:00，办公室灯光通明。夏队长说："辩论队员要达到的境界就是，随便看到一个人都想和他吵一架。拿到任何论点，即使再荒唐也要在3秒钟内想出三条以上的理由进行辩护。"

训练的流程是，夏队长给出一个论题，两个人为一组，互为对手，分别进行一攻一防的辩论。辩题一般是一些稀奇古怪的论题。

第一次的辩题是：大学生恋爱好不好？我的对手是一位师妹，古灵精怪，在面试那天穿着一双拖鞋来，惊呆四座。

年轻就是好。除了年龄，更重要的是那一颗敢于折腾，经得起折腾的心。

队长给了我们1分钟的思考时间。

我是正方，说出了以下理由：

第一，恋爱可以扩大双方的交际面，相互认识对方的朋友。

第二，恋爱可以培养责任感，尤其是男生，需要更多地为对方考虑，为了保护自己心爱的人，男人本能地会承担更多的责任。

第三，也是更现实的，两个人在一起可以节约很多资源。比如下雨天，打一把伞就足够了。

师妹反驳道：

第一，一个人的精力是有限的，恋爱会占用大量的精力，会影响到学习。

第二，现在很多男生都是不负责任的。（我看到师妹的嘴唇微微咬了一下，表情很复杂。）

看着师妹略有一些入戏，带着几分骄怒的神情，我开始胡思乱想，难道师妹受过什么伤？

到第二轮，正反方交换了论点。

师妹是正方，观点：恋爱好。

第一，恋爱可以让人的心更细，学会体贴人，关心人。

第二，恋爱成为一种激励，很多伟大的人都是为了得到自己心爱的人的肯定，而努力奋斗成就一番伟大事业的，比如歌德写了《少年维特之烦恼》。

第三，这个，第三，第三嘛。

队长宣布：时间到！

请反方发言：

我激动地站起来，差点把椅子碰倒了，唾沫四射地说道：

第一，恋爱并不一定能让人心细嘛，像我们这种马大哈的男生，恋爱起来了更是摸不着头脑。比如昨天同寝室的师兄就为了接女友居然忘了下午有考试，耽误学业啊。

第二，请记住，歌德的大作是在他失恋后写的，你恰恰证明的是失恋起了激励作用。

第三，这个第三嘛，你没说，我也不好驳啊。

辩论是一种即时的反应。文字有充分的思考时间，可以处在一个冷静的状态，还可以反复修改。即时的语言不容易修改，并且必须马上就要说出来，面对的是咄咄逼人的对手。这种要求思维敏捷的对抗，可以充分唤醒脑细胞。

夏队长不停地出论题要求即时反驳，正反交替，如此高强度的思维训练一直持续到晚上11:00。

走出办公室，仰望碧蓝的星空，我觉得一身的血液在沸腾，脸部热腾腾的，死寂了多年的大脑也变得活跃奔腾。久违了，那股被压抑在体内多年的活力和野性。我回到寝室，躺在床上，久久不能入眠，似乎有一头野兽要奔腾而出，脑子里全是刚才唇枪舌战的情景。

第二周，训练开始，夏队长笑眯眯地问："你们上周回去失眠了吗？"

"是啊，你怎么知道？"大家吃惊地齐声问道。

"辩论训练后，都会失眠，这没啥奇怪的。大脑思维太活跃了，一下子刹不住车。"夏队长成竹在胸地说道。

曾经在中学和小学，我被关在家里看的历史和文学在辩论时派上了用场。比起同为电气专业的其他同学，我多了一份儒雅。

我渐渐地恢复着自信，但仍然不能驱走心底最深的那份恐惧。大脑有时的清醒与活跃并不能战胜大多数时候如木头一般的死寂，以及让人难以忍受的长期的生理状况带来的痛楚与挫败感。

抑郁症患者最大的痛苦之一便是失眠了。在失眠中等待着天渐渐地亮起来，最恐怖的一件事情大约就是这样吧。

失眠后随之而来的就是气胀，干呕，恶心，疲惫，大脑呆滞，腹泻……这些东西成了信心杀手。

我曾经因为腹泻，气得一拳击打在厕所的门上。看着手上殷红的血液，想着如果抑郁症也能像这道伤口一样，痛过后隔几天就愈合，那该多好啊。

这些挥之不去的生理和心理症状，如鬼魅随行。生病后的身体很奇怪，早上吃了饭，总要上几次厕所。如果前一晚没失眠，看到床也会觉得无比的累，忍不住想往上躺。我就在这似睡非睡间消磨掉青春和时间，最后却把失败与颓废推给心魔。

我生病后最害怕的就是集体活动，担心自己不能承受。大风文学社，辩论队，学生会，还有我亲爱的亦晨，我就是要把自己累得趴下。

上午大风文学社开社会，做新的社刊，中午12:00散会。吃了几口饭，12:30，又去参加学生会的活动，下午6:00结束。再吃了几口饭，6:30再到辩论队训练到晚上10:30，去寝室楼下见了亦晨。

一天下来，好累，但我居然坚持下来了，平时需要那么多时间和精力去关注的困扰，在高强度的忙碌下居然自行消失了。不用一次一次地上厕所了，不用在午后困得睁不开眼了。

10.11　挑战

国庆，我决定不回家。为了挑战自己，我再一次把自己逼到无法接受的境地。我要看看我的潜能究竟有多强。太升南路，印象手机店，诺基亚手机促销，我花了18元的中介费，从一位学长那里买到了一个兼职的机会。

早上5:30起床，洗漱收拾半个小时，6:00出门，到学校后门挤公交车7:00到第一个转车点，换第二趟公交车，7:30到兼职的商场。

到了商场门口，我又有点拉肚子的征兆。快上厕所去。我刚进商场，就被商场的主管拉住："来，新来的同学，快把这个卖场摆好。"中招了，没办法，我马上去帮忙摆柜台，张贴标语，忙了一个多小时，开始时觉得肚子憋得不行了，忙完后竟然感觉不到有什么不适了。

从早上7:30开始一直忙到了8:30，卖场摆好了，得一个空，我还是冲向厕所，两分钟解决问题。

国庆节长假的第一天，9:00，顾客开始多了起来。拉更多的客户到柜台，这是促销员的第一重任。商场的门口挤着各大品牌的促销员，三星、摩托罗拉、中兴……

这是一个战场，有10匹狼在这里守候，羔羊则是进来的客人。这是一个拼体力、拼狠劲、拼忽悠的战场。

顾客A是一个50多岁的中年人，大摇大摆地走进了商场。一堆促销员像看到一块黄金一样纷纷冲上前去。

"先生你好，这边是诺基亚……"

"先生你好，这边是摩托罗拉……"

"先生你好，请看一下三星新推出的机型……"

"我知道看什么，你们烦不烦！"顾客发飙了。

顾客B是一个30岁左右的时髦女性，腰不停地扭动着，款款地走进来。

我首先冲到她面前抢占先机："看一下诺基亚新推出的机型，特价还有礼物送。"

眼看客人要被我拉走，突然冲出来三个30多岁的光头男，定睛一看全是三星的正式促销员，不是我们这种兼职的学生。他们把我和客人隔开，把客人抢了过去。

真是扯淡，我难道怕了你？他们一下激起了我的怒气。

幸好我身体灵活，冲到促销员前面，对顾客说："诺基亚新机型，你看看……"

突然感觉到一股力量把我拽了出来。回头怒视，我看到一个狠狠的眼光，一个三星促销员把我拉了出来。好汉不吃眼前亏，他们三个人，我一个人，抗争不了。得找人帮忙，男的不管用。男生拼不过他们的粗暴，找女生帮忙，还得一定是美女，他们再怎么野蛮也不敢跟美女动粗吧。

计策已经定下，我就立马转身找了一个水灵又性感妩媚的学姐过来一起帮忙拉顾客。我心想，这帮小子总不敢去拉女孩了吧？

哪里知道这帮三星的促销员，真是连美女都不放过，居然伸手拉起美女来了。

美女学姐大怒："你们是不是男人啊，对一个女生动手。"周围的人纷纷投来鄙视的目光，被拉走的客人也向美女学姐走去。

不同的人说话分量就是不一样。这几个男人，脸皮再怎么厚，也架不住美女这一吼，马上收敛许多。我小施一计，就克住了三个男人。我不得不为自己的智慧感到骄傲。

顾客C，这个顾客不一般，是一个金发碧眼的外国帅哥。"三星男"上前拉客，说了半天，外国帅哥一脸迷茫。唉，谁叫你不懂英语呢？没文化真可怕。

我马上微笑着上前："Welcome to Nokia, Which style of photo do you like?"

"Oh, you service is very good. I like N93."

国庆期间第一台机皇诺基亚N93就这样成交了。知识就是财富，这句话谁说的？

我们的主管对我说："好样的，小伙子！加油！大家努力！战胜三星！"

看着"三星男"恨恨地望着我的样子，光亮的头皮也没有反衬出他们的聪明嘛。谁说聪明的脑袋不长毛的？

心中的冲劲一旦复活，神也挡不住！战锋仍利，刀剑出鞘，唇枪不减冰锋之利，半日之间，拉客20多个至总台，是三个光头三星男的总和。

在这并不算太热的国庆，找穿着一件诺基亚专用的T恤，居然前后奔跑得全身冒汗，口干舌燥。诺基亚这次是下了血本，要搞掉摩托罗拉，中午给我们的盒饭，有鸡腿和炒菜，饭量小的女生就把多的让我们男生吃了。我一个人包揽了两盒。

每天中午午饭后，我上厕所，总会有一点稀便。曾误以为人生的精华就此逝去，才会一天到晚身软无力。多年以后，才得知，对于一些结肠癌的病人，把整个大肠全部切除后，仍然能正常生活。同样是多年以后，才得知对于便秘病人来说，最好的排便时间，就是早上起床30分钟和三餐完后的30分钟。这个时候，肠胃活动最活跃，这也是我为什么吃完饭总是喜欢大便的原因。尽管有点稀便，相对于每天吸收的营养来说，这算不了什么。

生病时候的我，大约被自己越来越瘦削的身体给吓住了，越吓越紧张。精神性的紧张，也是加速肠胃快速运动的原因之一。

这一天中午，我吃了两盒盒饭，喝了整整一瓶平时不敢喝的冰冻矿泉水。我溜个空，用三分钟解决了问题，又开始了拼命拉客的革命举动。士为知己者死嘛。既然老板给的待遇好，我们也得拼命啊。

上课时，午饭吃完就困得不行，现在只觉得血气上涌，脸庞发热。一起工作的同学说我脸红扑扑的，煞是可爱。我一直忙到了下午6:00，客人没有了，开始收拾卖场。

这一天，我见过的最大的诺基亚N93，是个400多斤的模型，六个男生一起发力仍然抬不动，直到找来一个推车，才吃力地推进了商场。

晚上7:30，我坐车回学校，到了租的房间内，已是晚上9:00。亦晨早已做好饭菜，等着我回来吃。

2006年9月，我在教师宿舍内和同学合租了一套房，主要为了躲避寝室的嘈杂。

人的行为，是需要理由来支撑的。当一个行为的实施者，认为和自己遵守的道德准则相符，又能得到相对应的回报，那么人从心理上会认为这种行为是愉快的，是值得去做的。

如果行动与自己的行为准则矛盾，这个人就有可能出现内疚、失眠等情况。可一般情况下，人总会找到各种理由替自己开脱。比如生产香烟的老板会说："不抽烟的人不是也有得肺癌的吗？"

毒贩会说："我并没有逼着他们吸毒。"

越是和自己相关的人和事，人就越容易找到更多的理由为自己辩解。而抑郁症患者往往有着清楚而又牢固的行为准则，不是那么容易能让自己在理由上混过去。这就形成了长久的内疚、恐惧、易惊等情绪。

当一件事情能从理由上轻易地说服自己去接受，人便会越发地喜欢上这件事。

今天，我回到了住处，很累了。我躺在床上，迷糊了1个小时。接下来的两天，仍然是早上5:30起床，晚上回来。看到我越战越勇，本来一脸凶光的光头"三星男"也不敢再来推我了。第二天的客人较第一天少了许多，有了些许空闲时间。"三星男"在没人的时候，递给我一支烟。

我摆摆手，示意不抽烟。光头男长长地吸了一口烟，从嘴里缓缓地吐了出来，眼神里流露出一些的疲惫与落寞。光头男说："你们都是学生吧。"我说："是啊，出来做兼职的。"光头男问："一天给你们多少钱啊。"我答："前3天是105，后面4天是70，但后面几天不一定有活动。"

"不会吧，这么高。"光头男一下子激动了起来，爆了一句粗口。

有了共同的话题，我们聊了起来。光头男是这个手机商场的正式促销员。他一个月才休息两天，到手也才不到1500块，很累。光头男又深深地吸了一口烟，吐出一股淡蓝色的烟圈说道："还是你们好啊，工资这么高，又年轻。我现在不行了，30多了，又不懂技术，只有在这里混了。"

听完他的话后，我忽然觉得这个眼里没有了凶光的光头男有些可怜："你也可以重新找一家工资高的嘛！"光头男摇摇头："难啊，我只会做这个。现在家里又有小孩，万一一时半会儿找不到怎么办？"

聊了几分钟，又有客人进来了。光头男只是淡淡地招呼了一声："看一下三星吧。"就再没有什么动作了，任由我把客人带到了诺基亚的专柜前面。

三天时间里，虽然我仍然腹泻，但基本不影响工作。当主管宣布，促销临时改成三天，后面四天不需要我了的时候，我心里反而有一种淡淡的失落感。在这里，我体会到那种失去已久的价值感与存在感。

第三天的晚上，我回到住处，躺在床上，疲惫而又快乐，我和亦晨聊着这三天的事情，感慨着人的潜能和心理暗示的作用，如何斗智斗勇战胜了光头"三星男"，成为促销手机最多的员工。亦晨咯咯地笑着，时不时和我打闹一会。夜幕降临了，洗了热水澡，懒懒地躺在床上，心里又有了那份少有的满足与宁静。半个月后，300元的工资打到了我的卡上。

这300元，自然先是给家里买礼物。家乡的冬天很冷，很潮湿。外婆年纪大了，很怕冷。我给她买了一种可以把脚放进去的口袋型的电热袋。这样一来，外婆的脚在冬天就不会再冷了。剩下的钱再给自己和亦晨添一件秋衣，吃了一顿串串香，就差不多了。

我又想起卢老师在最开始和我说的那句话："带着缺陷去生活。"在这三天里，仍然会多上两次厕所，在吃完饭会犯困，但那又如何呢？我仍然坚持下来了，并且做得比大多数人都出色。困难，在你没有战胜它的时候，它无比强大。当你战胜它之后，它会匍匐在你的脚下。

滚开吧！心魔！

10.12　你是好人吗

我们来谈谈人对自己评价的来源。正如前文所述，人是社会性动物，快乐以及存在感、价值感，来源于几个方面：

1. 对事件结果的反馈。

2. 他人对自己的态度。

从小我的母亲就教育我：不要跟任何人好，友情都是骗人的；你只管自己的学习就好了。

她不许我交朋友，不许和同学有过多的交往。我像独行者一样的，独来独往。在我的灵魂深处，一直罩着孤独的阴影。也曾有过几个朋友，但当朋友约我在周末和假日出来一起玩耍，增进感情时，我只能默默地不做声了。

曾经的几段友情，都被父母硬生生地掐断了。在周末，父母是不会允许我出去的。按照母亲的要求，我需要做的就是一动不动地像雕像一样坐在书桌前看书。

母亲总是会对说我："现在不是你玩的时候。跟他们一起耍，以后还不是要靠自己？好好读书，找个好工作，这才是正道。"渐渐地，在一次又一次母亲的铁拳镇压下，我默默地走进了母亲制作的牢笼。

人的想法和行动是息息相关的。当实施了反抗的行动，失败带来了绝望，人就需要欺骗自己，得到暂时的心安。害怕母亲再一次的以死相逼，我把自己锁在屋里，用母亲的那套说辞来欺骗自己。只有当母亲不在时，心灵才能得到一点点的解放。

渐渐地，我长大了，开始接触了社会上的人和事，发现并非像母亲所说，一天到晚盯着书本看，多考几分，就能活得更好。

多年以后，大学毕业，我进入了社会，发现母亲从小的圈禁让我失去了太多太多。如果可以重新选择，我会把这些时间用于和同学一起去打球，玩游戏，甚至是追求自己喜欢的女生。

这样，我会有很多的朋友，获得很多的社会经验，也会活得更好。

苦，很多时候并没有什么意义。吃很多苦，不代表会有更多的收获。歌德一生顺利，没有经过什么大的挫折，但同样成就一番大事业。

有些可怜的小孩，一出生就吃苦，吃不饱肚子，读不了书，长大当矿工，最后还葬身矿井。不要相信那么多的励志大片，一是骗钱，二是培养心甘情愿吃苦的奴隶。我失去了太多本应有的快乐，走了太多不必要的弯路，最后却用吃苦来麻醉自己。

正视自己人生的一个大错，是需要极大的勇气的。

10.13　心结

向卢老师咨询了好多次，在咨询时，我不断地提到和父母的关系，父母给我造成的伤害。

卢老师说："小楚，经过这么多次咨询以来，我发现你心里最大的心结就是父母。对于你和父母之间的关系，是接下来几次咨询的重点。如果接下来咨询的效果不理想，可能还是要你的母亲亲自到学校来一趟。我对你们都做一个心理调解。"

我立马否决道："不可能的，我母亲是不可能来的。"

卢老师疑惑地问："为什么呢？"

我说："其实，我现在来找你咨询，到医院拿药，她一直都是强烈反对的。如果不是我父亲，我早就不能去拿药了。"

卢老师继续问："那你跟她说，现在出现了这种毛病，需要吃药来调节，而心理咨询也是必不可少的，你和母亲之间的这种矛盾也是双方的。"

我说："母亲看所有的事情，都是用一种极阴暗的心理去看待。在她的观念里，所有的人都是在骗她的钱，在害她。比如，我每周到华西去看病，要花100多块。她会说，这是医院为了骗钱，故意说我有病的。"

卢老师又说："那比如，我给你咨询，我是一分钱也不收的，她不应该排斥吧。"

我苦笑一声，说："你想错了，她会说你和华西的医生联合起来，介绍学生过去看病，然后又拿提成的。"

卢老师笑了，说："这样看来，你母亲的这种迫害感还非常强烈。你认为她为什么会产生这样的想法呢？"

我回答："钱，钱对她来说，是这个世界上最重要的东西，比生命和亲情还要重要得多。为了把钱握在自己的手里，她可以找任何的借口，任何的理由！"

卢老师说："小楚，那母亲有没有舍得为你花钱的地方呢？"

我说："这也有，就是小升初时，花了5000多去交了选校费，为上重点中学。"

卢老师说："这也就是说，在教育上，父母他们还是舍得为你花钱的，并不是说什么都不愿意给你。"

我说："可她交完钱，生怕有人不知道，明明5000多，非要夸张地说成6000多，见人就说，见人就闹，巴不得让全天下的人都知道。一有什么事，就拿这个来压我！"

卢老师说："她到处说，能让她舒服。你想想，这毕竟是她的血汗钱，她愿意拿出来，投入在你的教育上，这说明什么？"

我陷入沉思中。

卢老师给我布置了作业：回忆三件和母亲在一起时很感动的事。

　　回到寝室，我在QQ上遇到了小丰。小丰还在做心理咨询，一周两次。他为了节约路费，每次都是自己骑几十里路的自行车，到川大的一个教授那里咨询。

　　我问："你现在咨询的怎么样了？"

　　小丰说："还不错，但还没有达到我想要的效果。"

　　我说："那你想要什么效果？咨询成超人？"我开了一个玩笑。

　　小丰说："呵呵，希望有一天能成为一个内心强大的人。"

　　我说："你现在和你父亲、后妈关系怎么样？"

　　小丰说："表面上还过得去，比以前好了。但和继母不可能像一般家庭的母子那么亲密。"

　　我在网上和小丰聊着天，把自己今天心理咨询时谈到和母亲关系的事跟小丰说了。

　　我说："我也知道，事情都过去了。只是，我怎么也不能原谅她曾经做过的事。"

　　小丰："不存在原不原谅的问题。如果你觉得你不能原谅一个人，只能说，你还不能完全排除这个人对你的影响，你还没有足够的强大。"

　　我沉思了，不能原谅一个人，只能说，还不能完全排除这个人对我的影响。原谅，是否真的只是一种借口呢？和小丰聊天后，我脑子里一直在盘旋着"原谅"这两个字。这么多年，我从来没有享受过那种亲密无间的家庭关系。

　　我和父母之间，一直隔着一堵高高的墙。有了心事，我是从来不敢跟父母说的。

　　到了周末，邻居一家人甜甜美美地去逛街，看到有什么合适的衣服就买了。小朋友穿上新衣服，在人们面前走来走去的那一脸幸福样儿：看，我爸妈又给我买一件衣服。走亲戚，看到其他的小朋友在父母面前撒娇，那些叔叔阿姨疼爱地逗着。而我，是巴不得离自己的父母越远越好。如果我在他们面前，就只有不停地被数落，被指责。

　　他们认为，这样可以显示出他们家教严格，我不过是他们炫耀的一个可怜的牺牲品罢了。凡此种种，在我的童年、少年时，都没有享受到这些最简单的家庭之乐。

这一生再也享受不到了。

这20年来形成的墙，被时间越垒越高，高高地阻隔在我和父母之间。我无法释怀这一切。现在，我要试着去敲碎这面墙，我要试着让冰冻了20多年的那座冰山慢慢地融化。

我不想在以后的岁月里，当面对自己最亲的人时，仿佛之间还要隔着一堵冰冷的墙。有的东西，既然已经失去了，便不要再过多地去惋惜。有的东西，还没有失去，就要竭力争取。

"学会带着残缺去生活。" 卢老师在咨询时和我说过这样的话。到了晚上大约6点多，我用IC卡往家里打了一个电话，母亲接的。

我问："你们在做什么啊？吃饭没有？"

母亲说："正在吃，你吃了吗？"

我说："吃了，我开学两个月了，这个周末想回家来看一下你们。"

我刚一说完，母亲的声音陡然尖厉起来："你回来干什么？不要钱啊？不要路费啊？"

我说："这么久了，反正离家也近，想回来看看你们，还有外婆。"

母亲说："有啥子好看的嘛？当真钱不心痛啊？"

父亲在旁边说："孩子要回来就回来吧，车费也花不了多少，回来看看也好。"

母亲说："当真钱不是你挣的啊？有啥子事情在电话里说就是了，回来做啥子？"

电话被重重地挂下。我无力地挂上电话，转身而去，一声叹息。那座冰山原来还是如此的高，如此的厚。难道我要花一生的心血去融化吗？

我不知道。

10.14　我在这头，而家在那头

乡愁

——余光中

小时候，
乡愁是一枚小小的邮票，
我在这头，
母亲在那头。

长大后，
乡愁是一张窄窄的船票，
我在这头，
新娘在那头。

后来啊，
乡愁是一方矮矮的坟墓，
我在外头，
母亲在里头。

而现在，
乡愁是一湾浅浅的海峡，
我在这头，
大陆在那头。

在我和家之间，只是一段短短的路程，我在这头，家在那头。

在我和母亲的心之间，却是遥不可及的距离。成都离家100多公里，坐火车回家，最便宜的无空调慢车，大约3个半小时，全价10元，路上还需要转车。公交车、火车，车费往返加起来，回家一次，路费总共不到40元。

平心而论，对于节日、放假才回家的低频率，这个费用并不高。

我离家已两个月，外婆快80了，身体也不太好，回家看望，在情理之中。如此简单的一个要求，却又招来一阵斥责。

还会愤怒，心就没有死。我的努力已初见成效，不能放弃。先写卢老师留的家庭作业吧。我不能放弃，我要继续争取。

第一点，小时候，我在乡镇的小学上学前班。那时，每天中午，都需要带饭去学校，然后在学校指定的地方加热饭菜。我一般是带点冷菜就着热饭吃。有时，母亲会在旁边的小饭馆里给我买小笼包，让我吃得饱一点。

第二点，在农村老家时，街上有一家羊肉汤店，味道很好。有时，母亲会带我去吃一次。有时母亲吃一碗羊血，我吃羊肉。有时母亲不吃，就在门口等我。

第三点，我想了好久，却怎么也想不出来。我努力地去想，挖空心思去想。可除了吃以外的事情，我就再也想不到母亲有什么好了。相反，却想起了小时候一些让我不开心的事。比如其他小伙伴在阳光明媚的春天里，母亲会带着他们去游玩；在天气变冷的日子里，小伙伴一家人高高兴兴地去买又厚又暖和的衣服。

苍白的记忆勾起我伤心的回忆。回忆中，占满人生大部分记忆的是一条又一条深深的伤痕。灰色记忆中仅存的一些暖色也是很小的时候的事情了。

或许，只有在小时候，思想是一张白纸，可以被任意圈画，来满足母亲的控制欲。长大了，有了自己的想法，有了自己的准则，不能再像小时侯一样百依百顺了。

母亲想要的儿子，是一个不能有正常人的喜怒哀乐的儿子，是一个任何事情都要听从她的儿子，是一个无欲无求的儿子，也是一个没有自己的思想和灵魂的儿子。

这些，我做不到。

我只想做一个普通的人。

10.15 咨询：跨过冰墙

上次咨询时，卢老师布置的家庭作业：回忆三件和母亲在一起很感动的事情。我写完之后就给卢老师发了过去。

周二，咨询时间。

咨询室内，阳光斜斜地射了进来。天气越发地暖和了。春天真正地来了。

卢老师问："经过上一次的咨询和最后的作业，你有什么新的想法吗？"

我把情况给卢老师说了一下。

我说："上次打了电话，本来想回家看一下他们，修复一下关系，结果又是钱钱钱，怕花车费什么的。上次您说有可能的话让我母亲到学校来，这不可能的。一点小事，她都能闹成天大的事，更不要说这件事了。"

卢老师说："小楚，你现在的问题是两个人的问题。我现在尽量给你调节，但如果效果不理想的话，最后还是要你母亲来配合的。你可以想办法，慢慢地跟她说。"我点点头。

卢老师说："好了，我收到你上次发过来的作业，这里面写到母亲让你喝羊肉汤，但为了节约钱，她没有吃。这个事，让我都挺感动的。"

我说："是，但这些东西，都是在我小时候，没有太多自己想法的时候。并且这些都是关于吃，其他的事情，特别是在买衣服方面，我从来没有一点好的印象。"

卢老师说："那她给自己买好衣服吗？"

我说："不买。"

卢老师说："那不就挺好的吗？"

我说："但葛朗台不就是这样的吗？不给自己买，也不给子女买。那我们为什么要批判他啊？"

卢老师一时语塞。毕竟我是辩论队的，反诘很擅长。

过了几秒钟，卢老师缓缓地说："你是说，你母亲是葛朗台？"

我说："是的，本来就是。"我咬咬牙，重重地点了下头。

卢老师说："那好，小楚。如果说，你母亲就真的是葛朗台，那你打算怎么办呢？你的人生还要不要继续呢？"

这一下，轮到我说不出话来了。

卢老师说："小楚，那我们就假定母亲的确是现代的葛朗台，这些东西是你没有办法改变的。你一直在心里产生这种抵触和反感情绪，这对你的身体恢复是不利的。这你承认吧？"

我点点头，说："我承认，上次我和你说的我的朋友小丰，现在跟家里关系改善了一些。但是他们父母跟他的确改变了。现在我可以明显地感受到我爸变了，但我妈是一点也没变，还是把钱放在第一位。每一次跟她打电话，我都气得不行。"

卢老师说："还记得我第一次给你咨询时说的话吗？带着缺憾去生活，改变我们能改变的。如你所言，你的父亲已经在改变，你也在改变。你现在已经越来越强大，母亲对你的影响，远远不及在你高中时大。那么，你为什么不看到正在好转起来的情况呢？抑郁症康复，需要改变的正是这种强迫惯性思维。因为这种思维，可以让你的内心得到一种满足。"

我说："是的，我记起来了。我在努力，可我的努力一直撞在冰墙上。"

卢老师说："试着沟通。如果效果不理想，要试着转移自己的视线，多参加其他的活动。不能让这些东西影响你的健康、学习和生活。你毕竟还年轻，而你母亲年纪已经大了。如果她不改变，那你未来的几十年还怎么继续？一直生活在这种阴影中吗？通过磨炼，强大自己的内心！"

是啊，我居然忘了，带着缺憾去生活。往事如风，一切早已如梦。我又想起了小丰的那句话："不存在什么原谅不原谅，那只是你还不够强大，还不能完全抵挡她对你的伤害。"

晚上上网，我在QQ上碰到小丰。小丰还在接受心理咨询，对于父母，他似乎也不想谈太多。只是告诉我，他现在有了女友，一个和他有着差不多经历的女孩子。他正在开始新的生活。

诸葛亮在草船借箭后说："为将而不通天文，不识地利，不知奇门，不晓阴阳，不看阵图，不明兵势，是庸才也。"仰望星空，哪一颗才是我的将星？草船借箭使我又想起了亦晨曾经问我的那个问题。

10.16　翻单杠的女孩

在中国，从汉代始，就把孝推到了一定的高度。孝文帝、孝景帝、孝武帝……以孝治天下，以孝来维系这个庞大的帝国。

父母之于我，是拥有绝对的道德和舆论优势的。本来是人类最本能自然的情感，却成了要挟的砝码。这样的砝码让我失去了应有的幸福和自己的生活。

人活着就是要快乐。我已经失去了很多很多，退让了太久太久，失去了那许多本属于我的童年和少年的快乐，而这一切再也找不回来了。

我不想再失去。我不想眼睁睁地看着自己灿烂的青春再一点一点地被病魔吞食掉，而我只能在悔恨中品味过去的回忆。我尽力在挽回。今天，我终于找到那个可以帮助我的人，卢老师，还有我的她。

夜晚的星空，很美丽。深蓝的天空上，有一颗颗闪亮的星星。在这样的夜晚，我和亦晨漫步在学校池塘边的小道上。不敢再轻易地相信任何一个人，我一直在心底对亦晨保留着我的那份烦恼。

亦晨曾经问过我："你为什么经常一个人心事重重，好像总在自己想一些事情。"

"是的，我心里的确有一些秘密。原谅我，我保证和感情无关。我现在不能和你说。或许，有一天我会告诉你的。"我对亦晨说道。

今夜漫步于灿烂的星光下。亦晨问我："白天咨询得怎么样啊？"

我告诉她，可能我母亲过段时间会到学校来一趟，配合我咨询。

"是吗？好啊，到时我看一下我未来的婆婆！"亦晨居然高兴得笑着跳了起来。本来闷闷不乐的我，也被逗笑了："你好烦啊！"亦晨被我一说，更开心了："到时看一下，我以后的婆婆和你长得像不像，是不是亲生的。"

"去死！"我快被这个疯丫头气疯了。这个丫头，疯起来就没个收敛。两个人疯够了，闹够了，直笑得肚子疼。之前的郁闷一扫而空。

我慢慢地给亦晨讲我的故事，讲那些埋在我心底的痛楚。从我小时候，和母亲之间的那些故事讲起。终于，可以有人不会再站在十万英尺的道德高度对我进行火力压制了。

亦晨勾着我的臂榜，认真地听着。我能闻到她那淡淡的发香。我们走了一圈又一圈，亦晨也开始慢慢地说着她的故事。每个人的心底都有一块不愿触摸的伤痕。

我们不知不觉走到二食堂外的操场。操场边上，有一些单杠、双杠。亦晨叫我在双杠上翻一个筋斗给她看。我不会，平时最怕这些玩意儿了。

"啊，你不会这些东西？"亦晨做出一副可怜我的表情。"我来翻给你看！"

想象一下，一个171cm的瘦挑的大美女，闭月羞花，花容月貌，长发飘飘的，在大晚上给我表演翻双杠。这是一种什么样的情景？

亦晨用双手抓住一根杠，身体往下一缩，抬起一条腿，搭在对面的那根杠上，再一用力，就翻过来了。吓得我一身冷汗，生怕这个大美女一下头落地就变成了痴呆。

"怎么样？"亦晨拍拍手，娇嗔着，像一个假小子一样。"来，我教你怎么翻！"我被亦晨推着上了双杠。

我也像亦晨一样翻了几个。渐渐地，我胆子大了起来。

在这个星光灿烂的夜晚，我和这个美丽的女孩，像两个顽童一样在操场边的双杠上翻跟头玩。这大约是最淘气也是最幸福的夜晚了。

有一本著名的小说，《毕业那天，我们一起失恋》。我在大一刚进校时看过，写得很颓废，很忧伤，也很搞笑。颓废的青春，无奈的结局，狗血的情节。

这只是艺术的夸张，没必要当真，我对自己说。亦晨在大三下学期时，就到一家培训学校当咨询老师去了。我们不能再经常缠在一起了。思念，就是一个繁华的都市，我在这头，亦晨在那头。

每周五下午，我会坐2个小时的公交车，到亦晨的公司外面，等亦晨下班。亦晨的公司，在城市另一端的一个小镇。这个初春，还很冷。亦晨的公司又经常开会。晚上7:30到公司门口，天已黑透，寒风仍然刺骨。我会在公司的门口，慢慢地等，来回地踱步。

看到亦晨出来的时候，我会走上去，紧紧地抱住她。

亦晨单休，我只能在周五下午到亦晨的公司外面，等亦晨下班。周六白天，我在外面逛一天，等到晚上，亦晨再下班。周日白天，我回学校。仅有的一天，我们就在小镇上逛逛，也没有什么可去的地方。

镇上有很多藏族人边喝酒，边唱歌跳舞，很是快乐，没有任何的顾忌。我听着豪爽的歌声，拉着亦晨的手。命运总是残酷的，几个月后，她仍然说出了那两个字。

真的是无法改变的命运吗？

10.17　我的努力

咨询还在继续。我时不时地去华西拿点药，药很贵，问家里要钱，每次都是背着母亲。我在上午10点左右，估摸着她不在家时打电话回家。

我试着在每天晚上跟她通电话，每次努力多说几句话，希望能够多沟通一下。"妈，吃完了吗？今天天气怎么样啊？"我试着说一些自己的事情给她听，比如参加辩论队，演讲比赛。

可只要说上几分钟，母亲就马上催着挂电话了："打这么久的电话要多少钱啊。"我坚持着说："妈，我报名参加了一次演讲比赛。"

母亲生气地说："那就好生比嘛，不说了，电话贵。"啪！嘟嘟……我的努力，又一次地碰在了冰块上，撞得粉碎。

我参加了文学社的一个演讲比赛，时间定在晚上8:00。头一晚上，我失眠了，恶心的感觉使我几乎快受不了了。这一天晚上很冷。我进了那一间教室。窗关不严，风夹着小雨飘了进来。比赛已经开始了。我上场的顺序排在后面。

演讲者的水平都不太高，我稍稍缓和了一下心情。我靠在教室后面的一张椅子上，闭上了眼，顿时觉得眼前全是金花，一根根毛丝血管里的血液像被抽离大脑一样，缺氧难受。可能是服了药后的副作用。

在这种状态下，我迷糊了大约十来分钟。主持人报幕，轮到我了，我还没有缓过劲儿来。去吧，撑下去吧。我匆匆上了台。

手里本来准备了一张草稿，在上台的瞬间我灵机一动："之前的同学，都有稿子，但我认为，在这个世界上，生活是变化的，没有必要对着稿子念！"我顺手把稿子撕了！我机智的举动赢得了同学们的认同。啪啪啪，一阵掌声响起。

好的开头有了，我提高嗓子想马上接着说。可是我突然上气不接下气，感到从头到脚冒出了一股寒气，甚至开始打起了寒战。我说出来的话，居然开始结巴了，越急越结巴。台下的同学本来很看好我，慢慢地变成了不耐烦。在结结巴巴中，我狼狈地走下了台。我知道，我失败了。

三天后，在教学楼外的IC卡电话亭。"妈，吃饭了吗？"我打电话问。"吃了，那个演讲比赛得奖了吗？"母亲反问我。"没有，没发挥好。"我带着有些无奈的语气回答道。"你怎么搞得啊？你不要去参加这些比赛了，别人会笑你的！"母亲很生气地说。

我的心一下子掉进了冰窟窿。"不要这样说他。"这是父亲的声音。父亲抢过电话说："儿子啊，没什么，这次没搞好，下次再接着来就是了。好生展现你的才华，我们支持你！"在这一刻，父亲的面庞浮现在我的眼前。我爱你，父亲。

又到了咨询时间，还是那个橘红色的咨询室。我对卢老师说："卢老师，我已经努力做了一切能做的，我试着改变我和母亲之间的关系。好像很难，我做不到，我也解不开心里的那个结。"

卢老师说："那么你觉得这段时间以来，你的家人有什么改变吗？"

我忙答道："有，父亲现在改变很大，从以前对我一味地压制，到现在很理解我，支持我，在我难受的时候会安慰我，鼓励我。"

卢老师说："那你有没有想过，通过你父亲去影响你母亲呢？"

我说："不可能的，首先，在我家里，母亲一直是绝对的强势，无法无天！"

卢老师表现出很诧异的神色："一般是父母说孩子无法无天，你为什么会觉得母亲无法无天呢？"

我解释道："就是这样，在家里，她不顾任何人的感受，想做什么就做什么！太可恨了！"

卢老师："那其他的长辈呢？或者你外婆总能说她几句吧！"

我说："算了吧，我外婆经常被母亲骂的一句话也不敢说。母亲要求我对她毕恭毕敬，可她自己一点礼貌都没有，想骂谁就骂谁，什么下辈子再也不当你的女儿了之类的。我还在小学时就看不过去了。"

卢老师说："你现在和她在一起的时间还多吗？"

我说："不多了，只有寒暑假才回家。在寒暑假时，每天早上，母亲起得早，去买菜，吃了早饭就出去玩了。中午吃午饭，吃完睡觉，睡到3:00左右，又出去玩，一般是到麻将馆看别人打麻将。下午6:00回家，吃完饭，一般7点多就睡了。一天能看到她的时间也很少。"

卢老师说："由于你现在不在家住，母亲对你的影响是越来越小了，能见面的时候也不多了。你要渐渐地学会让自己的心解脱出来，不能总是被过去的事情束缚住。"

卢老师又询问了我这个星期的情况，我把演讲赛的事情说了。

我说："我觉得现在力不从心了。如果我现在身体还健康，吃得下，睡得着，有精力去应对这一切。可现在，我是有心无力。"

卢老师说："小楚，在之前咨询时，我就说过，抑郁症这种心理疾病很特殊。你要想好，它就能好。可是很多人嘴上说想好，但其实心里并不想好。因为这可以成为一个逃避责任的借口，可以把一切的失败都推到这个原因上。"

卢老师又一次说中了我的心病。的确，这似乎已经是一种习惯了，每当失败，每当挫折，都以如果我没有得这个病为自己开脱。

卢老师说："小楚，你最近想办法和你母亲说一声，叫她到学校来一次。我给你单方面咨询了这么久，效果并不是太好，需要你母亲的配合。尽快安排，最好在这个月。"

我说："可能不行，她不会来的。"

卢老师说："应该会来的，小楚，我相信你有办法。"

怎么办，说还是不说？是选择告诉家里，又是一场哭天抢地，还是让自己默默地忍受病痛的折磨？挣扎了好久，一天，两天，三天，终于，在一个晚上，我拨通了家里的电话。

我说："妈，我的心理咨询老师叫你到我们学校来一趟，配合我的治疗。"

母亲说："来做啥子嘛，找不到屁事做啊！"

我说："我现在有心理疾病，需要治疗，你这个月来一趟吧。"

母亲说："哎呀，我这几个月又瘦了，我身体越来越不好了。你想弄死我啊！"

电话挂了。我早就想到这个结局了，以死相逼。任何事，都用死来逼！一夜无眠，躺在床上，左思右想，生命是什么？是否要放弃？是否无法走出抑郁症了？

在胡思乱想中，天渐渐地亮了，同寝室的同学又开始精力充沛地学习、玩乐，而我又在干呕，头昏脑涨中到楼下打电话。这个时候，母亲不在。

父亲接的电话。我问："昨天的事，妈怎么说？"

父亲告诉我，母亲昨天接完电话，在家里又哭又闹。

我说："我真的需要她过来。我快撑不下去了。我撑了这么多年，我受不了了。"

父亲说："儿子啊，你妈可能承受不了啊。"

我说："求你了，帮我说一下，她必须来。要不然，我的病治不好，连毕业证都拿不到的。"

跟父亲说话，总是很愉快的。父亲会安慰我，会鼓励我。自从2004年开始，父亲的态度就开始转变了。在之前，我很厌恶他，不能做主，没有一家之主的气势。在单位，父亲也很老实，受人欺负。渐渐地，我才知道，这个已经头发花白的中年男子，原来是顾忌了那么多，选择了忍让，选择了顾全大局，只是在选择时，误伤到了我。

现在，他在我需要帮助和关心的时候，第一次对自己强势的老婆开始说不。坚强，并不是剽悍的发言，而是为了自己爱的人而战胜自己内心的恐惧。

我可以想象得到，这一天，父亲是多么艰难地向母亲提出这个要求。最后又是如何面对母亲的以死相逼，无止境地哭闹。我不忍心问那天的情景。好久以后，我终于鼓起勇气问父亲那天晚上的情况。"没有啊！你小子想多了。"父亲笑着回答了我的疑问，再轻轻地拍了一下我的头，但仍旧掩饰不了他说谎时的表情。父亲并不擅长撒谎！

第二天，父亲在电话里告诉我，母亲同意到学校来了。我似乎看到了一道曙光。

10.18　母亲的妥协

日升日落中，转眼万年。在地球的两端，覆盖着厚厚的冰层，最下层的不知是多少万年以前的。万年冰川，厚不可测，即使地球变暖，又岂能在短时间内能融化？

在学校的湖边，左边是一个电话亭，右边也是一个电话亭。我走到其中一个电话亭。时间正好是上午10:00。我根据平时的经验，这个时间，母亲一定不在家。这样我可以和父亲说一些话。

我熟练地插卡，拨号，电话通了。我说："爸，在做什么呢？"父亲说："刚刚在砍竹子呢。"我说："妈在吗？"父亲说："不在，出去买菜去了。"我说："昨天妈说什么了？我想回家。我现在还在跟卢老师咨询，她还在帮我调和我们之间的这种心理障碍。"

我把咨询的事详细地给父亲讲了一遍，并告诉他需要让母亲到学校来一趟，配合咨询。电话那头，我听到父亲重重的叹息："儿子啊，这个事恐怕不行啊。你妈妈，唉……你是知道的，她承受不了这个，只能让你坚强一点。你要回来也好，你妈妈舍不得钱，我跟她说一下。回来也好，你从开学到现在还没有回过家。注意锻炼身体，学校里有啥活动，你想参加就参加。你有啥才能就好好展示。要是缺钱了，要买药，就打电话回来，我想办法给你凑。"

我说："好吧，爸。"也只能这样了，父亲很不容易了，他也做了很多努力。

挂了电话，看着过往的人群，每个人的生活都在继续。我又打了一个电话，叫亦晨出来陪我到图书馆看书，中午在一起吃饭。有她在，我总是很安心。

"咋了，咋了，咋了，怎么不开心？说，说，说，什么事快说。"亦晨今天打着一个粉红色的蝴蝶结。刚刚上完课，她很开心。可能看出我不开心，她使劲地摇着我的手问。

我装成若无其事的样子说："没什么啦！"

"肯定有什么，说，快说。"亦晨瞪大了眼睛，凑到我的面前，开始把手伸到我的胳肢窝。我躲着她挠痒痒的动作，左闪右闪，眼前出现了一张大脸。亦晨的脸比较大，我经常开玩笑叫她"大饼脸"。我们之间这么近距离地注视，她的脸完全遮挡住了我的视线。她的两只眼睛瞪得像牛眼睛一样，轱辘地转着。太滑稽了，我实在忍不住了，笑了出来，之前的不快在转眼间烟消云散。有亦晨在的日子，很踏实。

图书馆很安静。线性代数看不进去，我就把亦晨的书拿过来看。亦晨学的是旅游管理，什么导游词啊，什么酒店管理之类的。里面有一些数学题，就是一个酒店，有多少货，卖了多少，最后算赚了或亏了多少。这对学文科的亦晨来说太难了。想当年，我小学时的数学还是独步天下的，除了变态的奥数。小学六年，还从来没有遇到过不会做的题。

于是，在这里我成了亦晨的神。那些对于亦晨来说难得不行的题，哥几下就搞掂了。

慢慢地，随着时间的推移，我开始对亦晨讲我和母亲，我的童年，我的家庭。这些深埋在心中，我曾发誓再也不对他人提起的伤楚。

每周继续去卢老师那里咨询。我可以和亦晨倾诉让我心烦，让我痛苦的那些事情，但我还是有所保留。我害怕，哪一天亦晨离我而去，又让我的心多一重伤痕。

10.19 毕业那天，我们一起失恋

何炅的那一首歌唱道，栀子花开，So beautiful so white，挥挥手，告别幸福无奈。

这个世界很残酷，总得面对现实，总得接受改变。或许，那种纯美，只能存在于这个青青的校园中。亦晨在那个实习的公司里上班，并不顺利。

亦晨很漂亮，很有气质，很多人都会爱上这个女孩。亦晨上班没有多久，一个俗套的故事发生了。一个戴的金项链和狗项圈一样粗的富二代，拿着玫瑰花和情书在公司公开向亦晨求爱。

亦晨给我打了电话，告诉我这件事。她叫我周末的时候一定要到她公司那边去一趟。

"我现在过来。"我说。"不要，你还要上课，还有两天就周末了，周五下午过来。放心，我不会抛弃你的，不会跟着富二代跑的。"亦晨俏皮地安慰我。

听着亦晨一如继往的顽皮的声音，我本来提起来的心稍稍地放下来。当天晚上，那个富二代又抱着花来找亦晨。亦晨把他叫到一边，和他说："我有男朋友了，你这样做他会不高兴的。"她把求爱信，当着富二代的面撕了。

周五下午，我迫不及待地赶到了亦晨的公司门口。我终于看到了我的女孩，又可以牵着她的手，真实地感受到她的存在。这个女孩还属于我。在金钱、鲜花面前，她选择的仍然是我。

原来童话也是真实存在的。这是上天给我的天使，谁也抢不走。金钱拆不散我们，可是时间，却是最厉害的杀器。

这时，我大二下学期，离毕业还很遥远，可亦晨已经开始实习了。她在实习工作中碰到很多事情，接触了很多人，也遇到了不少麻烦，我却帮不上什么忙。

亦晨到公司上班时，公司承诺是两个月转正。可是两个月过去了，公司却不守信用，以各种理由推脱。这些问题看似简单常见，可那个时候的我却

是手足无措，想不到解决的办法。

亦晨去和领导提了要求，但又被太极推手给推回来了。我很想帮她，但无能为力。我唯有在电话里哄哄她以及带着她去成都周边游玩散心。

我们最爱去的就是那个被我们逛过数十次的王爷陵墓，每次我们都会买一包瓜子去喂鱼。陵墓园区有一个大水池，里面有许多的红鲤鱼。我们喜欢一边吃瓜子，一边把瓜子壳吐到水里。要不了几分钟，数千只五彩缤纷的锦鲤，就会围在我们脚下，游动着抢食瓜子壳。锦鲤熙熙攘攘地在水中畅游的景象，颇为壮观！

一对情侣的变化有时候就是在一种悄然无声中慢慢产生的。班主任黄老师是一个大姐姐，叫我做好心理准备。因为很多学生恋人都是这样，进入社会，就会分开。女生大多一毕业，就会找个有钱的男人在一起。

是吗？真的会这样吗？人总是抱有一丝侥幸，希望自己是个例外。

我和亦晨见面的次数越来越少了，争吵却越来越多了。在最开始，亦晨会把她遇到的麻烦事儿讲给我听，让我出主意，想办法。渐渐地，亦晨都不跟我说她工作上的事情了。

我也渐渐地习惯了不问。问了，我也不知道该怎么办，也帮不上忙，说不好还会引起一顿争吵。

我和亦晨之所以相处得那么好，最重要的一个地方就是：吵完不记仇。吵架，并不一定代表着感情的伤害，有时，是一种情绪的发泄。要吵，就好好吵，把堆积在一起的负面情绪全部发泄出来，大声地吵，要哭就哭，要喊就喊。吵累了，情绪发泄完了，两个人也就没事儿了。所以我们两个人吵架经常在两个小时前还吵得势同水火，吵完没多久，又比吵架前还要亲密缠绵。

母亲要来学校配合我接受咨询了。此时，我在卢老师这里已经咨询了两个学期。

我改变了很多，学着交际，给自己找越来越多的事情来做，并且有了亦晨。我和亦晨的恋情，一直瞒着家里。

但家里人已经开始怀疑了。亦晨就是一个大顽童，吵着要见"婆婆"，还说要故意在那一天假装和我遇到，打声招呼，再看看婆婆是什么样的。

我被逗笑了，却仍然心事重重。母亲究竟会不会变卦？最后能不能来？这次咨询能不能帮助我解开我的心结？

越来越近的毕业期，毕业之后，又会如何？亦晨大三的下学期，有一项重要的内容，就是写毕业论文，准备答辩。

亦晨在城市的那一头上班，没有自己的电脑，工作也比较忙，写论文的事情自然也就麻烦到我。于是我就充当起她的"代笔人"。她写好后，我来帮助她修改整理成文。亦晨实习的那段时间，我没有课，几乎都在寝室里对着电脑上网来打发时间，同时也要忍受着CS的震天声响。

亦晨选的毕业论文的题目是：《打造××旅游文化品牌》。这是什么无聊的题目啊，不就是一个初中生的议论文吗？可悲的是，学校还规定字数，还要按着标识写，什么大的分类，用什么标识，里面的大项再用什么序列号等等。

亦晨把她写好的初稿给我看了，就是一篇按着提出问题、分析问题、解决问题的思路写成的文章，分成三大段，再堆砌了一大堆道教的资料，发了一大通感慨。这文章搞得我实在是无法下手修改，可是还要坚持改下去。我写文章最拿手的就是运用理性逻辑思维，条理清楚，对一个具体的观点，进行言之有物的批判和分析。

对于我来说，能吸引我兴趣的文章只有三种了。

1. 证据充分，逻辑清楚的科普文。

2. 生动活泼，尊重历史的文章，如《明朝那些事儿》。

3. 言之有据的批判分析文，如鲁迅老爷子的。

而亦晨让我为她修改的这些，自然就是那些口水文之类的。修改完后，我都不愿再看第二遍。看着文章的序号奇怪，我就自作主张地把序号按自己的习惯加上去了。初稿，50页。我打电话向亦晨报告，任务圆满完成，讨赏。亦晨在电话中高兴地说："替我转发给负责毕业论文的老师。"

第二天，亦晨打电话过来，很生气，很委屈地说她被导师骂了。导师说她写的文章不负责任，序号乱用，字体乱用，还有内容也不符合要求。

我的天啊，专科生的论文有这么多要求吗？什么大章节的标题必须用什么号的什么字体。第一层序列号用1、2、3、4，第二层用Ⅰ、Ⅱ、Ⅲ、Ⅳ。内容上不得不加了一些惊人之语，如：品牌就是一种霸气，品牌就是王者之类的。估摸着，那帮搞文科的老师就喜欢听这种话。

由于我的疏忽，给亦晨帮了倒忙。她专门请几天假回来改论文。图书馆的电脑室，电脑早就濒临淘汰，机子又卡又难用，那时候流行1.44M的软盘，虽便宜方便但容易坏。

我和亦晨在图书馆，一起改论文，改了一整天，最后保存时不知哪里出了错，修改过的地方依旧没有保存。她把以为修改好的论文发给了老师。几分钟后，亦晨的老师很生气地回信："你太不负责任了，不但对自己不负责，也是对老师的不尊重。" 她重新打开文章检查，才知道没保存，一天白忙了。

我打趣说："让你早点买U盘，你不听，现在好了，做了等于没有做。"

亦晨什么都好，就是性子急。一听到我这样说她，她就不乐意了，和我争吵起来。体谅到她的难处，我连忙道歉，好不容易才把她的火气平息掉。

亦晨回到公司上班后，一天打电话过来，让我把电脑借给她用一段时间。当时因为我也在做一个软件设计，没有马上同意。亦晨生气地把电话挂了。这一挂，再也打不通了。我发了无数条短信，都石沉大海。

和亦晨失去联系的这段时间，我像掉魂的苍蝇一样，整天在校园里转悠。直到那一天，我终于在图书馆的外面，碰到了亦晨。我冲上去抱住她。亦晨狠狠地推开我："我们已经分手了。"

她终于还是说出了这几个字。在这个毕业将要到来的时候，我还是失去了这个女孩。在我的生命中，曾陪伴我一年多的那个女孩，现在离我远去了！

我知道，最后的结果，并不是那个可笑的理由，而是不得不面对的毕业和赤裸裸的社会现实。童话终将结束。我独自一个人走在湖边，坐在长椅上，泪水再也止不住地滑落。

多少次，我想牵着你的手，一起白头到老，可今天，终于还是说出了分手。

伊人已离我而去，快乐何复在？在我快要离开这个深渊时，那个一直陪在我身边的人，松开了握着我的手……

10.20　分手后的日子

我不想去上课，不想去图书馆，不想去吃饭，就窝在寝室里，像傻子一样盯着屏幕发呆。发呆发累了，我把脸捂在被子里，一个人静静地流泪，放纵着自己的情绪，却不想让其他人看到。

发了两天呆，也哭了两天，我心情稍微平复一些。我跟着同寝室的同学打魔兽争霸3，在QQ上聊天，暗想：我的心理承受能力似乎比之前强多了。

我跟一个朋友聊天，在谈到分手的事情时说："现在也感觉挺好的。"似乎我已经在慢慢地适应，慢慢地接受了这个事实。更重要的是，还有一周，母亲就要来了。卢老师已经把时间定下来了——五月的第一个周二。

我打电话跟母亲沟通来成都的时间，母亲还是不情愿，用各种理由托辞。我这次很坚决，从来没有在母亲面前坚持自己的观点。这一次，我一定要做到！

离母亲过来还有一周，我又去找卢老师做了一次咨询。卢老师给我讲了一下下周的安排，以及其他的一些辅导。

我把和亦晨分手的事也大概地和卢老师说了。卢老师问："现在感觉怎么样？"

我说："还可以，没像之前想象的那么糟。"

我以为，心理承受能力比之前的确是强了很多了。我到协会里面去参加活动，到辩论队里参加辩论，跟着同寝室的人一起去打魔兽，时间依然如流水一样地逝去。只是在半夜醒来时，泪水湿透衣襟。

真的失去了吗？

10.21　母亲来了

今天母亲要到学校来了。我和卢老师约好了，下午3:00咨询。早上，母亲从家里出发了，从家到学校，加上转车等车的时间要好几个小时。

等待中不知道该干什么，我在寝室里面坐不住。我围着校园的小路，一圈一圈地闲逛着，不时地看手机，猜测母亲到了哪里。我像一只无头苍蝇一样蹿了半天，到了中午，匆匆吃了几口饭。"妈妈该到了吧，怎么一直没消息。没有手机，本来叫她给我打个电话，可到现在也没消息，别出了什么事啊。"我坐在一个花坛边胡乱猜想着。

突然，一个熟悉的身影出现在图书馆的那一角，是她，就是她。我呆住了，亦晨这时也看到了我，稍微愣了一下，转过头去，继续向图书馆里走。

我该怎么办，看着亦晨一步一步地离我远去，熟悉的身影就要淹没在图书馆的人群里。

我再也忍不住了，像一头野兽一般冲了上去，紧紧地抱住了她。亦晨使劲地推开我。我不放手，就是不放手，哪怕她打死我，我也不放手。

这几天，我以为，我已经可以适应没有她的日子。可是见到她的时候，我才真正地明白，伪装出来的无所谓，在她的面前，是如此的不堪一击。

"亦晨，我爱你，不要这样对我。"我对着这个陪伴我一年多的女孩说道。"走开，走开！"亦晨拉开我的手，冷冷地说，"让开，我要去写论文了。"

"给我时间，听我解释好不好。我真的离不开你。"我牵着她的手，哀求道。

亦晨不再反抗，但没有说一句话，径自地朝图书馆的电脑室走去。到了电脑室里，她静静地改着论文。我坐在她的身边，只是默默地看着她。好久我都没有感受到这份温暖了。

亦晨拿出一个口袋，里面是几片药片。亦晨告诉我，她病了，这几天不知怎么的发起了高烧，半夜里，难受得下不了床。原来，在这几天，这个女孩比我还要难受。

下午大约2点左右，我的手机响了，估计是母亲到了。我告诉亦晨，我母亲来了，我一会儿要去咨询。咨询完后，我来找她，让她等我。亦晨还是一声不吭地修改着她的论文。

我见到母亲，看得出，母亲不舒服，晕车了。我扶母亲到了湖边那个我和亦晨常坐的长椅上坐下，这里有树荫，凉快一些。

我问了一下母亲在路上的情况。哪知道，母亲第一句话就说："经常给你打电话的那个女生是谁啊？叫出来让我看看啊！"亦晨就在离我们几百米的图书馆的电脑室里。

世界上最遥远的距离，不是生与死，而是我们只相隔数百米，我却不知道你是否会在那里等我。

母亲说，她在路上晕车了，吐得很厉害。我看着她难受的表情，心一下子软了，有点后悔叫母亲过来。

到了下午3:00，我们来到咨询室门口。没一会儿，卢老师也来了。卢老师还专门给母亲买了一瓶矿泉水，但母亲不敢喝任何凉的东西。她肠胃不好，不能受凉。5年之后，我才真正知道这究竟是怎么回事儿，感谢科学。

卢老师带着我们进了咨询室。先把母亲叫进了小的咨询间。

20分钟后门开了，卢老师叫我进去。母亲坐在里面。

卢老师说："小楚，拉着你母亲的手，说哪些事情是曾让你感动的。"我拉着母亲的手说："这么多年，我也知道你们还是为我好，只是有些方法不对。"

卢老师打断我的话说："小楚，不要相互指责，现在只说让你感动的地方。"

"其实，今天，当我看到妈妈来到这里，晕车时，我就很难受。我不该让妈妈来的，妈妈身体不好。"我低下了头，忍不住哭了。

"我愿意来，只要你好，我受点罪不怕啥。"母亲拍了拍我的肩膀。

此情此景，心潮涌动。母亲哭了，我也哭了。

卢老师说："现在小楚长大了，有了自己的思想，你要放手让他自己飞。这些话，我刚才都对你母亲说过了。

"小楚，你是年轻人，母亲已经这么大的年纪了，要改起来很难，你要多包容一些。有的事过去了就过去了，以后你们好好地相处。"

接着，卢老师带着我和母亲说了很多。这次咨询长达2个小时。很多话，这20多年都没有说出口的，这次全都说了出来。

堵在心中的那块石头终于被搬走了。咨询结束时，母亲激动地伸出双手抱着卢老师，在卢老师耳边说道："谢谢您，我们全家都谢谢您。"

这是我第一次看到母亲这样。她从来没有对别人这么动过感情。我相信，在那一刻，母亲的心里是真正感动的。

面前这个老师，帮助了我这么久的这个集美丽、智慧、善良于一身的女人，是她帮助我慢慢地从深渊里爬出来，解开一个又一个的心结，让我可以重新回到正常的生活中来。已经5:00了，我本想陪母亲吃顿饭，母亲却急着要走，舍不得花钱住旅馆，急急地又坐车赶到五桂桥车站。

在母亲离开学校时还在问："那个女孩带给我看一下啊。""一个同学而已，人家有事，叫出来做什么。"我打着马虎眼搪塞过去了。

送走母亲，我飞快地回到图书馆的电脑室，看那个位置坐着的我的她还在不在。果然不在！哪里去了？未来情况又将如何？

我急急地去拨电话，听到嘟嘟的声音，几秒的时间无比漫长。"接啊，接啊！"我心底不停地吼叫。

心跳得不行，血液快冲出头顶了。通了！终于通了！

我急着问："你在哪里？"

亦晨说："寝室。"

我问："什么时候有空出来，我等你。"

"我马上要去图书馆写论文。"亦晨不冷不热地说着。

她告诉我要去的地点，我听出来了，我又看到希望了。苍天啊，大地啊，亦晨终于肯给我机会解释了，证明她也在想我。失而复得的东西是最珍贵的，我快步赶到目的地等候我的天使。

陪着亦晨在电脑室里修改论文，我一一指出她论文中不足的地方。两个

230

人商讨着怎样改最合适，时间很快到了晚上10点多。论文也算修改完成了。可能被我的认真劲儿感动了吧，亦晨绷着的脸上终于露出了笑容。

以前说过，我和亦晨最大的好处，就是不记仇，不论吵得多激烈，吵完了，闹完了，比吵之前还要亲。"我把电脑给你搬过来吧。"鉴于之前吵架分手的原因，没等亦晨开口，我马上说道。

"不用了，现在基本上已经修改好了，就算再改顶多只有几处。到时候你帮我改吧。"亦晨回答道。"真不要还是假不要，不要到时候又跟我吵啊。"我嘟着嘴说道。"憨痴痴的，你早干吗去了，现在醒悟了。"亦晨打了一下我的头。

楚憨子，亦晨给我取的外号。大脸亦晨，我给亦晨取的外号。最快乐的应该是童年，我失去了。和亦晨在一起的日子却能体会到顽童的那份纯真和调皮的快乐，可以没有顾忌地打闹。

10.22　烈日酷暑，挑战自我

赤日炎炎似火烧，野田禾稻半枯焦。
农夫心里如汤煮，公子王孙把扇摇。

——《水浒传·智取生辰纲》

2006年的那个夏天，是10年来成都最热的夏天。

这个暑假，学校第一次决定不封校，允许学生在寝室里居住。我决定不回家。我要用这个暑假，去做兼职，赚钱。我不想再退缩，我要去挑战自己没经历过的事情。更重要的是，我想和她在一起。

在本文最开始提到的小丰，大家还记得吧，小丰仍然在咨询，他也决定不回家，在成都找一份兼职做。因为再过几个月，他的女友会从黑龙江过来找他。他说，他要承担起一个做男人的责任。

他要挣钱。我也是。

有一个大学生兼职网，小丰是上面的会员，一年要交200块的会费，然后这个网站会在节假日时给你介绍兼职。这次，网站就给小丰联系了一份工作。我看能不能在小丰做兼职时，把我也带过去，没想到还真有我工作的机会。小丰已经在做一个画地图的兼职工作。Ipsos是世界排名第二的一家市场调查咨询公司，向各个商业机构提供各种数据。而我们要做的就是到各个小区里，把各个楼的分布——有几栋，每栋有几层，每层有几户人，这些画在一张图上。其他的商家，如家乐福什么的，如果要考虑是否在一个地方开分店，就会向咨询公司购买这些图纸。

我们的工作分两种，一是自己画图，14元一张；二是去复核别人画的图，7元一张。

乍一听，很轻松。真的做了，才知道，这真不是人干的活啊！

一开始，只能去复核别人的图纸，一张7元。每个小区的位置都不一样，第一张就是位于水碾河的一个小区，离学校有20里路。不能坐公交，最便宜的来回也要2元车费，一张图才得7元。

2006年的夏天，成都最近10年最热的夏天，高温持续时间长，听说还热死了好几个三轮车夫。我和小丰则要在中午最热的时候，骑着自行车，到小区里面去查看有几栋楼，楼有几层，复核图纸。

世界上最痛苦的事不是在太阳下行进几十里，被烤成腊肉，而是，被烤成了腊肉，到了小区门口，却进不了门。

很多小区，都有大妈大爷看门。作为一个生面孔出现，会被盘问一大堆的问题，往往被堵在门口。看着里面的楼房，我们唯有泪千行。

每一个人，都是天使，最后被逼成了魔鬼。到最后我也开始了善意的谎言。

"干什么的？"门卫问。"修电视的。"我答。

"干什么的？"门卫问。"修煤气灶的。"我答。

"干什么的？"门卫问。"来找干爹的……"我答。

这个有点猛。为了生活，我们四处奔波，为了进门，连干爹都用上了。

水是生命的源泉。一瓶矿泉水，最少也得1元，而我们一天最少喝三瓶才够，没办法，挥汗如雨啊。为了省钱，为了可怜的7元，我和小丰每天在寝室里烧开水，等水凉了，再用矿泉水瓶装着，放在自行车的筐里。

我一天内跑了三个小区，行程上百里，回到家里，皮肤上汗水蒸发掉剩下一颗颗的盐粒，皮肤火辣辣地疼，头痛，拉肚子。回到学校，我一下子就瘫在了床上。小丰也回来了。他更猛，跑了五个小区，行程达200里路。回到寝室，他一口气喝了四杯水。手臂上，细细的白色盐迹，在小丰那肥肥的手臂上特别明显。这么累，这么苦的工作，一个暑假我们居然坚持下来了。

晚上，我跟着小丰去学校门口的小饭馆吃饭，要了一荤一素，饭是免费的，随便吃。我吃了6碗饭。小丰吃了9碗。

老板的脸一下就黑了。"你们再这样吃，我得收你们的饭钱了……"老板吹胡子瞪眼地说。估计老板很久没看到我们这样的猛人了。餐馆老板哪里知道，我和小丰连午饭都没吃，就这样一个奔了100里，一个奔了200里。那天以后，我们上了老板的黑名单。

当生命被压抑太久，再一次爆发时，没有什么可以压制。

五月底的一天，我正在图书馆看书，手机铃声响了，是亦晨。一接通，传来的是亦晨的哭泣声。

我紧张地问："怎么回事？"亦晨一边哭泣着，一边断断续续地说出了事情的原委。原来还是为了那个毕业论文。

离论文答辩的时间已经很近了。亦晨在上班时间，用公司的电脑修改了一下论文，正巧被主管看见了，受到一顿训斥。眼看工作和学业不能两者兼顾，亦晨直接向主管辞职，回来准备论文。

主管看事态严重，再三挽留，并同意了亦晨请假一周准备论文，答辩完成后再回来上班。我兴奋异常地跑到学校门口去接亦晨，帮着她扛包，争当伟大的挑山工。

我的亦晨还有10天就要毕业了，学校会把毕业生清理出宿舍。

看着学校打出来的标语："母校就是你们的家，欢迎常回来看看。"你见过哪个家，规定期限让子女离开的？为了方便，我们在学校外的那些农民安置房里的楼顶上，租了一间最便宜的单间，180元一个月。

亦晨实习的半年时间里，比较忙，又是单休。我们在一起的时间很少。

现在我们在一起每天都很快乐。校园里开满了栀子花。栀子花开的感觉总是很怪很怪。花很美很香，却总有一种离别的伤感，就像一阵清香萦绕在我的心怀。

每一年花的绽放，都会伴随着许多悲欢离合。6月16日，亦晨毕业答辩。没有什么悬念，老师判了一个良。在学校设定的毕业生离校日期前两天，我和亦晨一起把行李搬到了那个离学校很近的出租房里。

我还是住在寝室里。亦晨住进了出租房。我叫小丰干脆也过来，住在我的寝室，反正寝室里面现在只有两个人，空床很多，随便睡。小丰还可以节约一笔费用，我们还能多交流交流。

这一次，我和小丰第一次有长时间的接触，有时间慢慢地深入彼此的世界。他给我讲他的女友，他的家庭，他现在的学习、生活以及治疗。

他和女友也是在网上认识的，哈尔滨的一个病友。女友出现了自闭和幻觉等症状。有时候，她一整天躲在家里不说一句话。小丰和她在网上交流了一年多了。她叫露洁。露洁在三个月前到成都来找过一次小丰。两个相隔万里的人，终于走到了一起。

一周以后，露洁回到了黑龙江。没多久她就办了退学手续。露洁说，她要到成都来和小丰在一起。小丰需要钱，于是开始在周末和节假日打工做兼职。

小丰在进入大学时，去竞选班长，成功了。但干了两个月后，他发现自己的抑郁症让他无法处理这一切。抑郁症可以让人丧失正常的能力和心理承受力。在心理咨询老师的建议下，小丰向班主任辞去了这个职务。

康复是一个漫长的过程。暑假，小丰咨询的那位老师也放假回去了。卢老师也休假了。咨询停止了。

小丰说："你有一个完整的家庭，为什么还会得上这个病？"

我苦笑着说："上次到你家，你和你的父母还可以开开玩笑，表面上也是其乐融融。不管真心是如何的，至少看上去还不错。我是连这种表面的温暖都没有享受过。我在家里时，全身都紧张。"

很多东西，如果不说，其他人是永远无法体会到的。

10.23 武打片

进入大学后，我一直抱着忍让、退缩的态度，能忍就忍。我的内心对自己说："我不够强大。我需要别人的帮助。"

我更知道，我的心里很脆弱，我害怕跟别人起冲突，我害怕影响到我那已经很糟糕的状态。可是，人的劣根性有一种东西，就是欺软怕硬。你越退让，别人就越上脸。

心理疾病，是各种各样的。我和小丰，在一个没有事的下午，在寝室里细细地谈过。有一种人，总是喜欢看到别人的缺点，而放大自己的优点。那么按照这种标准的话，他就应该活得最好，而别人就应该活得不如他。可事实却往往与预期的相反。他认为，他应该活得最好。可事实上，却活得不怎么样。

按他的标准，应该活得最差的人，却往往活得更好。那么，矛盾产生了。怎么办？有两种办法：

1. 静下来想一下，为什么这些人活得比我好呢？那肯定是有我没有看到的优点。而自己身上，也会有被自己忽略掉的缺点。进行自我省视，进而改变。

2. 把这一切归于其他的原因，比如这个人运气好啊，继而仇恨和报复。

这在心理学上，叫作投射。

在著名的耶鲁大学心理学公开课中，保罗·布鲁姆教授举了一个例子，比如当一个人对其他人产生了性欲，但羞于承认这种情况，于是就会把自己的想法说成别人的行为，比如：你为什么这样色眯眯地看着我？同样的道理，如果明明是自己存在的缺点而造成自己的生存劣势，自己没有勇气承认时，便会归咎于他人。

当然，我并不否定家庭背景给个人带来的巨大优势。当两个家庭条件相似的人，而性格和看事情的观点不同，两个人的命运也是相差很大的。

寝室也是一个小社会。这里主要谈三个人：冬瓜、皮蛋，还有我。

皮蛋，家庭条件不错，人长得帅，前后交过好几个漂亮的女朋友。他朋友很多，在学生会也混得风生水起。

我也有一个漂亮的女朋友，也经常在学校里写写文章，得过几次奖，也算是小有名气。

冬瓜，家庭条件一般。在我看来，生活是比较无趣的，喜欢抱着一大本又一大本的武侠小说看。要么就是熬夜打游戏，打麻将。到了夏天，几乎每周都会熬一两个通宵，黑眼圈从没消失过。

我也理解这些东西是每个人不同的生活方式。我也没必要更没有权力去管这些。大家都是成年人，有权力去选择自己喜欢的生活方式。

我和皮蛋都有一个共同的特点，生活比较懒散，起了床不喜欢叠被子。直到今天我也认为叠被子是完全没有必要的。冬瓜则喜欢把被子叠得整整齐齐的。这些懒散，在冬瓜的眼里就成了致命的缺点。

按他的观点推理，我和皮蛋都应该活得比较差。可我和皮蛋都有女朋友，而且女朋友都很漂亮。皮蛋是学生会部长，在老师那里吃得开。我远比不上皮蛋，可在辩论队、文学社之类的，也混得小有名气。

从日常生活中，可以明显地看出，冬瓜对我和皮蛋是相当有敌意的，处处针对我们。比如，冬瓜把皮蛋忘收的衣服直接扔到地上，把我没收的饭盒扔到垃圾桶之类的。

我们都忍了，在一个寝室里，没必要为了这么一点儿小事闹翻。我们忍让的不同之处在于：皮蛋是大度，而我则是内心的软弱和对冲突的恐惧。

我一直采用克制和退让的态度来应对各种恶意。我觉得自己的内心还没有足够的强大，还不能去应付那些矛盾。

这也是小丰辞去班长的原因。抑郁症病人的心理是脆弱的。

冬瓜越来越得寸进尺，说话很过分，直接揭人伤口。我也都退让了，装没听见。心魔让我越发地软弱和恐惧。直到6月份的这一天，多日的忍耐终于爆发了。

我的睡眠一直很糟糕，室友们晚睡让我很痛苦。如果能在12点左右睡觉，那睡眠还比较好，能睡到第二天早上7点钟左右。但如果12:00以后睡，只能睡到五六点就醒了。

睡得越晚，起得越早，这就是抑郁症的痛苦之一。而冬瓜喜欢晚睡，喜欢熬夜，这个矛盾就无法避免了。

这一天晚上，大家都睡了，只有冬瓜，非要开着音响，听着歌。其他同学睡眠好，照样睡得着。而我则痛苦，翻来覆去，怎么也睡不着。本以为他过一会儿就睡觉了，哪知到了凌晨1:00，冬瓜还是老样子。

我实在忍不住了："冬瓜，能不能请你把音响关了？"冬瓜不理我，冷笑。

我忍住气愤，努力耐着性子说："冬瓜同学把音响关了，我要睡觉了。"冬瓜不理，还是冷笑。

我愤怒了，积蓄多日的愤怒爆发了，一跃而起把寝室的电源开关给关了。

冬瓜起身，挥拳打来。见此架势，我马上反击。两个人打起了王八拳。多少年前，在高中时曾经扮演哈姆雷特的话剧，有一条让我感悟颇深：尽量避免和他人发生冲突，能退让的就退让，但一旦冲突已起或不可避免时，就一定要尽最大的力量进行反击。

这一条，我深深地赞同，一直把它当成人生的信条。面对冬瓜的攻击，我不顾一切地反击。拳拳打中要害，只打头。忍太久了，要么不出手，出手就要他的命。

直到打闹声引来了同学的注意，我们两个人被同学拉开。这时我才看到，冬瓜头上起了四五个包。

已经5年没有打过架的我，不敢面对冲突的我，以为自己已经虚弱不堪的我，居然藏着如此强大的力量。我本以为已经软弱无力的身体，还能把看起来至少比我强大的冬瓜打得一头包。

完胜！廉颇尚能饭否？宝刀未老矣。剧烈的王八拳运动后，我累了，睡在床上，一股又臭又热的东西流下。

冬瓜太没有男人风度了，先出手，打不赢，又泼洗脚水，真是一个娘们儿的德性。我翻身而起，提着一只凳子就追杀出去。

可是这次，我仍然是清醒的，这一凳子下去，后果就严重了，最少也是骨折。我从来没有失去过理智，除非是在熟睡时。即使在喝醉酒时，我也保持着最后的清醒。那一凳子，我最终还是没有砸下去！

又一次被同学劝开。床被冬瓜弄湿了，我到皮蛋的床上睡了一晚上。一夜无眠，我躺在床上给亦晨发短信，亦晨已关机了，只有明天才看得到了。

在中午时，我登了一下QQ，和小丰说了昨晚的事。小丰坚决地说："继续打，打到他怕为止，晚上回去再和他打一次。但你千万不要先动手，进去就骂他，让他先动手，你再往死里打。对付这种人，我有经验，所有的讲理都没有用，唯一的办法只有比他更狠。"

亦晨也发短信来安慰我："不要怕，是对方不对。"但一会儿亦晨又发过来："我担心你再受伤。"女人是情绪的动物，一方面不想我吃亏，一方面又怕我受伤，为我担心。

我一直犹豫着，惴惴不安。人在脆弱的时候最优柔寡断。前天晚上，一夜无眠，难受的感觉，想必抑郁症病友是体会过的。对于很多睡眠一向很好的朋友来说，这种痛苦是无法通过语言和文字来表述的。无限的疲惫和深深的无奈，犹如生命陷在一个黑洞里拔也拔不出来，青春被黑色裹住了脚跟。

如果今天晚上再打一架，那是不是还不能睡啊？如果事情闹大了，被学校处分了怎么办啊？

我早就计划好，到一个网络公司找点数据录入的兼职来做。这家公司是做一个试题搜索的，叫我们帮他们输入后台数据，按输入的数据量来算钱。公司有一个简单的培训，教我们怎么使用他们的数据库，怎么输入公式符号之类的。

但这家公司不太靠谱，培训到中午，连个盒饭都不包，还要自己去花钱吃饭。公司用一大堆话来忽悠我们："我们要做试题搜索界的Google，要开创新一代的搜索理念。"我数了数，公司一共不超过10个人，整个公司就在一个两室一厅的房间里。下午回到学校，我马上给卢老师打电话。在这个时候卢老师几乎是我的心理支柱了。

卢老师说："你打算怎么办呢？我相信你是有足够的能力去处理好这

件事情的。你要弄清楚，什么样的结果对你是最佳的。你又能承受什么样的后果？"

我说："我打算再打一架。"

卢老师说："暴力并不是解决这种事情的最好和唯一的办法。可以找有威信的人进行中间调解。但如果你要让我调解，我不会答应，因为我在你们同学中没有这种威信。你可以找班长，或是其他的朋友进行调解。小楚，按理说，这些东西已经超出了心理咨询的范围，我不应该给出具体的处理建议，而只能就你的心态和认知进行帮助和分析。你要学着自己做出选择。你要战胜自己内心的恐惧和软弱。我相信你是有足够的能力去承担的。"

挂了电话，我想了好久，还是决定退让。我不想再让亦晨担心，也不想因此把事情闹大，影响到毕业和学位。

这也可以看出抑郁症患者的一个特点，有很强的责任感，会顾及太多，而不会仅仅考虑自己的感受。

晚上回到寝室，我张了几次嘴，都没说出来。我终于鼓起勇气，把皮蛋抓住："我有事和你讲，到外面的阳台上去。" 我告诉皮蛋："我希望你当一个中间人，帮我们调解。我不想再就这件事情闹下去。如果事情闹大了，被学校知道，以打架斗殴给一个处分，就亏大了。"

我时常自比吕端，小事糊涂，大事不糊涂，对于一些平常的小事，能对付就对付吧，不想活得太累。但对于这些可能影响到我的根本的大事情，我是非常重视的。我不愿冒任何的风险，最直接的表现就是畏首畏尾。

多年以后发生的一些事，证明了这件事我是正确的。

10.23.1 戏剧性的一幕

皮蛋为人很宽容，也很有能力，平时总是笑咪咪的，永远看不到他生气的样子。这样的一个人，在同学里是相当有威信的。但是，对冬瓜例外。

我前面说过了，我和皮蛋是冬瓜的眼中钉，肉中刺。在寝室里，他针对的就是我们。今天晚上，一个滑稽大戏就上演了。在这个夜晚，我们三个人，互相看到了对方真实的那一面。

皮蛋把冬瓜叫了出来，来到外面的阳台上。我想，我要表现得主动一点。

我首先对昨天的事表示歉意，有不对的地方，请冬瓜原谅。我本以为，我已经低姿态了，稍聪明的人，也应该就坡下驴。冬瓜却开始不停地批判我，这里做得不对，那里也不对。

我纳闷了：再怎么也是你影响他人休息，还先动手打人，我都主动给你台阶下了，你还想怎么样？

冬瓜说："我就是针对你的。我看你不顺眼很久了。寝室的其他人都有手机，经常来电话，吵得我不舒服。"

一旁的皮蛋听不下去了，抢着说："我们有手机，来电话，来短信，也是别人有事找我们啊。不会有人故意把手机弄响，也没有任何人针对你啊。"

冬瓜恨恨地说："我不管，谁让我不舒服，我就让他不舒服。上个学期，我在睡觉的时候，把MP3声音放的那么大，我就是故意的，就是要让你们不得安宁。"

这下，冬瓜直接把矛头对准了皮蛋："还有你，皮蛋，平时经常不叠被子，手机电话也多。上次，我把你的衣服扔了，就是故意的。"戏剧性的一幕出现了。皮蛋，这个本来是以调和人身份介入的人和冬瓜急了。

对于大多数人来说很有威信的皮蛋，被冬瓜说得一无是处。我在一旁静静地关注。这才是真正的惊喜。心理扭曲的冬瓜在此时彻底地暴露了。

皮蛋在和冬瓜争执了10分钟之后，转过来对我说："还有你，不要以为你是辩论队的，又在混协会，就以为自己有多优秀。"

我冷冷地说："不是所有的人都认为我优秀，也不会所有的人都不认为我优秀。我优不优秀，不是你说了算，也不是我说了算的。"

现在知道，今晚叫冬瓜出来谈是一个错误。但这个错误是值得的。皮蛋对我说："今天晚上，又让我看到了你的另一面，理智和肚量。"

多年后，皮蛋给我介绍了一个月薪5位数的工作。由于家庭原因，我还是拒绝了。

10.23.2 心理分析之认知失调

在本文最开始的时候，我就提到过，什么是健康的心理。

健康的心理，并非像佛门所说，看淡名利，心如止水。我们都是活生生的人，没有必要压抑本性。嫉妒，焦虑，仇恨，都是人的本能。这些本能既可以让我们更好地生活，远离危险，也可以把我们拉入万劫不复之地。

这个世界本不公平，比如，我们平民百姓奋斗一生，也比不上有一个好父亲。心理不平衡，是难免的。这是一种正常的心理反应。

区别在于，出现这种心理后，会采用什么样的应对手段。

1. 对于这种不公，可以有情绪，实在不爽就骂一句。然后该努力就努力，努力地寻找机会，积累人脉和自己的资源。一边骂骂出出气，一边该做什么就去做什么。

2. 因为这种不公，开始仇视身边所有的人，把所有的人假设成自己的敌人，认为这些东西都是针对自己。实际来说，大部分人只要你善待他，还是能得到善意的回报的。身边这些就算是家庭条件好一点的人，也并不是那些权贵。把自身家庭的不幸，归于这些无辜的人身上，进行报复，这就是不健康的心理。

在这个过程中，出现了两种典型的心情状况：

1. 替代。没有勇气承认自身的不足，没有足够的心态去推翻自己固有的认知。从而用对他人的仇恨，来替代这种认知的恐惧。

2. 投射。对他人的仇视，但自己不敢承认。将本来属于自己的心理，投射到他人身上，认为是他人对自己进行敌视和攻击。

以上两种心态，在心理学上有一个专门的术语叫：认知失调。即自己对事物的判断和预测与实际不相符，会带来强烈的心理落差。那么，通常有两种办法来调整这种不适感：

A. 承认自己判断的失误，承认自己并不如所想的那么强大。

B. 将责任归咎于外部因素。

选择A是需要勇气的。在实际中，如冬瓜选择的是B，来达到一种心理上的平衡。

　　在学生时代结交的朋友是宝贵的，这是一笔珍贵的人脉资源。这种资源的稳固性是毕业后在生意场上结交的朋友没法相比的。这个道理，我好多年后才真的明白过来。学生时代，就应该多交朋友。

　　一个心理健康的人，要能够带着不满，但又健康地活着，就需要两种最基本的能力：

　　1. 自检能力。我们对事情的预期，依据是基于我们对各种因素的判断，如对手的能力，自己的能力，各种客观的因素。典型的有SWOT分析方法。

　　如果判断准确，那么实际达到的效果，将和预期很接近。相反，如果实际结果和预期总是相差甚大，甚至是相反，那么一定是我们的判断出了差错。

　　于是，能否进行自检将是心理是否健康的一种重要标准。

　　自检的偏差有两种。一是把所有的责任，都推到其他因素上，如上文所说的冬瓜，把所有的责任推在其他人身上，认为所有人都在害他。从而把本可争取的善良的资源，推到自己对立的一方。

　　另一种自检，则是另一种极端，自责性性格。从小到大，我们老师最喜欢说的一句话是：为什么别人可以，你就不可以？

　　在这里面，往往也有很多不可战胜的客观原因。比如学习英语，一个很富裕的家庭，从小就给孩子看英国大片，一生下来就接触英语。那么这样的孩子的英语比起那些在山沟里平时连磁带都没听过的学生强太多了，尤其是口语。更有甚者，有人对一个在上班途中被强奸的女孩子说：为什么这个强奸犯只强奸你，不强奸别人？

　　我恨不得一巴掌打过去。这就是另一种变态型人格。

　　2. 心理承受能力。之前，经不起一丝风浪，哪怕一句简单的争执，都能让我一夜失眠。到现在，这么多工程上的矛盾，这么多技术的难题待解决，照样吃得下，睡得着。

　　心理承受能力，真的是被磨出来的。豁出去，情况都已经坏成这样了，再坏，还能坏到哪里去呢？

　　从事事退缩，事事判定自己做不好，到开始尝试，却发现本以为自己会趴下的事情，却能坚持下来。日本著名的森田疗法，大致也是如此。做该做的事，尽最大的努力，就算会出现坏的结果，也由他去了。

当出现一个问题，你能解决，那你担心什么？

当出现一个问题，你解决不了，那你还担心什么？再担心也解决不了！

做，永远比说重要。伤要一道一道地自己去承受。受了伤会流血，流了血会结痂，结得越多，就越厚。厚了，就麻木了。待到痂落时，也就是康复之日。

越是躲避，就越心虚。放大后果的危害，轻视自己的承受能力，那么，你就会变成一个畏首畏尾，只知给自己找借口的失败的人。

2011年夏天的成都，很热，听到同事在开着空调的办公室里喊着热，我只有微微一笑。

在5年前的那个夏天，10年来成都最热的夏天，我却在最热的时候，干着最苦最累的活。在3年前的那个夏天，我在那个靠近海的城市里，经受了22天的非人般的折磨。

在父辈的眼里，似乎我们已经生活在天堂里了。

非也，非也。首先，我们要面对高房价，工作节奏快，技术更新快，需要不停地学习。而回想父辈，一般一辈子就是重复一些简单的东西，不必面对今日之不断更新。

其次，是工作强度。像母亲最喜欢和我说的，工作最辛苦的东西，便是早上要到哪个村去考查，要在太阳下走一个多小时，要么就是晚上八九点天黑了，还在哪个水电站检查。这些东西，比起我们现在的工作之艰辛，实在是小菜一碟，不值一提。饿着肚子加班到凌晨，我都记不清有多少次了。

每一代人，都有自己的苦处，不必做太多的比较。

10.24 热火夏日

2006年那个夏天，是10年来成都最热的夏天。

小丰搬到我的寝室来住，我们一起出去做兼职。亦晨在外面租了房子，在学校赶毕业生前，提前搬了出去。

我陪亦晨去看了租的房子，是在楼顶单独搭出来的两间。亦晨租的是左边这间，右边住了一对夫妻。我帮着亦晨收拾了房间，打闹了一会，叮嘱亦晨注意安全，晚上锁门，有事打电话，就回到了寝室。

第二天亦晨对我说，昨天晚上她好害怕。旁边的一对夫妻打架，打得特别凶。她在旁边看着，又不敢去劝架。我说："你为什么不给我打电话？"

"我忘了，当时很害怕。我在旁边不停地喊，不要打了。那个女的胖，力气大。那个男的个头虽然小，还是把女的打倒在地上了。"好可爱的亦晨，那种时候还有心情观战。

我玩味着亦晨对昨晚发生的事情的感慨，突然耳朵一阵剧痛。"说！你以后会不会打我？"亦晨双眼瞪着我。"把手拿开，快点，听到没有。"我捂着快要断掉的耳朵，痛苦地央求道。"以后会不会打我？"亦晨咬住问题不放。

我连忙回答道："不敢，不敢，我哪有那个胆子打我的亦晨嘛！"亦晨不依不饶："是真的还是假的？"

我说："真的，真的，要是说假话，就让狗咬！"这是我发过的最毒的誓了，哥最怕狗了。

在7岁的那一年，我到邻居家里去找人。他们家里躺着一条巨大的蓬松着毛的黄狗。一见我出现，它就开始慢慢地低吠着。我抬着头，对主人说："可要牵住哦。"

哪知道刚一说完，这狗一下蹦起来，向我扑来。幼小的我，出于本能，一路狂奔，另加一路狂嚎。我狂奔着，直到奔到50米外的另一户人家的厨房里，急急地把门关上。门外，那条大黄狗还在狂吠。狗的主人，一个10多岁的孩子也跑得上气不接下气地追过来了，把狗牵住。他说："你别跑啊，你越跑，狗就越追。幸好，我还在后面唤着狗，要不早就咬着你了。"

从那以后，我再也没有进过这一家人的屋子。

怕狗的我，此时耳朵比狗咬了还痛。如此的野蛮女友，我哪敢打啊。今后能少挨几顿打就不错了。女人的温柔善良都是装出来的。我很纯洁，于是更纯洁地考虑着亦晨的安全："你那边这么不安全，要不我晚上过来陪你吧。"

"好吧。"亦晨犹豫了一下，还是默默地答应了。

曾经在我们学校，有一个狂人把学校的被单披在身上，四处狂奔，把床单做成内裤，录视频传上网，成为一代网络红人。

哥在这一天，扛着一个枕头和一床被子，到饭馆去吃饭。食客用异样的目光看着我，似乎觉得我无是家可归来讨饭的。是的，只有流浪汉才会一边抱着枕头和被子，一边吃着东西。

可今天，我是要去保护我的小亦晨。这是多么拉风的造型，足以和多年后的犀利哥相媲美。在武侠片里，大侠总是有住不完的房子，就算杨过和小龙女沦落到活死人墓，里面的条件也是很好，一会儿这里一个洞，一会儿那里一个厅的。现实和小说的距离，不仅仅是一光年。

在这个最热的夏天，在亦晨租住的这个屋顶的小房间，就是一个字，闷热。不，两个字。

傍晚我们把水泼在屋外的地面上，感觉凉快一些了。我和亦晨并排着坐在椅子上，仰头看碧蓝的天空，盼着流星划过天际。两个人在一起，总是嘻笑不断。两个活宝在一起，生活就又活又宝。

如今，在这个繁华的都市，我却依然过着繁忙的生活，已经多久没有再像那样，可以放松地抬头仰望碧蓝的天空，数着闪烁的星星，在流星划过时许愿。生活太忙，工作太累，走在大街上，也要注意着不知什么时候冲出来的车辆和行人。我们就是这个大都市里的过客，如蚂蚁一样卑微地生活在这个世界里，用小小的身躯去扛起比身体还要重的食物，房租，话费。

2006年的这个夏天，那闪烁的天空和陪在我身边的这个女孩，都是最美丽的。夜深了，该休息了。我躺在床上，翻来覆去，睡不着。于是我悄悄地把随身带的安眠药拿出来，准备干咽下去。"你在做什么！"我一惊，亦晨的手已经把药抢过去了。

"我睡不着，吃点药，没事的。"我解释着。亦晨心疼地说："不要吃这些，吃多了，会对身体不好的。"

"睡不着，更不好啊。"我答道。"慢慢适应啊，我陪你聊天，聊着聊着就睡着了。"亦晨轻轻地搂住了我。我放弃了拿回药的念头。

这个夜晚，我把我的童年，我的家庭，我和母亲之间的那些事情，慢慢地讲给亦晨听。这个美丽的女孩，靠在我的胸口，静静地听着我的诉说。

那白若羊脂的光滑的皮肤，散发着淡淡清香的秀发，柔若无骨的身体被我拥在怀中。

"我以后会好好对你的，你会越来越快乐的。"亦晨对我说。多年的石头在心中渐渐地搬开，本以为，亦晨会嫌弃我，为此离开我，因为我不够强大。

在静静的夜晚中，如水一般的诉说，慢慢地，我累了。我拥着亦晨，睡着了，香香地睡着了。

10.25 亦晨的求职季

亦晨毕业了，之前实习的工作也辞掉了。这又是一个求职的暑假。

虽然离我毕业还有两年之久，我还是提前感受到了求职的那份艰辛。而我做的兼职，公司分配给我们的活也是越来越少。并不是我们不想做，而是公司那边没有业务让我们做。

很多时候，亦晨出去跑招聘会，我就在寝室里待着，玩玩电脑。亦晨没有找工作时，我就陪着亦晨。

我不会在租的房间里陪她。因为顶楼太热了。有时在图书馆前的树林里。有时在图书馆里，图书馆有空调，这是最好的避暑地方。

亦晨啥都好，除了一点：野蛮。她喜欢扭耳朵，掐人，扭人。她经常冷不丁地给我一把，痛得我像杀猪一样地叫起来。在我感冒头痛的时候，她也会冷不丁地给我来上一把，痛得我哇哇叫。"好了吧，不痛了吧？这叫疼痛转移法。"她还非得说这行为是治疗感冒的良方！

除此之外，她真是一个贤淑的女孩子。收拾屋子，井井有条，衣服包括我的也会一起洗得干干净净。在这个时候，我总是悄悄地问自己：这个女孩，会陪我走到最后吗？会成为我的妻子吗？

在成都，有两个招聘会，其中一个叫宇辉，在春熙路的边上。亦晨总是朝这个招聘会跑，最后往往又失望而归，很是沮丧。我常常买零食，逗亦晨开心。多少年后，直到我毕业一年后再次找工作时才知道，好的工作不会像白菜一样在人才市场上卖，相对好的途径则是在几个大的招聘网站上投简历。

直到一周后，亦晨终于找到了一分工作，在一个汽车修理厂做前台，负责处理各种汽车保险。这是一个很小的企业，大约二三十人。

可上了一周的班后，亦晨不打算去了。我很不理解，为什么不做呢，还是可以学到东西的啊，汽车保险类的。亦晨说里面的人钩心斗角，工作环境实在不适合她。

当时我对于职场的理解，仍然仅仅停留在《读者》之类的杂志上写的面试故事。亦晨决定辞职。我说："要辞也行，那就先把这个月的工资拿到了，再辞职。免得拿不到钱。"亦晨坚持说："不会的，给老板工作了多少天，就应该算多少天的工资。"

我气急了："你太单纯了，他不给你，你又能怎么样？"

亦晨也有点犹豫不定，给父亲和朋友打了电话。所有人都反对，只有亦晨的父亲支持她。亦晨很善良，一直善待着身边所有的人。我很担心，在这个险恶的社会，这个纯洁得像水一般透明的女孩子，会被现实打击得遍体鳞伤。

早上，亦晨去向公司请辞。我的心提到了嗓子眼儿。

下午，我的手机响了起来。"怎么样了？"我着急地问。"嘿嘿，嘿嘿。"电话那头是亦晨的标志性的傻笑。"我拿到钱了，回来和你说。"还好，这次天使没有受伤。

亦晨为什么这么单纯善良，跟她的家庭和父母是分不开的。

在这个夏天，我和亦晨在闷热的廉价出租屋内，过上了情侣的准同居生活。之所以是准，那是因为你心中所想的那种事并没有发生。

每天要么一起去图书馆，要么就到大街上走走。亦晨帮我洗衣服，除了内裤和臭袜子。这两样，我必须自己洗。

按亦晨的话说：就没见过比你的袜子更臭的。我必须每天换袜子，剃腋毛，刮胡子了。女人真是麻烦啊，真把自己当我老婆了？呵呵，那哥就成全你吧！

亦晨辞职后，每周都要去买华西都市报周日版，上面会有几个版的招聘广告。一天她看到了一家著名的外资零售企业招储备干部。亦晨像抓到一根救命稻草一样，去参加了面试，笔试，直到最后拿到offer。她兴冲冲地把QQ签名改成了：嘿嘿，终于找到了一个好工作，这一次一定不要浮躁。

男怕入错行，女怕嫁错郎。其实只要是工作，都怕入错行。什么只要付出就会有回报。什么三百六十行，行行出状元，那些都是扯淡。

三百六十行，行行出状元，这句话就是一句废话。只要不是均等的，必须会有一个最大数。但是，这句话的实际意思却是：不管做哪一行，只要做得好，都能得到丰厚的回报。

那么，我们首先得承认以下两个事实：

1. 对于我们大多数普通人来说，不管怎么努力，都不可能做到行业的首位。而大多数人都是处在中等状态。这符合正态分布。那么，对于我们自身利益来说，那些能达到行业最顶尖的收入与我们没有太大的关系，反而是处在行业中水平中等的收入与我们相关。

2. 即使行业首富，其收入也是不相等的。比如，清洁工的先进工作者的月收入还比不上一个证券经理的零头。

所以，我们看收入，是要看一个大体的统计学上的各阶段的平均数，不能拿一个两个的个案来说事儿。

基于以上两点，就可以得出，是不是行行出状元，关我们屁事啊。

我们要问的是：不是状元的那部分人的收入是多少？

亦晨去的这家公司是零售业的大佬级公司，职位是储备干部。两年之后，我自己工作了才知道，储备干部就是一个骗人的玩意儿。亦晨的噩梦就这样开始了。

和亦晨的噩梦一起开始的，还有我的新学期。开学了，卢老师也上班了，于是咨询也要继续了。我们的兼职也就结束了。小丰离开了我的宿舍，回到了学校，他的女友下周就要来了。他一天到晚屁颠地准备着各种东西。

曾经迷茫选择绝路的少年，如今复活了。

我也离开了我的宿舍，到教师公寓和同学合租了一间房子。本就不太喜欢寝室里的那种环境，我需要有一个自己的私密空间。更重要的是，亦晨离开学校了，到公司附近和一个女生合租了一间很便宜的房间。她再来学校的时候也可以住在我租的房子里。

本校的教师宿舍，那是相当抢手啊。

首先，就在学校里，近，治安好，安静。其次，不停电，IP是校园网，可以直接登录学校内网。

千金易得，一房难求啊。我通过各种关系，得知我们的计算机老师的同一个办公室的另一个老师有房出租，但也要等到7月份。可到了7月份，这个老师变卦了。有没有诚信啊？你这不是放我鸽子吗？

我马上又找关系，扫厕所的阿姨，看机房的大叔，门口的保安，全问了一遍。结论毫无例外：没有，就是没有。

跑到教师公寓的物业管理处，问有没有空房子，答：有，但要收半个月房租的中介费。抢劫啊！哥忍了，去看看房子吧。

房子有两套，一套精装，一套清水房。精装房一个月1300元，太贵了。吓死人了。清水房，的确清水，一个月580元，一套三的。但要一次性交一年的房租。我一下子崩溃了。

东扯西拉，终于从班主任黄老师那里打听到她朋友有一套房子。房子的客厅太大，空着也是空着，就再隔了一间出来。三室一厅的房子住四个人。我找了几个同学一起住。

就这么简单的事，也是三番五次地折腾。强大的心理就是折腾出来的。生命在于折腾！心理承受能力就是在折腾中成长的。

10.26 记忆的痕迹

自从和亦晨在外面一起住后，我的那些安眠药之类的东西，就被亦晨扔了个精光。我担心会睡不着，结果却睡得比吃了药还要好。看来的确是一种心理障碍和依赖。

开学了，好久不见的卢老师也回校了，又开始咨询了。还是那橘红色的咨询室，两个月没见了，看得出来卢老师很轻松，很开心。

卢老师说："小楚，这个暑假怎么过的？还开心吧？"

我说："还不错，第一次暑假没有回家，在这里做了一份兼职，也陪陪女友。"

我把暑假里做兼职，和女友不让我吃安眠药的事情，详细地说了一遍。

卢老师问："那你现在睡眠怎么样。"

我回答："还不错，不吃这些东西，反而没有了心理依赖。"

卢老师接着问："最后抽空回家了吗？和母亲现在怎么样？"

我说："暑假的最后两周，回了一趟家，时间比较短。母亲还是很早就出去了，再回来吃早饭时，能在一起说几句话。在一起的时间并不多，我尽量多说几句话，聊聊天，村里哪个地方，有什么新鲜事之类的。"

这么多年，我几乎没有和母亲真正聊过天。在中学时代，我只要一开口说，学校哪里有什么有趣的事，她马上就是一句："怪不得你学习成绩不好，原来一天到晚把心思放在这些地方上啊。"说得越少越好，说得越少，就越冷漠，那堵看不见的墙就越高。现在我试着慢慢地瓦解这面墙。我叫上父亲和母亲，一起来玩一下纸牌，家里有了从未有过的笑声。

那本该就是一个家庭应有的融恰和睦，我试着能找到一点边角。这两个星期，大约是从我有记忆以来，在家里最开心的半个月了。

有一句话，如果你不能改变环境，就改变自己。人的力量是有限的，适应力也是有限的，其实环境也是不断地改变的，如升学，如工作。真的一成不变的环境是不存在的。

如果我依然在复读，在家乡小城和父母在一起，我今天肯定不会像现在一样坐在这里码字。

多少次，在梦中重现复读时的情景，便会涌出一种悲凉与无奈。

卢老师说："你的记忆已经在你的心中扎根了，如果想完全地去除掉，几乎是不可能的。在每个人的心中，都会有一段不能忘怀的记忆。但是，人却可以拥有足够强大的心理去战胜这一段记忆对你的影响。

"不要让记忆来操纵你，你要成为自己大脑的主人。从生理学上来说，记忆是存储在一个个的脑细胞里的。如果有的记忆被不断地调取，不停地重复，这些记忆就会越来越深刻。

"有的记忆很少调取，就会慢慢地淡化掉。而人最可贵的就是具有自制力。在之前的咨询里，我一直试图能够让你淡化掉，可经过很久的尝试，失败了。我可以感觉到在你的内心，有一些东西是必须要通过一些途径去释放出来的，还有一些心结是不可能一个人解开的。于是，我安排了你母亲和你一起咨询。"

我点点头说："是的，经过这次咨询，我觉得，很多以前我不能释怀的东西，如今都能放下了。特别是看到母亲，最后宁愿晕车也来配合我咨询，虽然有的东西我也不太好说。她之前是找各种理由在推脱的，这一次，让我真实地感受到了，她在改变，她也在努力改变以前的现状。"

卢老师问："那你和父亲现在的关系怎么样呢？"

我说："很好，现在我和父亲的关系，很融洽。从我开始生病时，我就明显地感觉到，父亲的态度改变了。他也意识到了以前做法的不妥。最开始，让我到脑科医院看病，也是父亲的坚持。"

卢老师说："很高兴能有这样的变化。我也必须指出一点，抑郁症可怕之处，有一点就是病情的反复。而这种症状，在你的咨询过程中尤为突出。现在新的学期，你和女友的关系等等，都可能出现让你反复的诱因。在这个时候，你要学会控制情绪，这是一个人成熟的重要标志。"

我说："我会努力。对于这点，我觉得，磨炼就是最好的课堂，就跟森田疗法一样，用一颗不管不顾的心去做该做的事。我会坚持跑步，这个习惯，我已经坚持了一年了。"

这一次长谈，我和卢老师聊了很多。心结解开了，一个暑假的时间挑战自我，也让我知道了自己的强大。在近10年来的最热的夏天，做着最辛苦的工作，居然坚持了下来。事实证明，我并不是经不起风浪的。

心理就是这样的奇怪。很多时候，枷锁是自己给自己加上的，一旦明白过来，它就消失了。此时，我的身体状态大有好转，能睡得着，一天睡7个小时没问题，中午可以迷糊半个小时。

偶尔有气胀的问题，偶尔情绪会陷入漩涡。最折磨我的是：肠易激综合征，容易腹泻。我不敢吃冷，不敢吃硬。美味的冰激凌我是能躲就躲的。在初中时，我把辣椒当饭吃。现在什么也不敢吃了。

再也不能完全回到曾经了吗？现在的状态，已经好了很多。但身在美食天堂的蜀地，不能吃这么多的美食，憾矣！就像那部经典的电影《盗梦空间》，你以为已经脱离梦境，却一直徘徊在梦境之中。在一千多个白天黑夜与冰激凌的绝交后，终于，在那一刻，我看到梦境出口的亮光。

有了科学的态度和基本科学的素质，就是最好的行为认知疗法。

10.27 看客

中国老百姓的精神压力是非常大的。往往只有麻木的看客，才能四体康健。如最近的几个视频，跳楼者在楼上犹豫，而麻木的看客却高叫着：跳啊，跳啊！

对于生命和鲜血，没有基本的尊重，对于道德，更是一次次的创造无耻的底线。而对这一群麻木的看客来说，一个生命的逝去，只当是一个消遣。他们照样吃得下，睡得着。

稍有良心的人，却如鲠在喉，心有不安。在这种情况下，究竟是谁病了？

近100年前，一个叫周树人的留学生，看到自己的同胞观看中国人被屠杀时麻木的表情，遂而弃医从文，以求拯救国人的精神。

可100年过去了，又如何？

如CCTV，最有良心的主持人崔永元，却要受着抑郁症的折磨，而不能不停止工作去调养。

究竟是我们病了，还是这个社会病了？当我们一步一步地滑向深渊时，周围的人包括父母、老师，没有一个人愿意拉我们一把，只有冷漠与排斥。无数个所谓的刚毅型人才，对着我大讲道理：男子汉大丈夫，顶天立地。

我只有无奈地笑笑。你们无法理解抑郁症的痛苦。你们真以为那些空洞的所谓硬汉话语能有什么帮助？

我们需要的是理解，不要用惊恐的眼睛盯着我们，不要跑来问我们：你会不会变成神经病？

不要动不动就指责我们，不够坚强，不够勇敢，不要用那些空洞无物的所谓硬汉语言刺激我们。

其实，我们比大多数人都勇敢。在抑郁症的深坑里，依然在挣扎努力的，依然在寻找阳光的明天的人，没有懦夫，只有勇士。

刚才看到闾丘露薇的博客文章——《再谈抑郁症》。

很高兴，抑郁症能得到凤凰卫视这样著名电视台的关注。抑郁症患者在中国的数量和比例应该不会比世界平均水平低。但是，在中国这样一个缺少对抑郁症有基本认识的国家，却存在着一个普遍的对抑郁症的歧视。

多少次在我对那些我认为可以信任的人，说出实情后，他们那惊异的眼神，"会不会变成神经病"的疑问，让我痛彻心腑。无知和歧视，让我们锁上心门，只能独自去面对，一天一天地渐渐沉沦下去。如果我没有卢老师长达两年的咨询和帮助，没有亦晨不舍不弃地守候，或许，我已经不在这个世界上了。

抑郁症，很特殊，不同于其他的疾病。常常有所谓的坚毅的人跑来大吼：你连死都不怕，还怕什么？我只能暗自苦笑，电影看多了吧，真以为抑郁症能像所谓的和尚悟道一样的顿悟吗？真以为抑郁症只是一点不高兴似的矫情吗？

多少优秀的人才，不怕苦，不怕累，也不怕艰险奋力拼杀，最后不幸患上抑郁症，而走上了绝路。难道他们怕苦，怕累吗？

我只能告诉你，抑郁症，的确比死更可怕！

⑪ 那一天，你说你要走

11.1 分离——远方的征程

那一天知道你要走

我们一句话也没有说

当午夜的钟声敲痛离别的心门

却打不开我深深的沉默

那一天送你送到最后

我们一句话也没有留

当拥挤的月台挤痛送别的人们

却挤不掉我深深的离愁

我知道你有千言你有万语却不肯说出口

你知道我好担心我好难过却不敢说出口

当你背上行囊卸下那份荣耀

我只能让眼泪留在心底

面带着微微笑用力地挥挥手

祝你一路顺风

当你踏上月台从此一个人走

我只能深深地祝福你

深深地祝福你最亲爱的朋友

祝你一路顺风

那一天送你送到最后

我们一句话也没有留

当拥挤的月台挤痛送别的人们

却挤不掉我深深的离愁

我知道你有千言你有万语却不肯说出口

你知道我好担心我好难过却不敢说出口

当你背上行囊卸下那份荣耀

我只能让眼泪留在心底

面带着微微笑用力地挥挥手

祝你一路顺风

当你踏上月台从此一个人走

我只能深深地祝福你

深深地祝福你最亲爱的朋友

祝你一路顺风

——吴奇隆《祝你一路顺风》

2008年7月，盛夏。我毕业了，即将告别校园，告别我最爱的女孩，前往深圳的一家家电制造业公司，前往那个没有你的城市。

到深圳后的23天里，我承受了人类世界中可以存在的最强大的集体洗脑。心理足够强大的一个标准便是：不仅能对工作、生活游刃有余，而且能经受住这个世界上最强大的洗脑术，在大部分人被洗脑成功时，自己却全身而退。挥一挥衣袖，带着一颗自由的心灵，潇洒离去。

7月11日，晚9:00，我和亦晨来到了成都火车北站。公司从成都招了大约

10人，各个学校的都有，我们学校只有我一个人。

新同事陆陆续续地到了，大家互相寒暄着。这是我人生的第一份正式的工作，我对此充满着无限的幻想。这是一家上市公司，在大陆颇有名气。为避免不必要的纠纷，我隐去真名，称之为KB吧。

火车票是晚上10:30的，离开车还有一个多小时。这也将是我此生第一次出四川，心中难免忐忑不安。

川人不出蜀，不足以成大事。年轻的我，仍然有些书生意气。我带着一大堆行李、衣服和专业书。

新同事帮我把东西提进了候车室。我找个地方和亦晨坐了下来。平时不唠叨的亦晨也忍不住唠叨起来了："到了那边，不要跟别人赌气。你是外地人，能忍就忍，好好学技术，快点回来。"

我和亦晨手牵着手，紧紧地握在一起，舍不得分开。相隔两地，几千里路，我也不知道何时才能回到亦晨的身边。未来是未知的，此时牵手，一旦分开，能否再一次牵在一起？

没有人能给我们答案。

晚上9:20，上车。亦晨送我到站台。在昏黄的灯光下，我看着匆匆的人群川流不息，身后就是车厢的入口，顿时有一股酸酸的感觉。此次离别，何时才能再见？

我一把将亦晨拥入怀中。我对她说："亦晨，我爱你，等我回来。我一定会让你成为我的妻子。"

话未说完，我已哽咽。亦晨的双眼通红，流下了泪水。我紧紧地拥抱着这个美丽善良的女孩。在月台上，多少人都在这里告别。

再见，亦晨。我要去遥远的地方，为了我们共同的梦想。随着铁轨的撞击声，我开始了人生的第一次远行，第一次如此遥远地离开这个陪伴在我身边几年的美丽而又善良的女孩。

亦晨真的会等我吗？我不知道。

我在火车上时醒时睡，度过了漫长的两夜一天。13日早上4:30，天仍然是灰蒙蒙的，火车已至广州。第一次踏上南方的土地，来到这块中国机会最多的经济发达城市。人生的一个新的起点。坐上公司派来接我们的车，经过3个半小时。中午1点左右，到达位于深圳关外的公司。炙热的阳光火辣辣地射在脸上，在四川可从来没有如此强烈的日光。

第一批先去的同事发来消息，公司并没有按承诺给我们提供4人间宿舍，而是10人间的。我几乎怀疑是不是听错了。进了宿舍，简单的5套床，上下铺，10个人住。唯一比普通的流水线工人条件好一点的就是有个空调。

负责人通知，晚上6:00在行政大楼会议室开会。当时我们也没太在意，估计就是几个公司领导说几句欢迎新员工，希望大家能团结一致、努力工作之类的迎新主题大会。

5:00吃饭，6:00进入一个小会议室，招聘我们的经理和主管给我们开会，通知我们接下来会有22天的全封闭式入职培训。

接下来经理介绍了我们这批招聘的情况，以及后面22天的日程安排。

11.2　22天的魔鬼训练

晚上7：30左右，进入大会议室，各个部门招收的共计400名应届毕业生穿着企业统一发放的白色T恤齐聚一堂。

一个矮矮的，剃着平头，脸上看不到一丝笑容的中年男人操着并不太标准的普通话开始了训话。

中年男人姓史，他严肃地说道："在这里，你们将接受被称为亚洲最残酷的职前培训。按部门不同，你们被分成7个组。这22天需要不停地竞争，竞争从这一刻开始，我给你们每个队半个小时的时间选队歌，取队名，编口号，排方阵。当音乐响起时，所有的人必须在音乐停止前回到座位。如果没有归队，你们所在的团队将会被扣分。解散！"

刚踏出校门的我，很重视这第一份工作。我意识到这种训练是公司为了考验我们。我会好好表现的。

在部门小队编口号、写队歌的过程中，良好的文学底子和优秀的口才帮了我的大忙。在工科的男同事和文科的女同事中，我包揽了大部分的文字工作。

队歌选了很久，都被HR一票否了，最后没有结果。

通知大家入场的音乐响起，众人飞奔入场，椅子移动之声急促嘈杂。

音乐停止，众人已就位。

中年人自我介绍："我姓史，各位可以叫我史总。我是你们培训的总指挥。哪一组想先上来展示一下你们的队名和口号？"

看起来每一组都得到了领队HR的指示，要争取机会，全都争先恐后地喊着："我！我！"

我们还在等着被点名时，一位长头发的女生直接冲上了讲台，拿起话筒："我们是第三组，大家好！我是第三组的组长李慧，我们的兄弟姐妹在哪里？"下面是组员热烈的响应。

这是一个很开朗，善于主动出击，调动集体情绪的女孩子。

"大家好，我做个自我介绍，我叫李慧，是武汉来的一个女生，是第三组制造部。我到现在已经48个小时没有睡过觉了。我买不到坐票，站了两天来到了深圳。我希望和大家成为朋友，让大家认识我们的组。第三组的朋友们，一起呐喊吧！"

"制造兴国，实业强国，展翅拼搏，唯我雄鹰！我们是第三组，雄鹰队！"第三组的队员发出震耳欲聋的吼声。

女孩的煽情，团队的配合，天衣无缝。

接下来走队形，唱队歌，几分钟的展示，赢得阵阵掌声。职场的拼杀就这样开始了吗？我不作声，心中暗自想着。

"谁第二个上来？"史总问道，眼光向下一扫，透出的力量是强大的。这次，居然有10多个人一起扑到讲台上去。

我们组死活争到了第三个上场，可悲的是在之前的准备阶段，浪费了太多时间，领队也就是HR主管介入太多，对我们的想法一律否决，导致只有队名和口号，没有队歌。

就这样，在一直亢奋的状态下，我渐渐地有了一丝疲惫。夜深了，快12:00了。史总依然没有一丝一毫想停下来的意思。他不停地说着话，指挥我们一遍又一遍地唱企业歌。

这个黑黑的瘦小的中年人在台上有绝对的掌控力。每当我们出现一些失误和他不满意的地方，就会被训上一顿。每次训话至少10分钟。强悍的是，史总一刻不停地说10分钟甚至是一个小时都不需要停顿。

"我们今天在这里，首先要感谢这个企业，给了我们这个机会，每个人要为企业创造价值……"

深夜12:30，史总终于宣布今天到此为止。领队HR让我们继续到小会议室开会，他总结了一下今天的事情，通知明天早上5:30起床，6:00在大楼下的空地集合训练。到了寝室洗漱完已经是凌晨2:30，我沉沉地睡去了。

11.3 特区岁月

在巨大的，好几种不同的闹钟铃声的交响曲中，我从香甜的梦中醒来，艰难地睁开眼。

快速刷牙、洗脸，上卫生间，10分钟搞定了。寝室里住的都是四川的老乡。这让我在这个陌生的城市感到了几分温暖。

5:56，我们来到了预定的集合场地，主管和经理已经在那里等着我们了。主管比我们大两届，经理有40岁的样子。

主管姓韦，很高大，但很害羞的样子，说起话来，声音低沉，听不大清楚。

韦主管说："这次岗前培训，最后会有一个总的评比，有公司高层领导到场观看汇报。培训成绩会直接影响到你们以后的待遇。去年，我们部门是冠军。今年，我也希望得冠军。我现在给你们提的要求是：保二争一。"

韦主管示意开始训练。接下来是摆队列，练方阵，唱队歌，喊口号。

我们一直不停地训练。在深圳这个南方城市，即使是清晨，也已经是闷热难耐。

8:00训练暂停，我们到餐厅用早餐，喝上了来深圳后的第一碗稀饭。当第一口热热的粥进入口干舌燥的口中，再顺着食道进入胃里时，我感觉很爽！

2006年夏天，我在成都那个近10年来最热的夏天里，骑着自行车穿街走巷。今天，我在深圳这个南方城市，再一次体会到了什么叫炙热。成都的热最多叫闷热，而深圳的阳光可以把皮肤灼得火辣辣的疼，无遮无掩。

9:00抽血，体检。11:00，所有部门全部集合。史总训话："从今天起，你们将接受最严格的，号称亚洲最残酷的职前培训。我们需要的是一支能绝对服从命令的队伍。你们需要记住两句话：

1. 你的上司永远是对的。

2. 如有疑问，请参照第一条。

"从今天起，会有两天专门的队列训练。两天后，我们将会安排领导和职业培训专家讲课，然后进工厂第一线实习。下面请各位教官归队！"

4年前，大学军训时出现的一幕再次出现了，齐刷刷的7个穿着军装的战士来到我们面前。这些穿着军装的战士和大学军训时相比多了一些异样，最明显的就是这些教官都没有肩章。原来他们都来自公司的保安队。

每个部门都各自找了一块空地进行训练。在灼热的阳光下，不到5分钟，大家都全身湿透。

40℃的高温下，地面的热气直直地向上冒。正步，队列，口号，唱歌。我们嗓子都喊哑了，人快被烤晕了。

这时，一把黑伞飘然而至，是他，就是他，就是那个矮矮的黑黑的娇小的身影。不是丁香姑娘，而是讲一个小时的话都不休息，蕴含着无限能量的史总。

"看看你们，走成什么样子，喊口号也喊不出力量来，年轻人就吃不得苦吗？"这个男人，撑着一把伞，擦着防晒霜，躲避着烈日，指责在40℃的高温下烤了半天的我们吃不得苦。太贱了，真恨不得一巴掌打过去。

忍住，这是我的第一份工作，不要搞砸了。成都还有亦晨在等我，我一定不能灰溜溜地回去！我暗暗对自己说道。下午依然如此，40℃的太阳继续烤着。晚上7:00，到大会议室听史总训话，练唱企业歌，喊口号，一直持续到晚上11:00。

集体训练结束后，再分成小组，换HR主管和经理进行总结。最后离开会议室到楼下继续走队列，训练。

如此这般，凌晨2:30，主管经理终于宣布解散，并通知第二天照常早上6:00在训练地集合。

经过一晚上加整一天的折腾，我早已疲惫不堪，只是有个疑问渐渐地从心中升起：公司这么做的目的究竟是什么呢？

这种培训并不能给公司创造利润，反而会耗费大量的人力物力，而公司如此高强度的安排，每天的睡眠仅仅在4个小时左右，反而会增加新员工对公司的不满。这样做的目的究竟是什么呢？

我反复思索着，却得不到答案。太累了，我沉沉地睡去。

深圳第三天，依然是第二天的重复与加剧，40℃的炙热的烤晒，疲惫不堪的身体痛苦地强撑着，一遍一遍地唱着企业歌，喊着"我爱KB"的口号。

深圳第四天，不再军训，上午由公司领导讲课，下午到生产线一线实习。

第一讲，某CEO讲课：走入KB，放飞梦想。

某CEO算是行业内大名鼎鼎的人物了，西装领带，穿得很正式。

某CEO热情洋溢地告诉我们："进入KB，将是你们人生最正确的选择。在这里，你将实现你的梦想。"

下午，车间实习。第一次进入生产第一线，让我提起了几分精神，和四川、湖南来的农民工兄弟一起在流水线上拧着一颗颗螺丝钉。我们比农民工兄弟更自由一些的是在自己感兴趣的工位和工段上，可以要求师傅让自己实际操作一下。

上螺丝，扎线，打包，封箱，一条线全做了下来，倒也有趣。

晚饭后，有30分钟的时间休息。我躺在床上，不知不觉就睡过去了，太累了。

晚上，依然是HR主管带我们训练，走方阵，唱企业歌。

凌晨2:30解散，我们回寝室洗漱。一件意想不到的事情发生了，同寝室的一个朋友在前两天还抱怨说，要辞职不干了，今天在洗澡时，他居然一边洗一边高唱企业歌！

在如此高密度的训练下，我和周围的同事身体极度疲惫，听课时又要再进入空调开得极低的培训室，大约有一半的同事都出现了发烧、咳嗽的症状。

"不能请假！不能休假！不管任何理由，必须百分之百地服从安排！"主管斩钉截铁地说，"如果生病，经过审批，可以安排去就医！但我们的原则是轻伤不下火线！"当天，所有部门中，有差不多10个高烧、拉肚子、近乎昏迷的同事被公司的车拉到外面输液。他们输液回来，马上走正步，在烈日下暴晒，片刻不能休息！

这几天去了各个子厂的流水线，有毒气弥漫的喷塑车间，有热气腾腾的电源车间。讲课的有CEO、副总、HR总监，另外还有几个著名的HR经理。

变化在渐渐地发生。周围的同事有的越来越暴躁，有的越来越顺从，积极地配合着公司。各种各样的情绪都在滋长。部门中的33个新同事，有各种各样的表现。

有人的地方就有江湖。有江湖的地方就有阴谋。

每天的睡眠时间都不超过4个小时，初到深圳的那种兴奋渐渐地被疲惫所取代。在训练的间隙，不再像刚开始一样和其他城市的同事聊天，直接倒在热烘烘的水泥地板上，迷糊上几分钟。

平时可能睡一晚就能好的感冒，在疲惫中越来越严重了。离开自己的家，离开最爱的女孩，来到这个南国的城市，在理智下去忍受并积极地去接受这一切。

"命运就像是强奸，当你无法反抗的时候，就积极地去配合吧！"这是这几天我默念着的一句话。

整个培训过程，我总有一种像是来到了传销现场的感觉。高呼口号，大搞形式。在每天解散回食堂吃饭前，都要把右手放在左胸，高呼三声：我爱KB，我爱KB，我爱KB。

11.4　晕倒的女孩

到深圳的第八天凌晨1:00，星光朦胧，路灯明亮。虽是凌晨，依然燥热。今天是到深圳的第八天，前8天累积睡眠不超过30个小时。

主管和经理依然安排长时间的疲惫训练。很多身体比较弱的同事尤其是女生，高烧的高烧，感冒的感冒，拉肚子的拉肚子。因为初到南方，犯肠胃病的大有人在。我还好，只是嗓子有点发痒，说几句话就咳嗽。

"主管，我不舒服，好难受，好难受，想休息。"一个身体最弱的女孩子，终于忍受不了病痛和疲惫，第一次提出了这个要求。

"那你就休息一下吧，在草坪上坐一下。其他人继续训练！大家要坚强一点！" 我看了一眼那个女同事，十分瘦小，手脚像芝麻杆一样细，可能还不到80斤。疲惫和疾病让她蜡黄的脸上没有了血色。这样的女生在家里，应该是被当成宝一样的爱惜。现在到了这里，和我们一样承受着非人的折磨。

"一二一，一二一！"走正步，变各种队形。

"来人啊，小娟不行了！" 众人忽然听到一声尖叫！大家冲过去，那个女孩倒在草地上，胸脯急促地上下起伏。她嘴张得大大的，痛苦的脸庞扭曲在了一起，脸色惨白，没有了一丝血色。

怎么办？大家都急了，难道一条生命就这样离我们而去吗？

"打120。"一个男同事掏出手机。"不能打！公司有规定！只能用公司的车！"身材高大的主管挥手制止了男同事的行为，开始打电话叫车。

10分钟后，公司的车来了，我们把处于半昏迷状态的女同事抬上了车。公司这样做究竟是为了什么，甚至不惜冒着搞出人命的风险？谁能给我答案？

"觉得自己练得不够好的人，自己留下来继续练习啊！" 一个雄厚的男中音不停地响起。我和旁边的同事顿时用一种极其厌恶的眼光看着这个平时表现最积极的蒙古男孩。

高强度的训练，让这个瘦弱的女孩倒下了，现在还在车上，究竟能不能抢救回来还是一个问题。当我们的心都还在为这个女孩担忧时，这个黑色健壮的蒙古男孩却仍然只想着怎么走好队列。

"滚你妈的！"我和一个四川来的同事狠狠地吐出一句话，转身离去。在回来的路上，我们听到好几个女生哭泣的声音。

为什么，这样做究竟是为什么？连人命都不在乎，敢冒如此大的风险来做这些事情？如果说仅仅是给我们一个下马威，完全没必要做到这种程度。

这究竟是为了什么？那个女孩怎么样了？希望不要出什么事啊，想着她那瘦得像芝麻杆一样的手脚，我暗暗地担心。

一个小时后，我得到消息，女孩抢救过来了。严重的贫血加上过度劳累，使她体力不支而晕倒了。第八天夜晚，虽然疲惫至极，我仍然难以入眠。仍然是这个谜团在困扰着我。谁能告诉我答案？公司这样做的目的究竟是什么？

11.5 人生导师

第九天，早晨5:00，南国的天空蒙蒙亮了。一夜无眠的我和寝室的同事拖着疲惫不堪的身体来到了训练场地。

昨晚晕倒的女孩，被两个女生搀扶着，脸色惨白地来到了现场。不能休假，不能请假，哪怕你昨晚还在医院的急救室里度过。这就是KB铁的纪律。

"让我们大家为小娟的到来鼓掌。全体都有，继续训练。"

HR经理说："我们也很想让小娟在寝室休息，但没办法，史总规定了，所有人不能请假。她只能在现场休息了，中午给她买点好吃的。我们今天训练到7:30，然后吃饭。上午有专业的培训课，下午我们开一个座谈会，谈一下最近这两周大家的想法。"

上午，一个口才很好、声音洪亮的30多岁的李姓男子给我们讲课。PPT上密密麻麻的头衔足以吓坏很多人：

全国十大职业培训导师，CCTV演讲大赛冠军……

台下的同事发出阵阵的惊叹声。

李导师的演讲开始了。

"一个人要去做一件事情，理由是什么呢？无非两个，第一，追求快乐；第二，躲避痛苦。你们想工作吗？不想。工作是为了赚钱。

"那么有一辈子都不工作的办法吗？有的，做你喜欢做的事情。比如，你喜欢打篮球，那么去打篮球吧；你喜欢电影，那么去当导演吧。这还是工作吗？不是了。"

这哥们儿又在使用老招数了。短短的几句话就充分地暴露出他的逻辑水平。当然，这忽悠一般人是肯定够了。只不过在理性的我面前，他马上就露出了马脚。

他犯的错误便是：只定性，不定量。

首先，喜欢做的事情，难道没有一个量吗？比如打篮球，一天打1个小时，是很爽。但叫你一天打10个小时呢？从爱好到职业是不一样的。

其次，喜欢看电影，不代表喜欢做导演和编剧。比如我喜欢吃火锅，但不代表我喜欢做火锅。

第三，人做事情并不仅仅是为了利益考虑。这个世界上伟大的人都是为了梦想而努力。真正改变这个世界的，不是每天斤斤计较个人利益的人，而是那些为梦想而坚持的人。比如马丁·路德·金。

"所以，KB肯定是你们最好的选择！"人生导师语气重重地一顿，"让我们一起来喊：我爱KB，我爱KB，我爱KB。"

我声嘶力竭地喊着。像狼一样的高总在旁边盯着，谁敢假喊不出声，马上会被提到台上去。高总指挥，像鹰一样地盯着我们。震耳欲聋，重复，重复，再重复。400个人一起呐喊的力量可以掀翻屋顶。

下午2:00，在一个会议室里，整个部门，33个同事整齐地坐着。HR主管和经理很安静地坐在前面，少了平时的打了鸡血后的奋进。

胡经理矮矮的，皮肤黑黑的，是个快40岁的中年人。他用凝重的眼神扫视着四周，用低沉的声音说："各位兄弟，各位姐妹，今天第一次坐在这里和大家谈心。这么多天来，大家一直是听课，训练，一线生产实习，每一天都很充实。但今天，我们把这一切都停下来，一起来和大家说说心里话。这么多天的训练你们有什么心得，有什么想法，包括你以前到公司来是怎么想的，都可以说，可以讲。"

"又是这种会！也好，可以休息一下。"我满不在乎地想着，以为这又是一场很无聊的会议。在几分钟之后，我彻底地改变了这种看法。

"谁想先来讲一下？"胡经理把目光射向我们。"好，我们欢迎兰芝第一个上来。"

这几天最积极的高个子、瘦瘦的四川女孩上台说道："来深圳两周了，每天培训都很辛苦，但我却感到一种从未有过的充实，第一次离家这么久，这么远……"

说着说着，女孩居然哭了，还哭得十分厉害。即便是琼瑶剧的女主角，也不可能哭得这么真切。

这真的是发自内心的？我迷惑了。是的，这不是表演，这是真的。我开始认真地看着这一切。

"兰芝讲得很好。这是一个团队，我们都要一起努力。还有谁想要说一下的？"

昨晚晕倒的女生，撑着虚弱的身体，苍白的脸上没有一点血色。她上台说道："昨天晚上，我突然一下晕倒了。等我再醒过来的时候，已经是在医院里，身边是经理和主管焦急的面孔。这么多天的训练，从最初的抵触到现在每一次听到KB的企业歌，都有一种感动得想哭的感觉……"

小娟激动地说着，泪水滂沱。我们很久没有看到一个女孩哭得如此动情了。

渐渐地，坐在身边的女生全都哭了，几个男生也抹起了眼泪。

第三个是一个男同事，很强壮，很坚强，又有几分嘻哈风格，总带有几分玩世不恭的味道。"平时大家看我，总觉得不太认真，其实……其实……"男同事哽咽了一下，"其实，在我6岁时，我父亲就去世了……"

男同事说完已哭得不能自已，无法再说话。经理紧紧地搂住这位男同事的肩膀。在我身边，好几个硬汉型的男同事哽咽流泪。

经理对我们说："在这里，我们聚在了一起，互相敞开了心扉，是什么让我们聚在了一起？是KB！是KB这个伟大的企业！我们要感谢这个企业！要学会对公司的绝对服从！让我们相信，选择了KB，将是你人生最正确的选择！"

11.6 最后的秘密：洗脑

在这一天的下午，这个小小的会议室里，绝大部分人的情绪都崩溃了，像野兽一样撕心裂肺地哭喊。看着身边癫狂的人群，我感到后背一阵阵发凉，一种来自灵魂最深处的恐惧游荡在全身。

我明白了！我终于明白了！困扰我两周的问题，我找到答案了！

为什么公司要安排如此高强度、高密度的疲惫性训练？为什么公司要一次又一次地强行灌输一些看似简单可笑的观点？

这一切的后面的秘密就两个字：洗脑。

之前所做的一切都是在为洗脑做准备！为了说明这个问题，让我们来了解一下什么是洗脑：

根据社会心理学知识，洗脑的关键便是让洗脑对象没有自我思考的能力，放弃质疑，对洗脑实施者无条件地盲从。

洗脑的本质是一种心理强制技术，目的在于改变个体或群体的价值观、信仰、感知和判断，最终改变理念体系和行为方式，这背后隐藏着实施洗脑者及其背后主使的巨大政治或经济利益。

教育也是用来改变个体的理念体系和行为方式，在这一点上和洗脑同理。教育和洗脑的根本区别在于目的不同，教育的目的是让个体社会化，习得普遍认同的社会理念和行为方式；然而洗脑的目的往往不可告人，或者掩盖其真实目的，缺乏科学思维的人不能轻易分辨，甚至懒得分辨。

洗脑的原则有以下几种：

1. 简单重复。将同一主题重复一遍又一遍，直到它被牢记。

如：我爱KB，我爱KB，我爱KB。每天重复100次以上。

每天至少唱10次企业歌。在培训课上，各路讲师反复重复：KB是你们最好的选择。

高强度地重复，效果是非常明显的。

很多同事从一开始讨厌企业歌，到最后会情不自禁地一边洗澡，一边高唱企业歌。

行为和情感会在极短的时间内发生非常大的改变！

2．不给被洗脑者闲余时间和私人空间，让他始终处在预先设定的活动中。使用高强度的疲惫轰炸，让被洗脑者的身体和心理都达到极限，处在崩溃边缘。在这个时候，人平时所拥有的自主思考能力、防御心理将减到最弱。洗脑者可以向被洗者植入自己想要输入的观念。

KB的洗脑攻势尤其猛烈，在半个月中，人们每天只睡3个多小时。在每天20个小时的高强度训练中，没有片刻停息，并且加入大量的对肉体的折磨。在40℃的高温下进行队形训练，在闷热、有毒的车间中和工人一起工作10小时。工人可以休息了，但我们不能。在疲惫至极时，还要挺胸直背地听洗脑课。在星空灿烂的夜晚，一次又一次地高唱企业歌，上百次声嘶力竭地大喊：我爱KB。

3．批评，互相批评和自我批评。让被洗脑者感到不确定，不断地感受到屈辱和惭愧的威胁。

这也可以解释，史总为什么总是以最强硬的态度来进行压制与批评，总是把被他逮住不听命令的同事拖上讲台，让他们反复认错，自我贬损。

集体训练解散后，各个部门都会开小会，主管要求每一个员工都要对自己的行为进行自我批评和对其他的员工进行批评。如果批评不到位，必须重新做，直到主管满意为止。

KB的大规模洗脑主要使用了三种策略：

A．同伴压力。

有关同伴压力的实验比比皆是。1956年，著名心理学家阿希组织了这样一次心理实验，参与实验的一共有5名学生，其中4名是安排好的托，1名是真的被试验的对象。在试验中，首先向5名学生出示一条标准线段，再出示几条长度差异很大的线段。学生需要完成的任务是从这几条线段中判断出哪条线段的长度与标准线段一样长。前4名托先回答，故意给出错误的答案，真的被试验的人员最后回答。12轮过后，76%的真被试验的人员至少一次附和了错误答案。

清醒者永远是孤独的，当周围的人都开始不自觉地唱起企业歌时，当所有的人都不再独立思考，只成了运作的机器的时候，一个真正有独立见解的人要么隐忍，要么死去。

B. 轰炸。

1996年，心理学家玛格丽特·辛格在其著作《邪教在我们中间》中首次使用"Love Bombing（爱心炸弹）"一词，用于描述教化者采用情感方式让被教化者感受到伙伴的亲密、被赞扬的快乐、家的温暖、友情的共享等，使之沉浸在爱和同情的海洋中。这种策略被广泛运用于宗教团体招募新成员的过程中。

对一个普通人来说，在平时的生活中，不可能有上百人一起对着他喊："我爱你。"

于是在洗脑的过程中，刻意创造出这样的情景，让普通人在台中心，像英雄一样被上百人呼喊着名字。

在这时，人的心理防备底线将会彻底地崩塌。

C. 去个性化（deindividuation）。

"个性化"一词最早出现在法国社会学家勒庞的著作《乌合之众》中，意指群体中的个人因丧失个性而产生失控的、反规范的行动。勒庞将这种现象形容为：unanimous，emotional，and intellectually weak（无异议、激动人心、智力弱化）。

在明白了以上三点后，就不难理解以下的场景了。

在这一刻，会议室里人的情绪全都崩溃了，一个个哭泣着，呼喊着，讲着平时不可想象的话，把埋在心中最脆弱的那一块掏出来给人看。

一个个大男人也在哭泣中大喊大叫，互相拥抱着，泪水长流。

今生，我第一次看到这样的状况。

孤独是清醒者的代价。这一刻，我是唯一的清醒者。我感到一丝的恐惧。原来洗脑术可以如此强大，如此彻底地击溃人的内心。

我无法哭泣。为了避免成为另类，我一脸沉重地上台说了一番话："今天，我在这里，只剩下一个词语：感动。我深深地被感动了。有这样的集体，这样的兄弟姐妹，我们一定要努力，一定要在最后的评比中得到冠军，让他们看看我们技服人的精神与力量。我们是KB人，也是KB人中最棒的！"

经理接过话题："是的，在这里，我们感动了，在这里我们找到了人生的目标和归宿。KB是我们人生最好的选择。可能它暂时不能给你多高的待遇，也不能让你马上买车买房。但在这里我们可以找到人生的价值。让我们一起高呼：KB，人生和你在一起！KB，梦想随你飞翔！"

今天，一群痛哭着的人高呼着："KB，人生和你在一起！KB，梦想随你飞翔！"

这一天下午深深地印在了我的脑海里。多年的心理成长与磨炼，我已经拥有了超越绝大多数人的独立分析能力和成熟的思维，以及强大的心理承受能力。这些理性和知识让我在这种不逊于任何传销组织的集团的专业和高强度、高密度的洗脑中，仍然能保持清醒的头脑。

但当我面对一大群看起来很坚强的人被洗脑后彻底崩溃的状况后，仍然感到一种深深的寒意。

我的理智告诉我，在这个时候，只能假装被同化。刚出校门的我，如果失去这个工作机会，将会走很多弯路。认清现实，适当地妥协，足够的心理承受能力，这正是心理健康的重要标准。

（注:本节部分内容引用新浪网友捣蛋之父的文章。在事前已经征得原作者同意。感谢网友捣蛋之父的授权。）

11.7 天堂之路

天堂听起来很美，实际上很残酷。

前面18天的洗脑由史总主持，高密度地疲惫攻击，反复灌注的各种意识和标志，煽情和高压一同进行，让无数的铁骨汉子也被击垮了最后的心理防线。

似乎已经足够可怕，但是，我却只能告诉你，这是序幕，是铺垫，史总只是业余的。

最后的高潮总是由专业的团队来完成。

第十九天，我们迎来了一个来自台湾专门做企业培训的团队。团队的领导是一个很结实、很魁梧的中年人。

中年人自我介绍道："大家好，从今天起，我就是你们的总教官。你们将在我们训练团队的帮助下进行两天最残酷的企业员工素质培训。我曾经是一名特种兵，经历了生死考验。我退役后专门给各个企业做员工培训。

"我需要你们牢牢记住两个信念：合理的锻炼叫训练，不合理的锻炼叫磨练。可能大家都听到了，我们最精彩的部分叫：天堂之路。

"天堂之路在哪里？在这里！就在你们眼前！"

在礼堂的中央，是一条用极粗糙的红地毯铺的长12m，宽2m的一条窄道。在起点处有一条白线。在离终点3m处有一条金黄色的线。

这便是闻名已久，如雷贯耳，让人闻之丧胆的天堂之路。通往天堂的路？

这规则是：在学员申请进行天堂之路的挑战前，将自己的工作目标写在一张纸上：如年薪10万等。右手握拳举过头顶，用能发出的最大的声音喊：我是某某，来自某部，目标是年薪10万，请批准！

教官会根据你是否有足够的气势，来通过或是驳回。

若通过，在最开始的白线处开始，垂直倒下，只能使用双肘之力爬行，腿部绝不能带力，到了3m黄线处，再翻身过来，仰面朝上。同样只能使用双肘着地，划动身体。到了终点，会由教官判定是否合格。如不合格，回到起点再来。合格，再跪在一个蒲团前，大喊三声：我爱KB，我爱KB，我爱KB，用棒球棍把自己的那张纸打碎。

威武的总教官戚总宣布："现在我们欢迎秦教官给大家做一个示范。"

训练室内，悲壮的音乐响起。一个瘦瘦的教官只穿一件短袖T恤和牛仔裤。他将右手握拳举过头顶，以人类能发出的最疯狂的声音，声嘶力竭地狂喊着："我，秦××，拓展训练教官，2009年工作目标，创造价值100万，申请通过！"旁边的另一个女教官，双手竖直向前伸直，表示通过。

秦教官将双手曲起在胸前，身体直直地倒下，"嘣"的一声倒在地毯上，激起无限的回响。

配乐一变，更加雄壮。秦教官面向下，背朝上，双手曲起，用手肘着地，双手轮流向前划动，带动身体前行，双脚不能活动和用力。

秦教官爬了几米，大口喘着气，很累，汗很快就出来了，即使是在把空调调到19℃的室内。

戚总教官说道："让我们给秦教官鼓劲！"

"加油，加油！秦教官，我们爱你！来，大家跟我一起来！"爱的轰炸再一次起效。

声如洪浪，阵阵攻心，统一的口号声中，秦教官挣扎着坚持向前爬。爬到黄线处，翻身过来，仰面向天，背靠地毯，用双肘努力地撑起身体前进。

秦教官深深地吸了一口气，看得出，这样更加困难和疼痛。

最后3米，足足爬了3分钟。

秦教官到了终点，翻身跃起，跪在蒲团前，拿起棒球棍，如疯子一般，拼命挥舞，咆哮狂喊："我爱KB！我爱KB！我爱KB！"然后将之前写着愿望的纸打得粉碎。

"秦教官，我们爱你！"

秦教官在欢呼声中，高高地举起手臂，把手肘处亮给大家看，皮破血流，鲜红的创口甚是可怕。他像一个战斗胜利负伤的英雄，向人们展示自己的荣耀。大多数的男孩和女孩都哭了。

连他这种已经爬过无数次的人最后都是如此的结果，何况是我们？

听老员工说：他们爬完后，皮肉模糊，鲜血直流，有的后来感染了，连续几个月伤口不愈合。在餐厅前，我们见到了两个在手肘处有明显疤痕的经理，一问都是2004年招的员工，虽然已过去5年，但在手肘上却留下了终身都不可能再消退的伤痕。

对精神的侵犯，有强大的内心，则可以毫发无损。对肉体的损害，却没有人能避免。在恐惧中等待，在等待中颤抖。这一夜，我看到了我这一生中从未见过，也有可能以后不会再见到的场景。我被深深地震惊了。

时间总是前进，不会因恐惧而延迟，也不会因期待而提前，它就是这样来了，不紧不慢地来了。2008年8月1日晚上，我们技服部和数字部的员工分在一组，在同一个房间。其他的部门被分在不同的房间里。

最核心的两个字：竞争。

史总及HR主管给我们制造各种情况下的比拼和竞争，比速度，比声音，比气势……让我们的神经永远处在一个紧绷的状态。竞争的压力会进一步击溃心灵，以便植入他们想要的东西。我们部门和数字部仍然会在今晚进行竞争。

敢为人先，是需要勇气的，但也往往成为牺牲者。历朝历代，最先揭竿而起者，如陈胜、吴广，最后的结局注定是悲剧。陈胜、吴广虽败，但仍为英雄。

何为英雄？曹孟德说：夫英雄者，胸怀大志，腹有良谋，有吞吐天地之机，包含宇宙之志。英雄和莽夫的区别在于，前者知道自己在做什么，为什么要这样做，有足够的智慧进行判定。

如曹孟德，计谋取舍，杀伐决断，均有主张。英雄是少数，大多数是莽夫，被他人操控，为了所谓的编造出来的目标而勇敢。他们是没有独立思维的。

"谁今天愿意第一个来？"史总高高地举起手臂。

我默默地躲在人堆里，不发声。经过这20天的强力洗脑，在很多人的心里早就没有自我思考这一项了，只剩下莫名的亢奋。

"我来，我来……"声音此起彼伏。一堆人冲向起点处。

我们组的一个瘦瘦的男同事饿狼抢食一般向前蹿，争到了第一个上场位置。我同情地扫了一眼，这哥们儿注定悲剧了。缺少智慧，就只有让肉体受苦了。

这个夜晚，是这场大型洗脑的最高潮，注定会给我们的肉体和心理带来最沉痛的打击。而第一个出场的人，必然会受到"杀威棒"的待遇，也给其他人一个下马威。

有一种美叫凄美，有一种壮举叫悲壮，有一种勇敢叫莽撞。在一般的情况下，人的本能会毫不犹豫地避开这种伤害。但到了今天的这种群体行为下，众人的大脑充满了热血，失去了独立自主的意识。这两个首先出马的壮士，以一种绝决的表情开始了最残酷的天堂之路。

"我，袁大宝，来自技服部，2009年工作目标，年薪10万，请指示！"他青筋暴出，发出如远古的野兽般的嘶吼。

教官双手向前平伸，示意通过。

两位勇士，双手握拳，伸到胸口，与胸平行。音乐响起，悲壮而雄厚的曲调，让人想到一去不复返的荆轲，颇有几分风萧萧兮易水寒的悲壮。

"开始！"教官下令道。

两位勇士咚的一声笔直地倒下，开始艰难地爬行。

"加油，加油！我们爱你！你是最棒的！"旁边的队友纷纷跪在地上，低着头看着地毯上艰难爬行的同伴，用手拼命锤击队友爬行前方的地毯，以激励其向前爬！

女生们早就开始流眼泪了。爬行的队友也因体力不支而大口喘息着，前进的每一步都会让手肘上的皮被这粗糙的地毯磨去一层，鲜血从磨破皮的伤口渗出，涂抹在红色的地毯上。

这两位爬行的队友，实在没力气了，停了下来，仰面朝天，不停地喘着粗气。

"爬啊，爬啊，加油，我们爱你。"女同事泪流满面地呼喊着，连几个男同事也一边流泪，一边狂喊着。

在这个巨大的房间里，空气已经炙热，煎熬着年轻的人生，燃烧着已经疯狂的神经。在这里，大多数人都已经忘记了自己的存在，只在狂热的浪潮中，无意识地喊叫着。

理性与冷静荡然无存，只剩下野兽般的疯狂与冲动。现代社会心理学中的"集体无意识"在这里得到了最淋漓尽致地体现。

在这一刻，我是痛苦的。或许，我是这个房间里，唯一一个保持着清醒头脑的人，但如果被发现是危险的。

如在那疯狂的岁月中，只有随着众人高呼万岁，才能活下去。而清醒的人，付出的代价就是生命。

今天我所要面临的情况不像前几天的座谈会那样可以轻松地脱身了。这种运动对身体的摧残与折磨，我能否承受？在内心，我一遍一遍默默地说着："我要坚持下去，我要获得之后的培训机会，以得到工作经验。我不能失败。在那个离我2000km外的城市，还有那个美丽善良的女孩在等着我。

"我不能以一个失败者的身份回去。

"亦晨，你可知道，我正在为我们共同的梦想而奋斗。我在用理智去克服恐惧。"

在一片热浪与狂呼中，夹杂着鲜血的腥味与横飞的眼泪。没有了冷静与理性，没有了人最宝贵的独立思维。在这一场被导演的大戏中，我被裹挟着向前进。躺在地毯上的两位勇士听着如潮的狂呼，拼命地挥动着双肘。在这一刻，他们仿佛感受不到痛苦与劳累。

到了终点，他们被同事扶起，双肘的皮全被磨掉，腥红的肉露出外面，溢出的血滴在上面游走。

但是，这并不是结束。因为他们是第一批。他们从应声而出时就已经注定悲剧与惨烈。他们要给后面的人最强大的心理震慑，必须让他们做牺牲品。

"不合格！重来！"教官双手在胸前做了一个叉。

"不！"人群中发出一片抗议声。甚至有位女同学疯狂地捶地："不要这样，不要这样。"矜持完全看不到了，她哭得几乎无法再发声。

"难道你们忘了我们的条例吗？一，教官永远是对的；二，如有意见请参考第一条。"戚教官威武地大喝。

袁大宝的手臂上的伤口已经血肉模糊，身体精疲力尽，还要再来一次，让血肉模糊的伤口再一次磨在粗糙的地毯上，再一次磨掉细细的肌肉。皮已经磨掉了，这一次只能直接摩擦伤口。这将是何等钻心的疼痛，又一次将惨烈推到最高潮。热浪汹涌，是大脑的温度，充满房间的每个角落。

几乎所有的人都在如野兽般的痛哭哀嚎，我感到深入骨髓的恐惧。

第二次开始了！两位勇士又一次爬行，将已经外露的伤口在地毯上磨得更大更深。体力的透支，超乎寻常的钻心疼痛，使两位男生快撑不住了。

"让我们一起加油，我们爱你，加油。"爱的轰炸在继续，平时典雅娇羞的女生带着眼泪，带着鼻涕，跪在地毯边上，用嘶哑的嗓子狂喊着："加油，袁大宝，我们爱你！"

袁大宝拼命用已经受伤的手肘划动，但伤口渗出的血水变得湿滑，前进越加地困难了。短短的12m，袁大宝一共爬了10分钟。到了终点，他被同事一把提起。伤口惨不忍睹了，皮早已不在，肉被磨掉一层，红红的血水流了出来。伤口处血肉模糊！

袁大宝跪着狂叫着："我爱KB，我爱KB……"他拼命挥动着棒球棒把那张写着愿望的纸敲得粉碎……

旁边的医务人员早就准备好了，女护士把碘酒涂在袁大宝的伤口上。"啊……"一种只能从野兽嗓子中发出的惨叫，把我们彻底地惊吓住了。袁大宝痛得上下蹦跳，完全没有一点英雄的样子了。

碘酒滴在赤裸新鲜的伤口上，疼痛远超过了预计。这一天，对于大多数人来说，灵魂洗成了僵尸，肉体变得皮肉不全。

在这个听上去名字很美的夜晚，听着惨叫和看着惨像，同事一个一个不断地爬着，有的甚至爬了好几次。

最惨的是前几天晕倒的那个女孩，今天和我们一起去爬这天堂之路。女孩的手臂瘦得像个芝麻杆，根本爬不动。高强度的体力消耗，钻心的疼痛，让这个骨瘦如柴的女孩怎么用力也前进不了。

史总说："这是你们的团队，难道你们就不能用自己的身体去顶着她前进吗？"

话音刚落，一个男生啪地倒下了，快速地爬到这个女孩后面，用头顶着女孩的脚，一步一步地向前顶。

自身的重量再加上一个女孩的体重，需要多大的力量在粗糙的地毯上摩擦？惨状就不描写了。他身上留下了终身都无法消褪的伤痕。

怎么办？怎么办？我宁愿自己被麻醉。喝醉了酒的人不会怕痛。清醒的人拥有理智，也有最大的恐惧。

恐惧是人类的本能，它可以让人避免很多的伤害，从而生存下去。我努力地镇静下来，慢慢地观察。我需要理性，需要理智，需要冷静。我要用我的理智去战胜洗脑与恐惧。

第一步：喊目标。主要是看身体动作和表情，一定要表示出愤怒，声嘶力竭。

第二步：爬地毯。这么多同事爬得越快受的伤就越严重，被勒令重爬的概率也越大。慢慢地爬，显示出很吃力的样子，动作较慢，则受伤较轻，反而通过率较高。

第三步：不能等太久，越到最后，可能越容易被史总给盯上。人的心理最在乎的就是最开始和最后结束的两批人。

我理性地分析，将危害降到最小。我没有被热浪冲昏头脑，始终保持独立清醒的思维。

在已经有三分之一的同事通过后，我决定上场。

第一步：喊誓言。嘴唇上扬，露出牙齿，瞪大眼睛，身体左右抖动，作出声嘶力竭的样子，大喊："我，楚门子升，技服部，2009年工作目标年薪10万，请示通过。"

说完我越来越紧地咬着牙，喷出粗气，让颈部的青筋突起。一阵热烈的掌声响起，教练伸出双手，通过！

音乐响起，这一霎那，我心中没有底，但不能不倒，嘣的一声倒下，半个身体痛得发软，慢慢地一步一步地向前爬，爬几步就痛苦地休息一下。12米爬了10多分钟。我躺在地毯上时，看着左边、右边、上方全是疯狂的流着眼泪狂呼的同事。

我来到金黄色的线处，翻身过来，仰面向天。这样肘部受力更加大了，即使很慢，仍然磨得钻心地疼。

我努力地控制着自己的节奏，慢慢地划动，作出精疲力尽的样子。

通过终点的那一刻，我被同事一拉而起。

教官示意：通过！

我成为今晚第一个一次性通过的人。教官和被洗脑的野兽一起冲过来紧紧地把我簇拥到最后的终点。

我跪在地上，疯狂地挥舞着棒球棍，声嘶力竭地喊着："老婆，我爱你，等我回来娶你！我一定会成功的！"

我终于喊出我心中的话。惊天动地一般的怒吼，经过太久的压抑，理性也需要情绪的宣泄。

经过这一晚的洗礼，只有我一个人仍然保持着清醒。洗脑术在这里达到了人类史上能达到的最高颠峰，让一切传销团伙的洗脑术在一霎那间失去了光辉。

在前文说过，当一个人患上抑郁症后，人的认知和判断力会大大下降，更不用说重度抑郁症患者的判断力和思维能力会丧失殆尽，往往这群痛苦的朋友成为骗子的盘中餐。

经过凤凰涅槃之后，我已经能抵御最厉害的洗脑了，拥有了超越绝大多数人的理性的思维和强大的心理承受能力。

经过了大学几年的努力，我终于在进入社会的前期，达到了最佳的康复境界，甚至超越了曾经的我。

在接下来的5年时间里，在理智和强大的心理支持下，我两次跳槽，待遇渐渐提高，技能水平也不断地提高。

这几年的工作经验，让我不再用那些谎言来欺骗自己：只要自己有能力就怎么样……

认清现实，要做适当地妥协，适应这个社会，努力结交更多的朋友，为自己以后的路打下宽广的人脉。

每一个公司，我都积累了几个好朋友，与他们保持着联系。社会交际是考量心理健康的一个重要指标。

我今天已毕业5年，算不上成功。我只是一步步走来。对于曾经深陷泥潭的我，现在的生活，也是曾经以为永远不可能再有的了。我的工作一直处在上升阶段，处理各种工作事务游刃有余。我确定了职业方向，在一个发展还不错的行业——工控业，生活也能看到一片曙光。我不再迷茫，不再彷徨。

回首往事，2003年到2008年，6年时间，我完成了人生中最痛苦的一次蜕变，如凤凰涅槃般痛苦与漫长。

在康复的4年里，有3位天使一步一步地把我拉了出来，亦晨，卢老师，班主任黄老师。

或许并不是每个人都如我这样，能得到这样的帮助，这也是我今天在这里写下这些文字的原因之一。

看着最近一年，发生了好多起抑郁症患者在微博上一次又一次选择结束自己的生命来得到解脱时，我真的该做些什么了，我的确需要做些什么了。

⑫ 抑郁症康复后的心理变化

12.1　能回到过去吗

这几年我经常和病友聊天。病友问的最多的一句话："我能回到过去吗？我还能和生病前一样吗？"

我只能抱歉地说："对不起，你永远不可能回到过去了，永远不可能和之前一样了。"无论是心态，还是对世界的看法，没有人能回到过去。今天和昨天不会一样。昨天和前天也不会一样。

抑郁症就是改变人生的一个大杀器。你无法变得和以前一样，然而你可以比以前更强大，更快乐。对这个世界，对人生，你也会有不同于以前的看法。

崔永元说过：一个抑郁症患者，在生病时，他是一个病人；但当他康复后，他会表现得更加优秀。

抑郁症患者康复后会让人更加珍惜每一天看似平凡的生活。因为这样的生活是以前做梦都得不到的。他们对人际关系会有一个新的审视。

有的人会更勇敢。这个世界上还有什么比患上抑郁症更加痛苦的呢？你可以战胜人世间最痛苦的炼狱，之后工作和生活上遇到的一些问题也就能坦然面对了。康复后的朋友做事情会更有恒心和持续性。他们会知道，哪些是这个世界上你可以依靠的人。

抑郁症是人生最大的磨难，很多人倒在了它的脚下。但闯过去的人，都会如凤凰涅槃一般，在烈火中获得新生，拥有更多的力量，用广阔有力的双翅载动你最初的梦想。

我在患抑郁症前是一个一冲动就不计后果的人，会因为自己心情不好，不听课，甚至交上白卷。生病中，我做事却畏首畏尾，优柔寡断。

我不敢说话，面对有些恶意的攻击，我只能咬碎牙和着血往下咽。我总是对自己说："我太脆弱，要忍让。"在刚刚上大一的时候，当同班的一个朋友来邀请我参加辩论赛时，我好想答应，但话到嘴边又咽了下去。

多少次，我在梦中想象着自己唇枪舌剑，口若悬河。当这个梦寐以求的机会到了身边，我却因为心底的那丝最深的恐惧，就这么轻易地让它溜走了。

这位朋友听到我的拒绝，还劝了我两句："没事的，大家一起玩玩嘛。你平时不是挺喜欢看历史之类的书嘛，这正好用上了啊。"

听到朋友的规劝，我更加慌乱，手足无措地说："不要了，不要了。"

看着朋友不理解的眼神和离去的背影，我心里涌起悔恨。你怎么这么懦弱？你还是不是男人？我在心里不停地责骂着自己。

胸腹越来越气胀，觉得自己喘不过气来，我干脆脱掉外套，到外面围着小镇跑步。我看着茫茫的车流、人海，只想把自己淹没其中。

康复后，我更加成熟，有胆气。我对自己和身边的事有自己的主见和超过普通人的判断能力、分析能力。

面对KB公司的达到人类极致的洗脑，我沉着冷静，成为唯一清醒的人，用最小的代价应对他们的洗脑。11个月后，我毅然离开了KB，重新选择了工控业。

在几年的职业生涯中，我从一个家电行业的维修工到现在成为可以独自负责上百万工程的电气项目工程师。

一步步走来，算不上多成功，但我一直在成长。

我现在的工作很忙，很累，但很充实。我现在就在零下十几度的甘孜藏区写下这些文字。现在已是深夜，门外的水管已经结上了厚厚的一层冰。思绪却像流水一样涌上我的心头。回首过去的10年，感慨万分。我又何曾想到，我可以从抑郁症中解脱，又可以头脑清晰、体力充沛地来到这个风景异常美丽的山村，为一条条隧道的开通而努力。

造化总是弄人，人生就是由这样一个又一个的想不到组成的。

不要因为灰暗的现在而否定光明的明天。

12.2 梦想

2009年6月，我终于离开了将洗脑术发挥到极致的KB公司。坐着火车看着车窗外久别的景色，听着铁轨不停地撞击，我回到了亦晨的身边。11个月前的那一个夜晚，我和亦晨在成都的火车站告别的情景依然历历在目。

11个月的分离让我和亦晨饱尝了相思之苦。在车站我又看到了属于我的女孩，陪伴了我4年的美丽善良的女孩。她如水一般的柔顺长发泻在白色的长裙上，尤如圣洁的天使。

我回到了这个和亦晨一起生活了4年的城市，回到了亦晨的家乡。蓉城初夏的夜晚，亦晨的体香伴着徐徐的微风飘来。亦晨总是挽着我的手，紧紧地依偎着我。我是如此幸福。每天总有说不完的话，仿佛要把这11个月没说的话都补回来。

经过几天的休整，我又要面临重新找工作的问题。白天亦晨去上班的时候，我就到网吧浏览几个大的招聘网站，间息也聊聊QQ。

我在QQ上遇到了好几个月没有联系过的小丰。我告诉他："我回成都了，正在找工作。"

小丰高兴地说："我正好在自己做一个项目。如果你有兴趣，我们一起创业吧。你可以先来看看，做不做不要紧，顺便也可以聊聊天。"

我好久没有见到小丰了，差不多快两年了。在我记忆中最深的样子，还是我和小丰在40℃的酷暑一天骑上百公里做兼职时，小丰肩膀上被烤出一颗颗的盐粒，最外面的皮被一层层地晒掉，整个人黑得像一个非洲人。

再就是初次见面时，那个虚胖的，戴着镜片厚厚的黑框眼镜，透着疲惫而无奈的小男孩。做兼职时，我和小丰都还在治疗，小丰因为抑郁症辞去了班长的职务。

小丰无奈地说："我也不想，但我现在还承受不了。只因为我们还不够强大，还不能去做自己想做的事情。"

抑郁症像一具无形的枷锁，束缚着我们，让我们力不从心。本该展翅高飞的青年，变成了畏首畏尾的懦夫。

现在我和小丰都已经康复。我拥有了亦晨。而小丰现在的女友正是我和他第一次见面他提到的那个远在哈尔滨的女孩露洁。

小丰和露洁现在会是怎么样的呢？我默默地想着。

第二天中午，我在成都的郊县，小丰学校旁边的一个小区里见到了他。小丰一上来就给我一拳："你小子变了啊，长胖了，以前瘦得跟猴子似的。"

小丰开心地笑着，明显不再是5年前，我见到他时那种应付、疲惫的笑容。我们相互问着现在的情况。没几分钟，我见到了露洁。那个美丽而善良的女孩，因为相同的境遇，相同的疾病，不远万里，从北国过来和小丰在一起。

我从聊天中知道，小丰在两年前已经退了学。小丰说："我要抓紧时间做我自己的事情，我没有那么多时间浪费在无用的课堂上。"

这两年里小丰先后做过很多事，从摆地摊，到电脑城做技术员，做销售。经过这两年的磨练，他赚到了一些本钱，积累了一些经验。现在他开始尝试做自己的项目，简单的说是这个小镇的黄页。小丰在这里生活了4年，对这个镇很熟悉，但镇上的商家却并不相互了解，缺少资源共享的平台。小丰做的就是这个平台。

小丰眼神很坚定地说："5年，我要用5年，去实现时间自由和经济自由。露洁的父母还没有接受我。她顶着很大的压力来到了这里。我需要自己做一些事情。"

我说："露洁现在的情况怎么样，也都康复了吗？"

小丰点点头："是的，都康复了。6年了，我和她认识6年了。我和你也认识5年了。我们都康复了。真好！还记得我们第一次见面的时候吗？"

"记得，当然记得。瞧你当时那熊样。"我说。

"你小子找死啊，你当时不也是要死不活的狗熊样。"小丰又给了我一拳。

我和小丰笑成了一团。贤慧而又美丽的露洁正在做着小丰项目所需要的宣传画。我们今天可以面对过去的一切，把曾经的痛苦当成笑谈了。

这里是小丰在小区里租的一套民房，为的是节约成本。营业需要的各种证件都办了下来。

小丰说："办这些证件，我算是花了大力气了。本来这里是居民小区，居委会不同意给我盖章。我就每天跑到居委会陪那些大爷聊天抽烟，一直陪了一个星期，混熟了，才盖的章。"

露洁拣了一条流浪狗，不知道是什么品种，只有一个小枕头大小，很粘人，总是把头伸出来放在我的大腿上。这条狗名字叫"枕头"。

枕头总是在我们聊天时，把头在我和小丰身上蹭来蹭去。小丰很爱怜地摸着这个小东西的头。

小丰问："是不是有兴趣来一起做？"

我考虑了一下，回答："我还是想先做技术，自己的专业。"

这一天晚上，我就睡在小丰的沙发上，和拣来的小狗作伴。我躺在沙发上，看着可爱的小狗，顿时心潮伏动。

在5年前，我和小丰都在独自承受着抑郁之苦。我和他像两只迷路的蚂蚁一样，轻轻地触碰着触角，抚慰对方的伤痕，生怕碰到了敏感的痛处。我们就这样相识了。

今天，我有了亦晨，小丰有了露洁。虽然日子仍然很清苦，为了生活四处奔波，可我们终于可以再一次拣起曾经的梦想。

小丰去年在冰雪的北国，娶了这个美丽善良的女孩露洁，幸福而又快乐。

⑬ 父亲

在我很小的时候，父亲对于我来说是陌生的，只有周末才会回到老家和我相聚。他偶尔会给我带一点零食。父亲有着灵巧的双手，会把一块块废弃的木头块锯成各种形状，涂上颜色，做成积木让我玩。

到城里上小学后，我和父亲住在一起。我生命中的大部分时间都和父亲在一起。父亲很勤劳，很辛苦。每天他给我做饭，洗衣，接送我上下学。他还会时常和我抱怨在工作中受的气，要我努力学习，长大了不要像他一样，到处受气。

小时候，我觉得父亲是无所不知，无所不能的。

随着渐渐长大，我开始讨厌他，瞧不起他，讨厌他的懦弱与无能。他在母亲面前，不敢说半个"不"字。对于母亲对我的各种不合理的要求，他一直充当着帮凶，对我进行着压制。父亲不像其他的男性在家里是绝对的权威，父亲不只不敢对母亲说半个"不"字，还要洗衣服。这些在我看来，本应由母亲完成。

在工作中，他不会搞关系，只会老实地干活，付出最多，最后得到的永远是最少的。他却经常教育我："国家需要你们，民族需要你们。你要努力学习，要诚实善良。"

我很奇怪，为什么这些对于其他人来说，只有在外面场面上说的话，父亲却如此地深信，在私下教育我时，也如此对我说。

父亲不敢冒任何的风险，常挂在嘴边的一句话便是："这事不需要成本吗？没有风险吗？"

直到18岁的那天下午，已经患上抑郁症一年的我，情绪崩溃了。我要退学，拒绝到学校去。我疯狂地大喊着，质问父亲："为什么，你们为什么要这样对我？为什么？"

父亲懊悔地对我说："是的，我也知道，我这么多年来一直是压着你的，一直是偏向你母亲的。因为你母亲的性格就是那样，一点小事都能气得昏迷。我怕她出事，只能选择让你受委屈。我以为你能承受，可没想到，把你压垮了。我错了，我真的错了。造成今天的局面，我不该啊！"说完，父亲深深地叹息，失落地坐在床边。

2003年出院后，在母亲为了节约几块钱，要我到小诊所去换药时，父亲第一次强硬地顶撞了母亲，坚持自己的观点，不顾母亲的辱骂，把我送到正规的医院去换药。父亲的坚持，让我避免了最坏的结局，让我留下了最后康复的本钱，我今天才能坐在这里，写下这些文字。否则，我无法想象最后的结局。

在我上大学之后，父亲一直在母亲身边周旋，替我争取看病的费用，不停地鼓励着我。最终解开我心结的那一次母亲到学校的共同咨询，如果没有父亲，也是不可能完成的。

在2005年的冬夜，我和父亲进行了人生中的第一次长谈。父亲对我说："我知道我们以前做得不对，我会努力去弥补以前犯下的错。"

在这一瞬间，我对父亲所有的怨气都化为乌有。我看到眼前这个熟悉的男人展现出令我陌生的一面。一个男人敢于承认自己的错误，不再固守于父为子纲的尊严，这也是一种坚强。他在我心中的形象变得很高大。

现在我毕业4年了。母亲的年龄大了，身体不好，前段时间她还住了院。父亲为了照顾母亲和瘫痪在床的外婆，经常两头奔波。

父亲为瘫痪在床的外婆换衣服，伺候大小便时的仔细和耐心，真是亲生儿子都比不上的。

看着他削瘦的脸庞和花白的头发，我感叹着时光的易逝。

还记得初二那一年的春天，我和父亲一起骑着自行车回离县城40里路的家，一路上我们大汗淋漓。那时父亲仍然健康强壮。

我渐渐地明白，真正的勇敢并不是超过自己能力范围去做事。

我越发地清楚，为了家庭的安稳而选择忍让，才是真正的坚忍。

父亲一生谨慎，为人忠厚。耍奸耍诈，不是他所善长的。他认识到自己的能力，用自己的努力去承担责任。

他在知道自己的错误后，敢于承认并承担。在我最后康复的几年中，他给了我莫大的支持和鼓励。

这样的男人，才是真正的男人。

这样的坚持，才是真正的坚强。

瘦削的父亲，仍然努力撑起这一个家。每一次打电话，他都叫我不要担心家里，好好工作。

想到这些，我禁不住眼眶湿润。

我能做的就是用强壮的身体替父亲挡一下冬日里的寒风。我只能在心中默默地喊一声："父亲，我爱你。"